改訂2版
放射線基礎計測学

〈著 者〉

医学博士 三枝 健二　医学博士 入船 寅二
工学博士 福士 政広　工学博士 齋藤 秀敏
工学修士 中谷儀一郎

医療科学社

著者と執筆分担一覧

三枝　健二（元東京都医療技術短期大学・教授）
　　第1章〜第5章
入船　寅二（首都大学東京・名誉教授）
　　第2章，第6章
福士　政広（首都大学東京・教授）
　　第3章，第4章，第8章
齋藤　秀敏（首都大学東京・教授）
　　第6章，第7章
中谷　儀一郎（日本医療科学大学・教授）
　　第5章

改訂 2 版の発行にあたって

　本書は平成 13 年 4 月に「放射線基礎計測学」として最初に刊行され，その発行以来僅かの修正が何度か行われ今日まで続けてきました．しかし，最近は医療面での放射線診断・治療の分野で急速な進歩・発展が見られ，飛躍的向上をもたらしている．一方，それらと関連のある放射線計測の分野でも本書が発刊されて以来，既に 18 年を経過してその内容も時代にそぐわなくなった部分も生じており，今回新たな知見を取り入れ，特に「第 6 章　放射線量（率）の測定」，「第 7 章　放射線治療時の線量（分布）測定」の 2 章については大幅に修正すべく表題を「第 6 章　線量計測」，「第 7 章　放射線治療での線量計測」と改め，大々的に書き換えを行った．そして今後新たに進展するであろう陽子線，炭素線による水吸収線量計測についても若干触れてある．なお，本書は以下のような分担で執筆している．

　　第 1 章　放射線計測の基礎　　　　　　　　三枝健二
　　第 2 章　放射線計測の理論　　　　　　　　三枝健二，入船寅二
　　第 3 章　放射線検出器の種類・構造および特性　三枝健二，福士政広
　　第 4 章　測定値の取扱い　　　　　　　　　三枝健二，福士政広
　　第 5 章　放射線の測定技術　　　　　　　　中谷儀一郎，三枝健二
　　第 6 章　線量計測　　　　　　　　　　　　齋藤秀敏，入船寅二
　　第 7 章　放射線治療での線量計測　　　　　齋藤秀敏
　　第 8 章　放射線防護関連機器による測定　　福士政広

　最後に，本書の出版にあたって多くの御尽力を賜った医療科学社の方々に対し，厚く御礼申し上げる次第です．

　　　　　　　　　　　　　　　　　　　　　　　　　　　　　　令和元年 7 月
　　　　　　　　　　　　　　　　　　　　　　　　　　　　　　著者しるす

改訂版の発行にあたって

　本書は平成13年4月に初版が発行され，すでに7年の歳月を経過している。この間に，診療放射線技師試験出題基準が策定され，国家試験の出題内容も改善が計られている。放射線計測学の分野では大きく，1. 放射線計測の基礎（計測の目的と計測対象，放射線の量と単位），2. 放射線計測の理論（放射線検出の基本原理，吸収線量，測定値の処理），3. 放射線の計測装置（放射線検出器の構造と特性，計測装置の特性），4. 放射線測定技術（線量の測定，放射能の測定，エネルギーの測定）の4項目が示されている。したがって，これらの項目にできるだけ準拠した内容とするため，新たに第1章を「放射線計測の基礎」として加筆した。また，最近の放射線治療技術の進歩と相俟って，線量標準，リファレンス線量計校正法など，外部放射線治療における吸収線量の標準測定法の大幅な改訂が行われており（2002年発行），本書でも「第6章 放射線の線量分布測定」に不都合な部分が生じてきたため，第7章に「放射線治療時の線量（分布）測定」として一部加筆（および削除）修正した。なお，各章を以下のように改めた。

第1章	放射線計測の基礎	三枝健二
第2章	放射線計測の理論	三枝健二，入船寅二
第3章	放射線検出器の種類・構造および特性	三枝健二，福士政広
第4章	測定値の取扱い	三枝健二，福士政広
第5章	放射線の測定技術	中谷儀一郎，三枝健二
第6章	放射線量（率）の測定	齋藤秀敏，入船寅二
第7章	放射線治療時の線量（分布）測定	齋藤秀敏
第8章	放射線防護関連機器による測定	福士政広

　医療面における放射線計測に関心のある方，医療放射線を取り扱う方々にとって必要な知識および技能が十分習得できるよう，また診療放射線技師国家試験を受験する学生諸君にとって大いに役立つよう配慮した内容に仕上げたつもりであり，読者の皆様にとって本書が有効にご活用されますよう望む次第であります。

平成19年10月
著者しるす

初版 はしがき

　放射線は電磁放射線と粒子放射線があり，そのいずれも人間の五感（視覚・聴覚・嗅覚・味覚・触覚）に感じない。また，その存在を人間が直接知ることができないもので，それを知るためには放射線を五感で認識できる形に変換しなければならない。

　放射線の発見は，1895年にドイツの物理学者であるレントゲンがX線，1896年にフランスの科学者であるアンリ・ベクレル（Henri Becquerel）がウランからの放射線の発見で始まる。その当時の放射線を検出する手段として利用されていたのは，写真乾板をはじめ，シンチレータ（ZnSの結晶粉末を塗布した板），電離箱，霧箱，ガイガー管（Geiger）などであった。これらの検出器の多くは現在でも使用されているが，当時の放射線研究に重要な役割を果たした。

　今日，放射線は医学をはじめ広い分野で利用されているが，これは放射線検出器の開発，計測技術の進歩に負うところが大きい。放射線計測では放射線を正確に測定することが重要で，放射線の性質・強度等により，それらに適した検出器，計測器の選択が必要である。そのためには，放射線に関する検出原理，検出器の特性，計測方法等の基礎的知識をある程度知ることが必要である。

　放射線基礎計測学は放射線の計測に必要な基礎から応用まで広範な内容を含んでおり，それらのすべてを理解することは容易でない。しかし，本書は特に医療放射線に関わる計測法を中心に分かり易くまとめたものである。診療放射線技師を志す学生はもとより，医科学生，医療放射線の現場に従事する医師，診療放射線技師およびその他多くの医療技術者の手引き書，参考書，あるいは教科書として利用して頂ければ，筆者らの望外の喜びである。

　また，できるだけ懇切丁寧に分かりやすく説明したつもりであるが，実際に脱稿してみると不要な箇所あるいは不備な所など多々あったかとも思われるので，今後，読者各位の御批判，御叱正を得て加筆，修正するなど，今後ともより良い本に仕上げて行きたいと願っております。なお，本書は以下のような分担により執筆したものである。

　　第1章　放射線の物理的基礎　　　　三枝健二，入船寅二
　　第2章　放射線の検出および検出器　三枝健二，福士政広
　　第3章　放射能の測定　　　　　　　中谷儀一郎
　　第4章　放射線エネルギーの測定　　三枝健二
　　第5章　放射線量（率）の測定　　　齋藤秀敏，入船寅二
　　第6章　放射線の線量分布測定　　　齋藤秀敏
　　第7章　放射線防護関連測定機器　　福士政広

　おわりに，本書の出版に多大のご尽力を頂いた医療科学社の関係者に厚く感謝申し上げる次第である。

平成13年3月
著者しるす

[改訂2版　放射線基礎計測学]〈目　次〉

第1章　放射線計測の基礎 ……… 3

1.1　放射線計測の目的とその計測対象 ……… 3
1.1.1　計測の目的・3
放射線種の決定／放射線エネルギー・線質の測定／放射線粒子数・エネルギー量子数の測定／吸収エネルギー・線量の測定／放射能の測定／放射線防護関連での測定／絶対測定と相対測定
1.1.2　計測の対象・4

1.2　放射線に関する量と単位 ……… 6
1.2.1　放射線のエネルギー・6
1.2.2　放射線に関する量と単位・6
放射線場の測定関連／相互作用(係数)関連／線量測定関連／放射能関連／放射線防護関連

第2章　放射線計測の理論 ……… 15

2.1　放射線の種類と発生源 ……… 15
2.1.1　X線およびγ線・15
2.1.2　β線および電子線・15
2.1.3　α線および重荷電粒子線・16
2.1.4　中性子線・16

2.2　放射線検出の物理的基礎 ……… 16
2.2.1　光子と物質との相互作用・16
光電効果／コンプトン散乱／電子対生成／三対子生成／光（ひかり）核反応／各相互作用における光子の減弱
2.2.2　電子と物質との相互作用・27
散乱／電離・励起（衝突損失）／制動放射（放射損失）／衝突損失と放射損失／電子の飛程／陽電子（β^+）
2.2.3　チェレンコフ効果・33
2.2.4　重荷電粒子と物質との相互作用・34
2.2.5　中性子と物質との相互作用・36
中性子の分類／中性子の散乱／中性子の吸収

第3章　放射線検出器の種類・構造および特性・43

3.1　電離現象を利用した検出器・43
3.1.1　気体の電離を利用した検出器・43
電離箱／比例計数管／GM計数管
3.1.2　固体の電離を利用した検出器・58
硫化カドミウム（CdS）検出器／半導体検出器

3.2　発光現象を利用した検出器・66
3.2.1　シンチレータ・66
シンチレータの種類／シンチレータの発光機構／シンチレータの効率／シンチレータの特性／無機結晶シンチレータ／有機結晶シンチレータ／液体シンチレータ／プラスチックシンチレータ
3.2.2　光電子増倍管・72
構造および特性／シンチレータと光電子増倍管の結合／回路構成

3.3　その他の検出器・76
3.3.1　チェレンコフ効果を利用した検出器・76
3.3.2　飛跡を利用した検出器・77
霧箱／泡箱／放電箱／スパーク箱／原子核乾板
3.3.3　化学反応を利用した検出器・80
写真フィルム／着色ガラス線量計／化学線量計
3.3.4　核反応を利用した検出器・82
放射化法／二次荷電粒子検出法
3.3.5　温度上昇を利用した検出器・86
3.3.6　測定装置の電子回路・86
回路構成／検出系の出力信号／測定系の時間・応答特性／測定系電子回路モジュール／エネルギー測定の回路構成

第4章　測定値の取扱い・97

4.1　測定値の統計変動・97
4.2　測定値の統計処理・100
4.2.1　計数値の標準偏差・100
計数率の標準偏差／計数値の加減乗除による標準偏差／計数率計指示値の標準偏差／電離箱による標準偏差／繰り返し測定値の標準偏差

第5章　放射線の測定技術　･･････････105

5.1　放射能の測定　･････････････････････105

5.1.1　GM計数管・比例計数管による放射能測定・105
GM計数管の検出効率／比例計数管による放射能測定

5.1.2　シンチレーションカウンタによる放射能測定・110
γ線の測定法／NaI (Tl) シンチレーションカウンタの検出効率／井戸 (ウエル) 形シンチレーションカウンタによる試料測定／液体シンチレーションカウンタによるβ線試料測定

5.1.3　β－γ同時計数法による放射能測定・121

5.1.4　半導体検出器による放射能測定・122

5.2　放射線エネルギーの測定　･･････････････123

5.2.1　γ (X) 線エネルギーの測定・124
シンチレーション検出器によるγ線スペクトル／半導体検出器によるγ線スペクトル／X線の線質

5.2.2　β線 (電子) エネルギーの測定・129
β線のエネルギースペクトル測定／β線の吸収曲線から最大エネルギー測定

5.2.3　α線エネルギーの測定・135

5.2.4　加速器エネルギーの測定・136
電子線エネルギー測定／X線エネルギー測定

第6章　線量計測　･･････････････････141

6.1　照射線量　･･････････････････････141

6.1.1　荷電粒子平衡 (電子平衡)・142

6.1.2　自由空気電離箱・144

6.1.3　空洞電離箱・145
壁の厚さ／電離体積／エネルギー特性

6.2　カーマ　･･･････････････････････148

6.2.1　空気カーマ，空気衝突カーマと照射線量・149

6.3　吸収線量　･･････････････････････149

6.3.1　カロリメータ・149
定温度法／準断熱法

6.3.2　空洞理論・151

Bragg・Gray の空洞理論／Spencer・Attix の空洞理論
- 6.3.3 空洞電離箱の校正・153
- 6.3.4 空洞電離箱による吸収線量計測・154

  コバルト校正定数による水吸収線量計測／水吸収線量校正定数による水吸収線量計測
- 6.3.5 空洞電離箱の補正係数・155

  線質変換係数／電位計校正定数／温度気圧補正係数／イオン再結合補正係数／極性効果補正係数
- 6.3.6 化学線量計による測定・159

  フリッケ線量計／セリウム線量計
- 6.3.7 蛍光ガラス線量計・160

  蛍光ガラス素子／エネルギー特性／蛍光の読み取り
- 6.3.8 熱ルミネセンス線量計・163

  TLD 素子／エネルギー特性／線量―蛍光量特性／蛍光の読み取り
- 6.3.9 アラニン線量計・168
- 6.3.10 ファラデーカップ（荷電粒子のフルエンス測定による吸収線量計測）・169
- 6.3.11 中性子線の吸収線量計測・170

  空洞電離箱による吸収線量計測／比例計数管による吸収線量計測／フルエンス測定による吸収線量計測

  　放射化法／二次荷電粒子による電離を利用／核分裂計数管／固体飛跡検出器／原子核乾板

第7章　放射線治療での線量計測　・177

7.1　水吸収線量　・177
7.2　外部放射線治療の吸収線量計測で用いられる用語　・179

線源表面間距離，線源回転軸間距離，線源電離箱間距離／照射野／基準深，線量最大深／校正深／線量半価深／電離量半価深

7.3　外部放射線治療における水吸収線量の標準計測法　・181

- 7.3.1 水吸収線量校正定数 N_{D,w,Q_0}・181
- 7.3.2 水吸収線量計測のフォーマリズム・182
- 7.3.3 光子線の水吸収線量計測・182

  線質指標 $TPR_{20,10}$／校正深吸収線量，線量最大深吸収線量
- 7.3.4 電子線の水吸収線量計測・184

線質指標 R_{50} ／校正深吸収線量，線量最大深吸収線量

 7. 3. 5 陽子線および炭素線の水吸収線量計測・185

線質指標／基準深水吸収線量

7. 4 出力係数，コリメータ散乱係数，ファントム散乱係数……・186
7. 5 深部線量………………………………………………………・188
 7. 5. 1 深部量百分率・188
 7. 5. 2 組織空中線量比・191
 7. 5. 3 組織最大線量比・191
 7. 5. 4 光子線の深部量百分率，組織空中線量比，組織最大線量比の関係・192
7. 6 軸外線量比……………………………………………………・193
7. 7 等線量曲線……………………………………………………・194
7. 8 固体ファントム………………………………………………・196

第8章 放射線防護関連機器による測定・199

8. 1 モニタリング用検出器………………………………………・199
8. 2 個人被曝線量の測定…………………………………………・199
 8. 2. 1 外部被曝線量測定・199

フィルムバッジ／直読式ポケット線量計／OSL線量計／蛍光ガラス線量計／熱ルミネセンス線量計／個人警報線量計／固体飛跡検出器

 8. 2. 2 内部被曝線量測定・209

8. 3 環境放射線の測定……………………………………………・210
 8. 3. 1 空間線量率測定・210

電離箱式サーベイメータ／GM計数管式サーベイメータ／シンチレーション式サーベイメータ／半導体式サーベイメータ／中性子線用サーベイメータ

 8. 3. 2 表面汚染密度測定・215

フロア（床）モニタ／ハンドフットクロスモニタ

 8. 3. 3 空気中放射能濃度測定・216

ダストモニタ／ガスモニタ

 8. 3. 4 水中放射能濃度測定・217

参考文献………………………………………………………………・218
付 表………………………………………………………………・220
和文索引………………………………………………………………・223
英文索引………………………………………………………………・229

改訂2版

放射線基礎計測学

- 第1章　放射線計測の基礎
- 第2章　放射線計測の理論
- 第3章　放射線検出器の種類・構造および特性
- 第4章　測定値の取扱い
- 第5章　放射線の測定技術
- 第6章　線量計測
- 第7章　放射線治療での線量計測
- 第8章　放射線防護関連機器による測定

第1章　放射線計測の基礎

1．1　放射線計測の目的とその計測対象

　19世紀後半の物理学では，真空状態に近い放電管を使用しての研究が盛んに行われていたが，その中でX線がW.C.Roentgen（1895年）により発見された。また，その直後H.A.Becquerel（1896年）によって放射能が発見されている。これらが人類と放射線との関わりの端緒となったことはいうまでもない。放射線は五感に感じないので，それが放出しているかどうかを確認するにはなんらかの検出手段を必要とする。X線の発見では蛍光板が，また放射能の発見では写真乳剤がそれぞれ最初に使用された検出体である。

　放射線は人類に多大の恩恵をもたらす一方，生体に障害を与えることが明らかであり，そのため，放射線の検出・特性などの正しい知識を持つことが重要である。ここで扱う放射線とは診療用X線をはじめ，自然放射線，人工放射性元素からの放射線，粒子加速器からの放射線などが対象となる。そして，これら放射線により人体が被曝した場合，その放射線の種類，エネルギー，等価線量などが分からないと，実効線量も算定できないので，人体への影響についての評価も難しい。異なる種類の放射線と各物質とがどのような相互作用をするのか十分理解し，適正な検出器の選択，測定内容の把握により放射線計測が正しく行えるようにすることが目的である。

1．1．1　計測の目的

　放射線が物質に入射すると，その物質中である変化・反応が起こる。放射線計測の基本はこの変化あるいは反応した量を測定することで，放射線の質，量を評価することにある。放射線と物質との相互作用には種々の形態があり，それを放射線計測に利用する場合は何を得たいのか，まずその測定目的をはっきりしておかなければならない。放射線の種類・量・エネルギーあるいは放射能など測定目的により以下のような分類ができる。

（1）放射線種の決定

　放射線は大別すると，①電離能力が非常に大きく，透過力が著しく小さく，物質に吸収されやすい放射線（例えばα線）。②電離能力は小さいが，物質の透過力が大きい放射線（例えばβ線）。③電離能力はさらに小さいが，物質の透過力が非常に大きい放射線（例えばγ線）。また，④これら以外に直接には物質を電離・励起しない放射線（例えば中性子線）がある。これらのうち，α線はヘリウム原子核，β線は電子，γ線はX線と同様電磁波であることがわかっており，線種の決定に利用できる。

（2）放射線エネルギー・線質の測定

　放射線のエネルギーはその線種によって測定法が異なる。入射放射線のエネルギースペクトルが

測定できればよいが，制動X線のように連続スペクトルを示す放射線でスペクトル測定が難しい場合には，最大エネルギーとか半価層（X線），半価深（電子線）で線質表示する簡便法も使用される。

(3) 放射線粒子数・エネルギー量子数の測定

放射線を粒子または量子として扱う場合には，粒子フルエンス（$\Phi : \mathrm{m}^{-2}$），エネルギーフルエンス（$\Psi : \mathrm{J}\cdot\mathrm{m}^{-2}$）あるいはそれらのフルエンス率（$\dot{\Phi}$ または $\dot{\Psi}$）を測定する。

(4) 吸収エネルギー・線量の測定

物質中に入射した放射線により付与されるエネルギーに着目した場合には，カーマ（$K : \mathrm{J}\cdot\mathrm{kg}^{-1}$），吸収線量（$D : \mathrm{J}\cdot\mathrm{kg}^{-1}$ または Gy），線エネルギー付与（$LET : \mathrm{J}\cdot\mathrm{m}^{-1}$），また，空気を基にした照射線量（$\mathrm{C}\cdot\mathrm{kg}^{-1}$ または R）あるいはそれらの率を測定する。

(5) 放射能の測定

放射性元素の放射能（$A : \mathrm{s}^{-1}$）は核種の毎秒崩壊数を測定する。

(6) 放射線防護関連での測定

人体が放射線被曝した場合，吸収線量と線種による生体への効果を考慮した放射線荷重係数（W_R）との積：等価線量（$H : \mathrm{J}\cdot\mathrm{kg}^{-1}$ または Sv），あるいは等価線量と組織荷重係数（W_T）との積：実効線量（$E : \mathrm{J}\cdot\mathrm{kg}^{-1}$ または Sv）を測定する。

(7) 絶対測定と相対測定

放射線測定は絶対測定が望ましいが，放射線に関連した量のすべてを絶対測定できるとは限らない。測定目的にかなった検出器の選択，操作性に優れた装置，簡便で精度の良い測定方法などの点で，絶対測定の難しい場合が往々にしてある。絶対量を求める方法として絶対測定ではなく，相対測定によっても可能となる場合が多い。相対測定では既知量との比較による装置の校正などが必要となる。また，絶対量ではなく，測定値の比較による相対量がわかるだけでよい場合もある。

1.1.2 計測の対象

放射線（radiation）には電磁放射線と粒子放射線がある。電磁放射線は波と粒子の両性質を備え光(量)子（photon）ともいうが，波長で並べると短い方から X(γ)線，紫外線，可視光線，赤外線，電波まで含まれる（図1.1）。しかし，本書で扱う放射線とは物質を通過する際，原子・分子と直接または間接に作用し，電離を起こすだけの十分な運動エネルギーを有する粒子（量子），すなわち，電離性粒子（放射線）を指す。

電離性放射線（粒子）は，

直接電離性放射線────荷電粒子（電子線，β線）
　　　（粒子）　　　　重荷電粒子（陽子線，重陽子線，α線，イオン線等）
間接電離性放射線────電磁放射線（X線，γ線）
　　　（粒子）　　　　非荷電粒子（中性子線）

に分けられる。X線，γ線，中性子線はいずれも非荷電放射線であるが，原子・分子との相互作用により荷電粒子を放出，あるいは核変換により直接電離性粒子を放出して直接電離性放射線と同じ作用をもたらす。X(γ)線の場合，直接にも電離は行われるが，結果的には放出荷電粒子による電

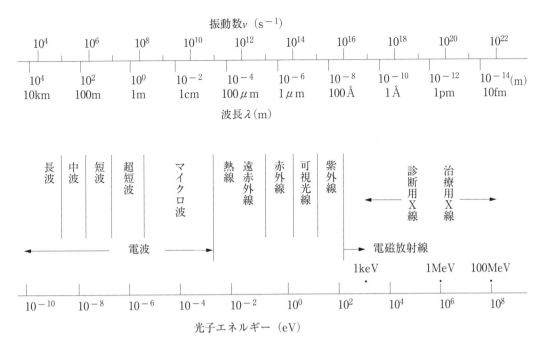

図1.1 電磁波のスペクトル（振動数，波長，エネルギーの関係）

表1.1 粒子放射線の種類

粒子の種類		記号	電荷	質量(電子質量単位)	平均寿命（秒）	備　考
光子	X　線	X	0	0	安　定	連続エネルギー
	γ　線	γ	0	0	安　定	単一エネルギー
軽粒子	中性微子	ν	0	$<5\times10^{-4}$	安　定	β崩壊に伴って発生
	電子（β^-粒子）	e^-, β^-	$-e$	1(0.511MeV)	安　定	β線は連続エネルギー
	陽電子（β^+粒子）	e^+, β^+	$-e$	1(0.511 〃)	1.5×10^{-7}	消滅放射線を放出
	ミューオン	$\mu^{\pm}$	$\pm e$	206.77	2.197×10^{-6}	
中間子	パイオン	$\pi^{\pm}$	$\pm e$	273.19(139.57 〃)	2.60×10^{-8}	$\pi^{\pm}\to\mu^{\pm}+\nu$
		π^0	0	263.99	0.83×10^{-16}	
	ケイオン	$\kappa^{\pm}$	$\pm e$	966.34	1.2371×10^{-8}	
		κ^0	0	974.17	$0.8923\times10^{-10}(\kappa_S^0), 5.183\times10^{-8}(\kappa_L^0)$	
重粒子	陽子（1H）	p	e	1836.12(938.28 〃)	安　定	
	中性子	n	0	1838.65(939.27 〃)	900	
	重陽子	d	0	3670 (1875.6 〃)	安　定	
	三重陽子	t	0	5497 (2808.9 〃)	5.6×10^8	
	α粒子	α	$+2e$	7294 (3727.3 〃)	安　定	
核分裂片(軽)		f	$\sim 20e$	陽子の 95 倍付近	多くは不安定	
〃 (重)		f	$\sim 22e$	陽子の 135 倍付近	〃	

$e=4.80298\times10^{-10}$esu $=1.6021773\times10^{-19}$C，電子静止質量 $m_0=9.1093897\times10^{-31}$kg（$=0.511$MeV）

離の方が圧倒的に多く，X(γ)線による電離は二次荷電粒子により間接的に行われるものと見なされる。なお，X(γ)線のような間接電離性放射線により放出される二次電子の場合はδ線とは呼ばない。**表1.1**に主な放射線の種類を掲げてあるが，本書では主として医療に利用される放射線を

対象とするので,これら放射線のうち X 線,γ線,β線(電子線),中性子線,α線,などを計測の対象とする。その他治療面で利用される陽子線,高エネルギー重荷電粒子線や π 中間子線もいずれは計測対象となり得るが,ここでは先に掲げた 5 種の放射線に限定する。

1．2　放射線に関する量と単位

1．2．1　放射線のエネルギー

放射線のエネルギーは,普通電子ボルト(electron volt,記号:eV)を単位として表すことが多い。1eV は電子の電荷(電気素量)と等しい電気量を持つ任意の粒子が,真空中で 1 ボルトの電位差で加速されるとき得る運動エネルギーに等しい。エネルギーは SI 単位ではジュール(J),CGS 単位ではエルグ(erg),熱量ではカロリー(Cal)がそれぞれ用いられる。これら相互の関係は以下のようになる。

$$1\text{eV} = 1.602 \times 10^{-19} (\text{C}) \times 1 (\text{V}) = 1.602 \times 10^{-19} (\text{J})$$
$$[1\text{ J} = 10^7 \text{erg} = 2.389 \times 10^{-1}\text{ Cal},\ 1\text{ erg} = 10^{-7}\text{ J} = 2.389 \times 10^{-8}\text{ Cal},$$
$$1\text{ Cal} = 4.186\text{ J} = 2.613 \times 10^{19}\text{ eV}]$$

また,単位の接頭語を用いれば,10^3eV = 1keV,10^6eV = 1MeV のように表すことができる。

1．2．2　放射線に関する量と単位

放射線に関する量は ICRU Report 33(1980)および 60(1998)によると(**表 1．2**),(1)放射線場の測定(Radiometory)関連,(2)放射線相互作用の係数(Interaction coefficient)関連,(3)線量測定(Dosimetry)関連,および(4)放射能(Radioactivity)関連の 4 種に分類,定義されている。また,放射線防護関係で使われる量も定義されている。ここに掲げられている単位とその定義はよく熟知しておく必要がある。

(1)放射線場の測定関連

①粒子数(Particle number),N　　　　　　　　　　　単位:1

粒子数 N は放出,付与,または入射される粒子の数である。

②放射エネルギー(Radiant energy),R　　　　　　　単位:J

放射エネルギー R は放出,付与,または入射される粒子のエネルギー(静止エネルギーを除く)である。

③(粒子)束(Particle flux),$\dot{N}$　　　　　　　　　　　単位:s^{-1}

(粒子)束 $\dot{N}$ は dN を dt で除した商である。ここに,dN は時間間隔 dt での粒子数の増分である。(粒子放出率に同じ。)

$$\dot{N} = \frac{dN}{dt} \quad \cdots\cdots\cdots\cdots\cdots\cdots\cdots\cdots\cdots\cdots\cdots (1.1)$$

④エネルギー束(Energy flux),$\dot{R}$　　　　　　　　　単位:W($=\text{Js}^{-1}$)

エネルギー束 $\dot{R}$ は dR を dt で除した商である。ここに,dR は時間間隔 dt での放射エネルギーの増分である。

表 1.2 放射線の量と単位

量		単位・起号		
名　称	記号	SI	SI 限定名称	特別（旧）
放射線場の測定				
粒子数	N	1		
放射エネルギー	R	J		
（粒子）束	$\dot{N}$	s^{-1}		
エネルギー束	$\dot{R}$	W		
（粒子）フルエンス	Φ	m^{-2}		
エネルギーフルエンス	Ψ	Jm^{-2}		
（粒子）フルエンス率	$\dot{\Phi}$	$m^{-2}s^{-1}$		
エネルギーフルエンス率	$\dot{\Psi}$	$Wm^{-2}(Js^{-1}m^{-2})$		
粒子ラジアンス	$\dot{\Phi}_\Omega$	$m^{-2}s^{-1}sr^{-1}$		
エネルギーラジアンス	$\dot{\Psi}_\Omega$	$Wm^{-2}sr^{-1}$		
相互作用の係数				
断面積	σ	m^2		$b(=10^{-28}m^2)$
質量減弱係数	μ/ρ	m^2kg^{-1}		
質量エネルギー付与(転移)係数	μ_{tr}/ρ	m^2kg^{-1}		
質量エネルギー吸収係数	μ_{en}/ρ	m^2kg^{-1}		
質量阻止能	S/ρ	Jm^2kg^{-1}		eVm^2kg^{-1}
線エネルギー付与	L_Δ	Jm^{-1}		eVm^{-1}
放射線化学収量（収率）	$G(x)$	$molJ^{-1}$		$(100eV)^{-1}$
1イオン対生成に費やされる平均エネルギー	W	J		eV
線量測定				
付与エネルギー	ε	J		
線状エネルギー	y	Jm^{-1}		eVm^{-1}
比（付与）エネルギー	z	Jkg^{-1}	Gy	$eVkg^{-1}$
吸収線量	D	Jkg^{-1}	Gy	rad
吸収線量率	$\dot{D}$	$Jkg^{-1}s^{-1}$	$Gy\ s^{-1}$	$rads^{-1}$
カーマ	K	Jkg^{-1}	Gy	$rad(=10^{-2}Jkg^{-1})$
カーマ率	$\dot{K}$	$Jkg^{-1}s^{-1}$	$Gy\ s^{-1}$	$rads^{-1}$
照射線量	X	Ckg^{-1}		$R(=2.58\times10^{-4}Ckg^{-1})$
照射線量率	$\dot{X}$	$Ckg^{-1}s^{-1}$		Rs^{-1}
シーマ	C	Jkg^{-1}	Gy	
シーマ率	$\dot{C}$	$Jkg^{-1}s^{-1}$	$Gy\ s^{-1}$	
放射能				
崩壊定数	λ	s^{-1}		
放射能	A	s^{-1}	Bq	$Ci(=3.7\times10^{10}s^{-1})$
空気カーマ率定数	Γ_δ	m^2Jkg^{-1}	$m^2GyBq^{-1}s^{-1}$	$m^2radCi^{-1}s^{-1}$
放射線防護				
等価線量	H	Jkg^{-1}	Sv	$rem(=10^{-2}Jkg^{-1})$
等価線量率	$\dot{H}$	$Jkg^{-1}s^{-1}$	$Sv\ s^{-1}$	$rem\ s^{-1}$
吸収線量指標	D_I	Jkg^{-1}	Gy	rad
吸収線量指標率	$\dot{D}_I$	$Jkg^{-1}s^{-1}$	$Gy\ s^{-1}$	$rad\ s^{-1}$
等価線量指標	H_I	Jkg^{-1}	Sv	rem
等価線量指標率	$\dot{H}_I$	$Jkg^{-1}s^{-1}$	$Sv\ s^{-1}$	$rem\ s^{-1}$
表層部等価線量指標	$H_{I,S}$	Jkg^{-1}	Sv	rem
深部等価線量指標	$H_{I,D}$	Jkg^{-1}	Sv	rem

(ICRU No. 33（1980），No. 60（1998））

$$\dot{R} = \frac{dR}{dt} \quad\quad\quad (1.2)$$

⑤（粒子）フルエンス（Particle fluence），Φ 　　　　　　　　単位：m^{-2}

　（粒子）フルエンスΦはdNをdaで除した商である。ここに，dNは断面積daの球に入射する

粒子の数である。

$$\varPhi = \frac{dN}{da} \quad \cdots\cdots\cdots\cdots\cdots\cdots\cdots\cdots\cdots\cdots\cdots\cdots\cdots\cdots\cdots\cdots\cdots (1.3)$$

⑥エネルギーフルエンス（Energy fluence），$\varPsi$　　　　　単位：Jm^{-2}

エネルギーフルエンス$\varPsi$は dR を da で除した商である。ここに，dR は断面積 da の球に入射する放射エネルギーである。

$$\varPsi = \frac{dR}{da} \quad \cdots\cdots\cdots\cdots\cdots\cdots\cdots\cdots\cdots\cdots\cdots\cdots\cdots\cdots\cdots\cdots\cdots (1.4)$$

⑦（粒子）フルエンス率（(Particle) fluence rate），$\dot{\varPhi}$　　　単位：$m^{-2}s^{-1}$

（粒子）フルエンス率$\dot{\varPhi}$は $d\varPhi$ を dt で除した商である。ここに，$d\varPhi$ は時間間隔 dt での粒子フルエンスの増分である。（粒子束密度に同じ。）

$$\dot{\varPhi} = \frac{d\varPhi}{dt} = \frac{d^2N}{da \cdot dt} \quad \cdots\cdots\cdots\cdots\cdots\cdots\cdots\cdots\cdots\cdots\cdots\cdots\cdots (1.5)$$

⑧エネルギーフルエンス率（Energy fluence rate），$\dot{\varPsi}$　　単位：Wm^{-2} （$= Js^{-1}m^{-2}$）

エネルギーフルエンス率$\dot{\varPsi}$は $d\varPsi$ を dt で除した商である。ここに，$d\varPsi$ は時間間隔 dt でのエネルギーフルエンスの増分である。

$$\dot{\varPsi} = \frac{d\varPsi}{dt} = \frac{d^2R}{da \cdot dt} \quad \cdots\cdots\cdots\cdots\cdots\cdots\cdots\cdots\cdots\cdots\cdots\cdots\cdots (1.6)$$

⑨粒子ラジアンス（Particle radiance），$\dot{\varPhi}_\varOmega$　　　　単位：$m^{-2}s^{-1}sr^{-1}$

粒子ラジアンス$\dot{\varPhi}_\varOmega$は $d\dot{\varPhi}$ を $d\varOmega$ で除した商である。ここに，$d\dot{\varPhi}$ は立体角 $d\varOmega$ 内で特定方向に伝達される粒子のフルエンス率である。

$$\dot{\varPhi}_\varOmega = \frac{d\dot{\varPhi}}{d\varOmega} = \frac{d^3N}{da \cdot dt \cdot d\varOmega} \quad \cdots\cdots\cdots\cdots\cdots\cdots\cdots\cdots\cdots\cdots (1.7)$$

⑩エネルギーラジアンス（Energy radiance），$\dot{\varPsi}_\varOmega$　　単位：$Wm^{-2}sr^{-1}$ （$= Js^{-1}m^{-2}sr^{-1}$）

エネルギーラジアンス$\dot{\varPsi}_\varOmega$は $d\dot{\varPsi}$ を $d\varOmega$ で除した商である。ここに，$d\dot{\varPsi}$ は立体角 $d\varOmega$ 内で特定方向に伝達される粒子のエネルギーフルエンス率である。

$$\dot{\varPsi}_\varOmega = \frac{d\dot{\varPsi}}{d\varOmega} = \frac{d^3R}{da \cdot dt \cdot d\varOmega} \quad \cdots\cdots\cdots\cdots\cdots\cdots\cdots\cdots\cdots\cdots (1.8)$$

(2) 相互作用（係数）関連

①断面積（Cross section），σ　　　　　単位：m^2（特別単位：b（バーン）），
$$1b = 1 \times 10^{-28} m^2$$

入射荷電粒子または非荷電粒子と標的物質との相互作用における断面積σは P を $\varPhi$ で除した商である。ここに，P は粒子フルエンス$\varPhi$によるある標的物質との相互作用の確率である。

$$\sigma = \frac{P}{\varPhi} \quad \cdots\cdots\cdots\cdots\cdots\cdots\cdots\cdots\cdots\cdots\cdots\cdots\cdots\cdots\cdots\cdots\cdots (1.9)$$

②質量減弱係数（Mass attenuation coefficient），μ/ρ　　　単位：m^2kg^{-1}

非荷電電離性粒子に対する物質の質量減弱係数μ/ρは dN/N を ρdl で除した商である。ここに，

dN/N は密度 ρ の物質中で距離 dl を通過する間に，相互作用を起こす粒子の割合である。

$$\frac{\mu}{\rho} = \frac{1}{\rho \, \mathrm{d}l} \cdot \frac{\mathrm{d}N}{N} \quad \cdots\cdots\cdots\cdots\cdots\cdots\cdots\cdots\cdots\cdots\cdots\cdots\cdots\cdots (1.10)$$

③質量エネルギー付与（または転移）係数（Mass energy transfer coefficient），μ_{tr}/ρ
　　　　　　　　　　　　　　　　　　　　　　　　　　　　単位：$\mathrm{m^2 kg^{-1}}$

非荷電電離性粒子に対する物質の質量エネルギー付与係数 μ_{tr}/ρ は dR_{tr}/R を ρdl で除した商である。ここに，R は各粒子のエネルギーである（静止エネルギーを除く）。dR_{tr}/R は密度 ρ の物質中で距離 dl を通過する間に，相互作用によって荷電粒子の運動エネルギーに付与される入射粒子エネルギーの割合である。

$$\frac{\mu_{tr}}{\rho} = \frac{1}{\rho \, \mathrm{d}l} \cdot \frac{\mathrm{d}R_{tr}}{R} \quad \cdots\cdots\cdots\cdots\cdots\cdots\cdots\cdots\cdots\cdots\cdots\cdots (1.11)$$

④質量エネルギー吸収係数（Mass energy absorption coefficient），μ_{en}/ρ
　　　　　　　　　　　　　　　　　　　　　　　　　　　　単位：$\mathrm{m^2 kg^{-1}}$

非荷電電離性粒子に対する物質の質量エネルギー吸収係数 μ_{en}/ρ は，質量エネルギー付与係数 μ_{tr}/ρ と $(1-g)$ の積である。ここに，g は物質中で制動放射により失われる二次荷電粒子のエネルギーの割合である。

$$\frac{\mu_{en}}{\rho} = \frac{\mu_{tr}}{\rho}(1-g) \quad \cdots\cdots\cdots\cdots\cdots\cdots\cdots\cdots\cdots\cdots\cdots\cdots\cdots (1.12)$$

⑤質量阻止能（Mass stopping power），S/ρ　　　　　　単位：$\mathrm{J m^2 kg^{-1}}$

荷電粒子に対する物質の全質量阻止能 S/ρ は，dE を ρdl で除した商である。ここに，dE は密度 ρ の物質中で荷電粒子が距離 dl を通過する間に失うエネルギーである。

$$\frac{S}{\rho} = \frac{1}{\rho} \cdot \frac{\mathrm{d}E}{\mathrm{d}l} \quad \cdots\cdots\cdots\cdots\cdots\cdots\cdots\cdots\cdots\cdots\cdots\cdots\cdots\cdots (1.13)$$

⑥線エネルギー付与または限定線衝突阻止能（Linear energy transfer or restricted linear electronic stopping power），L_Δ　　　　　　単位：$\mathrm{J m^{-1}}$

荷電粒子に対する物質の線エネルギー付与または限定線衝突阻止能 L_Δ は，dE_Δ を dl で除した商である。ここに，dE_Δ はエネルギー損失が Δ より小さい（二次）電子での衝突により，荷電粒子が距離 dl を通過する間に失うエネルギーである。

$$L_\Delta = \frac{\mathrm{d}E_\Delta}{\mathrm{d}l} \quad \cdots\cdots\cdots\cdots\cdots\cdots\cdots\cdots\cdots\cdots\cdots\cdots\cdots\cdots\cdots (1.14)$$

⑦放射線化学収率（収量）（Radiation chemical yield），$G(x)$　　単位：$\mathrm{mol\, J^{-1}}$

放射線化学収率 $G(x)$ は $n(x)$ を $\bar{\varepsilon}$ で除した商である。ここに，$n(x)$ は物質に分与される平均エネルギー $\bar{\varepsilon}$ によって生成，分解，変化した特定存在物質 x の平均量である。

$$G(x) = \frac{n(x)}{\bar{\varepsilon}} \quad \cdots\cdots\cdots\cdots\cdots\cdots\cdots\cdots\cdots\cdots\cdots\cdots\cdots\cdots (1.15)$$

⑧気体中で 1 イオン対生成に費やされる平均エネルギー（Mean energy expended in a gas per ion pair formed），W　　　　　　単位：J

1イオン対生成に気体中で費やされる平均エネルギー W は, E を N で除した商である。ここに, N は荷電粒子の初期運動エネルギー E が気体中で完全に消失されるとき生成されるイオン対数の平均である。

$$W = \frac{E}{N} \quad \cdots\cdots\cdots (1.16)$$

(3) 線量測定関連

① 付与エネルギー (Energy imparted), ε　　　　　単位：J

体積内の物体に電離性放射線により付与されるエネルギー ε は,

$$\varepsilon = R_{in} - R_{out} + \Sigma Q \quad \cdots\cdots\cdots (1.17)$$

で与えられる。ここに, R_{in} は体積に入射した放射エネルギー, すなわち, 体積に入射するすべての荷電粒子, 非荷電粒子(静止エネルギーを除く)の総和である。R_{out} は体積から抜け出るすべての荷電粒子, 非荷電粒子のエネルギー(静止エネルギーを除く)の総和である。ΣQ は体積内で起こる幾つかの核変換による核, 素粒子の静止質量エネルギーのすべての変化の総和(減少：+符号, 増加：−符号)である。

② 線状エネルギー (Lineal energy), y　　　　　単位：$\mathrm{Jm^{-1}}$

線状エネルギー y は, ε を $\bar{l}$ で除した商である。ここに, ε はエネルギーを分与する放射線により着目体積内の物体に付与されるエネルギー, そして $\bar{l}$ はその体積内での平均の弦の長さである。

$$y = \frac{\varepsilon}{\bar{l}} \quad \cdots\cdots\cdots (1.18)$$

③ 比(付与)エネルギー (Specific energy (imparted)), z　　　　　単位：$\mathrm{Jkg^{-1}}$

比(付与)エネルギー z は, ε を m で除した商である。ここに, ε は質量 m の物体に電離性放射線により付与されるエネルギーである。

$$z = \frac{\varepsilon}{m} \quad \cdots\cdots\cdots (1.19)$$

④ 吸収線量 (Absorbed dose), D　　　　　単位：$\mathrm{Jkg^{-1}}$
　　　　　　　　　　　　　　　　　　　　　　(特別名称：Gy(グレイ))

吸収線量 D は, $\mathrm{d}\bar{\varepsilon}$ を $\mathrm{d}m$ で除した商である。ここに, $\mathrm{d}\bar{\varepsilon}$ は質量 $\mathrm{d}m$ の物体に電離性放射線により付与される平均エネルギーである。

$$D = \frac{\mathrm{d}\bar{\varepsilon}}{\mathrm{d}m} \quad \cdots\cdots\cdots (1.20)$$

⑤ 吸収線量率 (Absorbed dose rate), $\dot{D}$　　　　　単位：$\mathrm{Jkg^{-1}s^{-1}}$

吸収線量率 $\dot{D}$ は, $\mathrm{d}D$ を $\mathrm{d}t$ で除した商である。ここに, $\mathrm{d}D$ は時間間隔 $\mathrm{d}t$ での吸収線量の増分である。

$$\dot{D} = \frac{\mathrm{d}D}{\mathrm{d}t} \quad \cdots\cdots\cdots (1.21)$$

⑥ カーマ (Kerma：Kinetic energy released per mass), K　　　　　単位：$\mathrm{Jkg^{-1}}$

(特別単位：Gy（グレイ））

カーマ K は，dE_{tr} を dm で除した商である。ここに，dE_{tr} は質量 dm の物質中で非荷電電離性粒子によって自由となったすべての荷電電離性粒子の初期運動エネルギーの総和である。

$$K = \frac{dE_{tr}}{dm} \quad \cdots\cdots\cdots (1.22)$$

エネルギー E（静止エネルギーを除く）の非荷電電離性放射線に対する Ψ と K の間の関係は，

$$K = \Psi\left(\frac{\mu_{tr}}{\rho}\right) = \Phi\left(E\left(\frac{\mu_{tr}}{\rho}\right)\right) \quad \cdots\cdots\cdots (1.23)$$

である。ここに，$E(\mu_{tr}/\rho)$ をカーマ係数という。

⑦カーマ率（Kerma rate），$\dot{K}$ 　　　　　　　　単位：$Jkg^{-1}s^{-1}$

カーマ率 $\dot{K}$ は，dK を dt で除した商である。ここに，dK は時間間隔 dt でのカーマの増分である。

$$\dot{K} = \frac{dK}{dt} \quad \cdots\cdots\cdots (1.24)$$

⑧照射線量（Exposure），X 　　　　　　　　　単位：Ckg^{-1}

(特別単位：R（レントゲン））

照射線量 X は，dQ を dm で除した商である。ここに，dQ の値は質量 dm の空気中で光子によって自由になったすべての電子（陰・陽）が完全に止められたとき，空気中に作られる一方符号（＋または－）のイオンの全電荷である。

$$X = \frac{dQ}{dm} \quad \cdots\cdots\cdots (1.25)$$

照射線量 X の別の定義は

$$X = \Psi \cdot \frac{\mu_{en}}{\rho} \cdot \frac{e}{W} \quad \cdots\cdots\cdots (1.26)$$

である。ここに，Ψ はエネルギーフルエンス，μ_{en}/ρ は空気の質量エネルギー吸収係数，e は素電荷，W は空気中で1イオン対生成に費やされる平均エネルギーである。

⑨照射線量率（Exposure rate），$\dot{X}$ 　　　　　　単位：$Ckg^{-1}s^{-1}$

照射線量率 $\dot{X}$ は，dX を dt で除した商である。ここに，dX は時間間隔 dt での照射線量の増分である。

$$\dot{X} = \frac{dX}{dt} \quad \cdots\cdots\cdots (1.27)$$

⑩シーマ（Cema：Converted energy per unit mass），C 　　単位：Jkg^{-1}

シーマ C は dE_c を dm で除した商である。ここに，dE_c は質量 dm の物質中での二次電子を除く荷電粒子の衝突損失エネルギーである。

$$C = \frac{dE_c}{dm} \quad \cdots\cdots\cdots (1.28)$$

⑪シーマ率（Cema rate），$\dot{C}$ 　　　　　　　単位：$Jkg^{-1}s^{-1}$

シーマ率 $\dot{C}$ は dC を dt で除した商である。ここに，dC は時間間隔 dt でのシーマの増分である。

$$\dot{C} = \frac{dC}{dt} \quad \cdots\cdots\cdots (1.\ 29)$$

(4) 放射能関連

① 崩壊定数（Decay constant），λ　　　　　　　　　単位：s^{-1}

特定エネルギー状態での放射性核種の崩壊定数 λ は，dP を dt で除した商である。ここに，dP は時間間隔 dt 内にそのエネルギー状態から自然の核変換により生まれる核種の確率である。

$$\lambda = \frac{dP}{dt} \quad \cdots\cdots\cdots (1.\ 30)$$

② 放射能（Activity），A　　　　　　　　　単位：s^{-1}
　　　　　　　　　　　　　　　　　　　　　　（特別名称：Bq（ベクレル））

ある時間における特定エネルギー状態での放射性核種の放射能 A は，dN を dt で除した商である。ここに，dN は時間間隔 dt 内にそのエネルギー状態から自然核変換する数である。

$$A = \frac{dN}{dt} \quad \cdots\cdots\cdots (1.\ 31)$$

③ 空気カーマ率定数（Air kerma rate constant），Γ_δ　　単位：m^{2}Jkg^{-1}
　　　　　　　　　　　　　　　　　　　　　　（特別名称：m^{2}GyBq^{-1}s^{-1}）

光子を放出する放射性核種の空気カーマ率定数 Γ_δ は $l^2 \dot{K}_\delta$ を A で除した商である。ここに，$\dot{K}_\delta$ は放射能 A であるこの核種の点線源から距離 l において，δ より大きいエネルギー光子による空気カーマ率である。

$$\Gamma_\delta = \frac{l^2 \dot{K}_\delta}{A} \quad \cdots\cdots\cdots (1.\ 32)$$

(5) 放射線防護関連

① 等価線量（Equivalent dose），H　　　　　　　　　単位：Jkg^{-1}
　　　　　　　　　　　　　　　　　　　　　　（特別名称：Sv（シーベルト））

等価線量 H は組織内の着目点における D，W_R の積である。ここに，D は吸収線量，W_R は放射線荷重係数である。

$$H = DW_R \quad \cdots\cdots\cdots (1.\ 33)$$

② 等価線量率（Equivalent dose rate），$\dot{H}$　　　　　単位：Jkg^{-1}s^{-1}
　　　　　　　　　　　　　　　　　　　　　　（特別名称：Svs^{-1}）

等価線量率 $\dot{H}$ は，dH を dt で除した商である。ここに，dH は時間間隔 dt での等価線量の増分である。

$$\dot{H} = \frac{dH}{dt} \quad \cdots\cdots\cdots (1.\ 34)$$

③ 吸収線量指標（Absorbed dose index），D_I　　　　単位：Jkg^{-1}
　　　　　　　　　　　　　　　　　　　　　　（特別名称：Gy）

ある点における吸収線量指標 D_I は，その点に密度 1g/cm^3 の軟部組織等価物質（O:76.2%，C:

11.1%，H：10.1%，N：2.6%）からなる直径30cmの球（以下ICRU球と記す）の中心を置いたとき，球内での最大吸収線量である。

④吸収線量指標率（Absorbed dose index rate），$\dot{D}_I$　　　　単位：$Jkg^{-1}s^{-1}$
　　　　　　　　　　　　　　　　　　　　　　　　　　　　　　（特別名称：Gys^{-1}）

吸収線量指標率 $\dot{D}_I$ は，dD_I を dt で除した商である。ここに，dD_I は時間間隔 dt での吸収線量指標の増分である。

$$\dot{D}_I = \frac{dD_I}{dt} \quad \cdots\cdots\cdots\cdots\cdots\cdots\cdots\cdots\cdots\cdots\cdots\cdots\cdots\cdots\cdots\cdots\cdots (1.35)$$

⑤等価線量指標（Equivalent dose index），H_I　　　　単位：Jkg^{-1}
　　　　　　　　　　　　　　　　　　　　　　　　　　　　　　（特別名称：Sv）

ある点における等価線量指標 H_I は，その点にICRU球の中心を置いたとき，球内での最大等価線量である。

⑥等価線量指標率（Equivalent dose index rate），$\dot{H}_I$　　　　単位：$Jkg^{-1}s^{-1}$
　　　　　　　　　　　　　　　　　　　　　　　　　　　　　　（特別名称：Svs^{-1}）

等価線量指標率 $\dot{H}_I$ は，dH_I を dt で除した商である。ここに，dH_I は時間間隔 dt での等価線量指標の増分である。

$$\dot{H}_I = \frac{dH_I}{dt} \quad \cdots\cdots\cdots\cdots\cdots\cdots\cdots\cdots\cdots\cdots\cdots\cdots\cdots\cdots\cdots\cdots\cdots (1.36)$$

⑦表層部等価線量指標（Shallow equivalent dose index），$H_{I,s}$　　単位：Jkg^{-1}
　深部等価線量指標（Deep equivalent dose index），$H_{I,d}$　　　（特別名称：Sv）
ICRU球を外殻2層（最外殻の70μm厚と第2の殻70μm～1cm厚）と核に分けたとき，最外殻の等価線量は無視できる。表層部等価線量指標 $H_{I,s}$ は第2の殻内での最大等価線量である。また，深部等価線量指標 $H_{I,d}$ は核内での最大等価線量である。これら2つの指標は限定した等価線量指標である。

第2章　放射線計測の理論

2.1　放射線の種類と発生源

2.1.1　X線およびγ線

　X線とγ線は共に電磁放射線であるが，その発生源は大いに異なる。X線は電子を物質（原子）に衝突させることで，電子エネルギーの一部（あるいは全部）が電磁波のエネルギーに変換され，核外から電磁放射線の形で放射されるものである。医療ではX線管から発生したX線を利用しているが，これには制動X線（連続X線または阻止X線ともいう）と特性X線がある。このうち，主に使われているのは前者で，連続エネルギースペクトルを示すが，後者はX線管ターゲット物質に固有の線エネルギースペクトルで，線量的寄与は小さい。

　γ線は放射性核種の核内から，α崩壊，β崩壊に伴って余分なエネルギーを電磁波として放出するもので，このγ線エネルギーは核種に固有な線エネルギースペクトルを示す。

　X線，γ線はいずれも電磁波で波動と粒子の両性質を備えており，そのエネルギーは空間，媒質中を伝搬していくが，質量，電荷を持たない。また，真空中での伝搬速度は光子と同じで，光速度は $c ≒ 3 \times 10^8$ m/s である。電磁波の波長を λ (m)，振動数 ν (s^{-1}) とすると，

$$\nu = c/\lambda \quad\cdots\cdots(2.1)$$

の関係がある。また，光子のエネルギー E(J) は，

$$E = h\nu \quad\cdots\cdots(2.2)$$

で表される。ここに h はプランク定数（$=6.626 \times 10^{-34}$ J·s）である。

2.1.2　β線および電子線

　β線は放射性核種が崩壊する際，核内から放出される電子である。β線には陰電子を放出する β^- 線と陽電子を放出する β^+ 線とがある。β線の運動エネルギーは各放射性核種に特有な最高エネルギーからゼロまで連続的に分布している。β^+ 線は自然界では不安定で，静止直前に付近の陰電子と結合して消滅し，そのとき 0.511MeV の消滅放射線（電磁波）が2本，180°反対方向に放射される。β崩壊では核内の陽子または中性子のいずれかが過剰のとき，陽子が中性子にまたは中性子が陽子に変化して，β^+ 線あるいは β^- 線と中性微子（ニュートリノ）が放出される。中性微子は極微量の質量の存在が認められ，エネルギーを持った粒子である。

　電子線は放射線治療面で，特に利用されている放射線で，その発生には電子加速器が使われる。電子を高エネルギーまで加速して電子線を発生するもので，線形加速器（リニアック），ベータトロン，マイクロトロンなどの加速器がある。単一エネルギーの電子線が望ましいが，必ずしも単一とはならず，多少のエネルギー幅があるのはやむを得ない。

2.1.3 α線および重荷電粒子線

　電子より質量の大きい荷電粒子は重荷電粒子に相当するので，α線はもちろん重荷電粒子に違いないが，本性はヘリウムの原子核である。すなわち，天然に存在する元素は高原子番号になるほど核内が不安定でα粒子（He原子核）を放出して，より安定な核に収まるわけで，これがα崩壊である。したがって，α線は天然に存在する崩壊系列（トリウム，ウラン，アクチニウムの各系列）の元素から放出する場合が多い。α線のエネルギーは4～8MeV程度（平均5MeV）で線エネルギースペクトルを示す。自然放射性元素から放出するα線の他，核変換によっての放出もある。それは $^{10}B(n,α)^7Li$，$^6Li(n,α)^3H$ などによる反応である。

　α粒子以外の重荷電粒子として陽子，重陽子，重イオン粒子，核分裂片など挙げられるが，これら粒子の多くは粒子加速装置を用いて加速し，その高エネルギー放射線を利用する。

2.1.4 中性子線

　中性子は原子核内に陽子と共に存在し，陽子よりやや重く電荷を持たない粒子である。単独での中性子は不安定で，半減期約12分で崩壊して陽子になる。中性子は電荷を持たないので加速器による加速はできない。したがって，荷電粒子を高エネルギーに加速して原子核に衝突させ，核内から放出する中性子を利用するか，放射性核種から放出される荷電粒子を物質に照射し，（α,n）反応により放出する中性子，（γ,n）反応からの中性子，あるいは原子炉からの中性子などを利用するしかない。

　以上が主な放射線の種類と発生源の内容である。この他に中間子なども挙げられるが，現段階では医療分野への導入はないのでここでは省略する。

2.2 放射線検出の物理的基礎

　放射線測定の基本は対象とする放射線の諸性質を知り，それらに適した検出方法を選択することにある。そのため，はじめに各種放射線と物質との相互作用について説明しておく。放射線が物質に入射したとき，その粒子数の減少過程は放射線の種類により異なる。光子と電子は比較的似た傾向であるが，重荷電粒子は全く異にする（図2.1）。

2.2.1 光子と物質との相互作用

　X（γ）線と原子との相互作用には以下のような6過程を挙げることができる。

　①光電効果（吸収），②コンプトン散乱（効果），③電子対生成，④三対子生成，⑤コヒーレント（干渉性）散乱，⑥光核反応，

　このうち，①，②，③は放射線計測にとって重要な役割を果たしている。そして，これら3過程がそれぞれ支配する領域を，光子エネルギーと原子番号の関係で示すと図2.2のようになる。光電吸収では0.1～0.5MeV以下，コンプトン効果では0.5～5MeV，電子対生成では5～10MeV以上の各エネルギー範囲でそれぞれ優勢である。

（1）光電効果（Photoelectric effect）

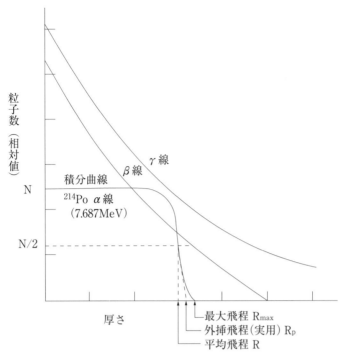

図2.1 α線,β線,γ線各粒子の減弱曲線

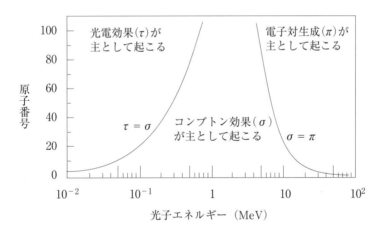

図2.2 光子と物質との相互作用(光電効果,コンプトン効果,電子対生成がそれぞれ主として起こる領域)(Evans, 1955)

　光子は物質(原子)との相互作用により,光子エネルギー $h\nu$ (h:プランク定数,ν:光子振動数)のすべてを,原子に束縛されている軌道電子(結合エネルギー E_b)に与え,入射光子は消滅する。軌道電子は運動エネルギーを得て原子外に飛び出すが,この放出電子を光電子と呼び,また,この現象を光電効果という(**図2.3a**)。光電子の運動エネルギー T は,

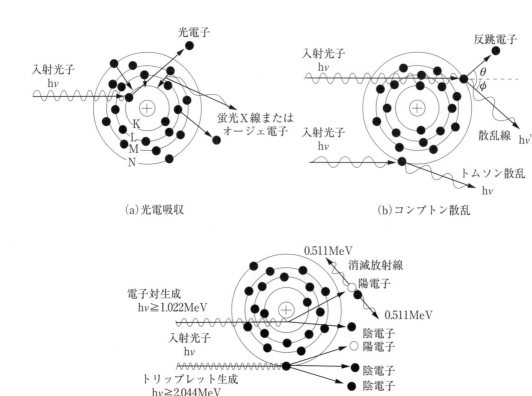

図2.3　光子と物質との相互作用概念図

$$T = h\nu - E_b \quad \cdots\cdots\cdots (2.3)$$

で表される。光電子を放出した原子は，その殻に電子の空席を生じ励起状態となるが，その空席に外殻の軌道電子が落ち込み基底状態に戻る。その際，余分のエネルギーを特性X線（蛍光X線ともいう）として放出する。また，特性X線を放出する代わりに，そのエネルギーをさらに結合の弱い外殻の軌道電子に与えて，原子外に自由電子となって飛び出す場合がある。この現象をオージェ効果と呼び，その自由電子をオージェ電子（Auger electron）という。例えば，原子のK殻に空席が生じた場合，L殻からの軌道電子がその空席に落ち込み，K殻とL殻の各軌道電子の結合エネルギー差に相当するエネルギーの特性X線（K_aX線）が放出される。また，オージェ電子の場合はK殻とL殻の結合エネルギー差に相当するエネルギーがL殻軌道電子に与えられ，L殻結合エネルギー分を差し引いたエネルギーがオージェ電子の運動エネルギーとなり，原子外に飛び出る。オージェ電子と特性X線の放出は競合しており，特性X線の場合は蛍光収率ω（光電効果により吸収されるX線光子数に対し，放出特性X線光子数の割合）で表される。また，オージェ電子放出の場合は$1-\omega$で示される。なお，K殻での蛍光収率ω_Kは，

$$\omega_K = \frac{1}{1+(33.6/Z)^{3.5}} \quad \cdots\cdots\cdots (2.4)$$

で近似できる。式（2.4）から明らかなように，原子番号 Z が大きいほど ω_K は大きくなる。L 殻での蛍光収率 ω_L は ω_K の数分の 1 と小さい。

（2）コンプトン散乱（Compton scattering）

　光電効果が主要な光子エネルギーの範囲（0.1～0.5MeV）よりも大きくなると，軌道電子の結合エネルギーが無視できるような（自由電子に近い）場合には，入射光子はその電子との弾性衝突（散乱）により進行方向を変えたり（散乱光子），また，電子を反跳させて一部エネルギーを失う。この現象をコンプトン散乱（またはコンプトン効果）という（図2.3b）。いま，図2.3b で入射光子（エネルギー $E_\gamma = h\nu$，運動量 $h\nu/c$，c：光速度）が最外殻電子と衝突して，電子は角度 θ の方向に運動エネルギー T，運動量 p で反跳し，光子自身は角度 ϕ 方向に散乱光子（エネルギー $E_\gamma' = h\nu'$，運動量 $h\nu'/c$）となって出る。光子の運動量設定は質量とエネルギーの同等性（アインシュタインの相対論による）から $h\nu = pc$ であり，光子の運動量は $p = h\nu/c$ となる。電子は自由電子で光子と完全弾性衝突すると仮定して，衝突前後における過程にエネルギーおよび運動量の両保存則を適用すれば，以下のようになる。

エネルギーの保存：$h\nu + m_0 c^2 = h\nu' + mc^2$ より，

$$h\nu = h\nu' + m_0 c^2 \left(\frac{1}{\sqrt{1-\beta^2}} - 1 \right) \quad \cdots\cdots\cdots (2.5)$$

運動量の保存：

（光子の入射方向）$\dfrac{h\nu}{c} = \dfrac{h\nu'}{c}\cos\phi + mv\cos\theta = \dfrac{h\nu'}{c}\cos\phi + \dfrac{m_0 v}{\sqrt{1-\beta^2}}\cos\theta \quad \cdots\cdots (2.6)$

＊［計算方法］：式（2.6），（2.7）の各辺を整理後，両辺を自乗し加算する。

$$\left(\frac{h\nu}{c} - \frac{h\nu'}{c}\cos\phi \right)^2 + \left(\frac{h\nu'}{c}\sin\phi \right)^2 = m^2 v^2 (\cos^2\phi + \sin^2\phi) \quad \cdots\cdots (2.8)$$

上式を整理すると，

$$\left(\frac{h\nu}{c} \right)^2 - 2\frac{h^2\nu\nu'}{c^2}\cos\phi + \left(\frac{h\nu'}{c} \right)^2 = m^2 v^2 \quad \cdots\cdots (2.9)$$

となる。また，$m = m_0/\sqrt{1-\beta^2}$ の両辺を自乗して整理すると，

$$c^2(m^2 - m_0^2) = m^2 v^2 \quad \cdots\cdots (2.10)$$

エネルギーと質量の同等性から反跳電子のエネルギー T は，

$$T = h\nu - h\nu' = mc^2 - m_0 c^2 \quad \cdots\cdots (2.11)$$

式（2.11）から　$m = m_0 + h(\nu - \nu')/c^2 \quad \cdots\cdots (2.12)$

式（2.10），（2.12）を式（2.9）に代入して m, v を消去する。

$$\left(\frac{h\nu}{c} \right)^2 - 2\frac{h^2\nu\nu'}{c^2}\cos\phi + \left(\frac{h\nu'}{c} \right)^2 = c^2\left(\left(m_0 + \frac{h(\nu-\nu')}{c^2} \right)^2 - m_0^2 \right) \quad \cdots\cdots (2.13)$$

上式を整理すると，

$$\frac{h^2}{c^2}(\nu^2 - 2\nu\nu'\cos\phi + \nu'^2) = 2m_0 h(\nu - \nu') + \frac{h^2(\nu-\nu')^2}{c^2}$$

$$\therefore \frac{h}{m_0 c^2}(1 - \cos\phi) = \frac{1}{\nu'} - \frac{1}{\nu} \quad \cdots\cdots (2.14)$$

$\nu = c/\lambda$ より上式を書き替えると，

$$\Delta\lambda = \lambda' - \lambda = \frac{h}{m_0 c}(1 - \cos\phi) \quad \cdots\cdots (2.15)$$

となる。ここに，$\Delta\lambda$ は入射光子の波長 λ に対し，散乱光子 λ' の増分である。

(入射方向と垂直) $0 = \dfrac{h\nu'}{c}\sin\phi - mv\sin\theta = \dfrac{h\nu'}{c}\sin\phi - \dfrac{m_0 v}{\sqrt{1-\beta^2}}\sin\theta$ ……………… (2. 7)

である。ここに，m_0 は電子の静止質量，m，v はそれぞれ反跳電子の質量，速度であり，$\beta = v/c$ である。上記3式より反跳電子および散乱光子が受けるエネルギー等を算出できる*。

　光子の散乱角 $\phi = 90°$ ($\cos 90° = 0$) で，$\Delta\lambda = h/m_0 c = 0.002426$ nm だけ長くなる。これをコンプトン波長といい，一般式 $\Delta\lambda = 0.002426 (1 - \cos\phi)$ nm で表せる。また，式 (2. 14) を書き替えると，散乱光子のエネルギー $h\nu'$ は，

$$h\nu' = \dfrac{h\nu}{1 + \alpha(1-\cos\phi)} \quad\quad\quad\quad\quad\quad\quad\quad\quad\quad\quad\quad (2.\ 16)$$

となる。ここに，$\alpha = \dfrac{h\nu}{m_0 c^2}$ とする (以下同じ)。一方，反跳電子の運動エネルギー T は，

$$T = h\nu - h\nu' = h\nu\dfrac{\alpha(1-\cos\phi)}{1+\alpha(1-\cos\phi)} = h\nu\dfrac{2\alpha\cos^2\theta}{(1+\alpha)^2 - \alpha^2\cos^2\theta} \quad\quad (2.\ 17)$$

で表される。なお，

$$\cot\theta = (1+\alpha)\tan\dfrac{\phi}{2} \quad\quad\quad\quad\quad\quad\quad\quad\quad\quad\quad\quad (2.\ 18)$$

の関係がある。反跳電子のエネルギーが最大 (T_{max}) となり，散乱光子のエネルギーが最小 ($h\nu'_{min}$) となるのは散乱角 $\phi = 180°$ ($\cos 180° = -1$) のときで，それぞれのエネルギーは，

$$T_{max} = \dfrac{2\alpha h\nu}{1+2\alpha},\quad h\nu'_{min} = \dfrac{h\nu}{1+2\alpha} \quad\quad\quad\quad\quad\quad (2.\ 19)$$

で示される。この T_{max} をコンプトン端 (Compton edge) と呼ぶ。また，このとき $h\nu \gg m_0 c^2$ ならば，$h\nu'_{min} \fallingdotseq h\nu/(2\alpha) = m_0 c^2/2 = 0.255$ MeV に近づくが，これが散乱角 $\phi = 90°$ ($\cos 90° = 0$) の場合は $h\nu' \fallingdotseq h\nu/\alpha = m_0 c^2 = 0.511$ MeV に近づく。

　コンプトン散乱の起こる確率は電子1個当たりの全断面積 ($_e\sigma$) で，入射光子数に対する散乱光子数の比の形で表すが，これに関してはクライン・仁科の式がある。すなわち，入射光子数が散乱角 ϕ 方向の微小立体角 $d\Omega$ 中に散乱される確率について，次式により自由電子1個当たりの微分断面積 ($d_e\sigma/d\Omega$) が求まる。

$$\dfrac{d_e\sigma}{d\Omega} = \dfrac{1}{2}r_0^2(1+\cos^2\phi)\left(\dfrac{1}{1+\alpha(1-\cos\phi)}\right)^2 \cdot \left(1 + \dfrac{\alpha^2(1-\cos\phi)^2}{(1+\cos^2\phi)[1+\alpha(1-\cos\phi)]}\right) \quad (2.\ 20)$$

ここに，r_0 は古典的電子半径 $[= e^2/(m_0 c^2)]$ である。

　図2. 4 は入射光子に対する散乱角 ϕ と，単位立体角当たりの微分断面積の関係を示し [式 (2. 20)]，また，図2. 5 は全散乱角についての空間分布を示す。入射光子のエネルギーが非常に小さいときの角度分布は 90° 対称に近いが，光子エネルギーの増大と共に前方への散乱が増す。散乱角 ϕ に関して，式 (2. 20) を全立体角にわたり積分 ($d\Omega = 2\pi\sin\phi d\phi$ として $0 \sim \pi$ まで積分) すれば，電子1個当たりの全断面積 (全散乱係数) $_e\sigma$ (cm^2/電子) が得られる (図2. 6)。すなわち，

$$_e\sigma = \int_0^{4\pi} \dfrac{d_e\sigma}{d\Omega} = \dfrac{3}{4}\cdot\dfrac{8}{3}\pi r_0^2\left[\dfrac{1+\alpha}{\alpha^2}\left[\dfrac{2(1+\alpha)}{1+2\alpha} - \dfrac{\ln(1+2\alpha)}{\alpha}\right] + \dfrac{1}{2\alpha}\ln(1+2\alpha) - \dfrac{1+3\alpha}{(1+2\alpha)^2}\right] \quad\cdots (2.\ 21)$$

である。ここに，$(8/3)\pi r_0^2 (= {_e\sigma_\omega})$ はトムソンの古典散乱係数 (散乱断面積) に等しい。

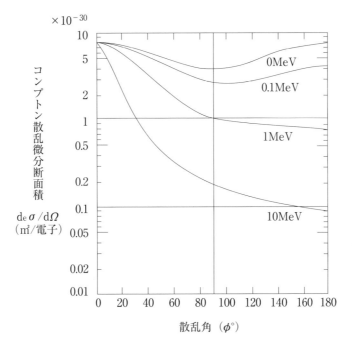

図2.4　コンプトン散乱における散乱光子の角度と単位立体角当たりの微分断面積（$d_e\sigma/d\Omega$）

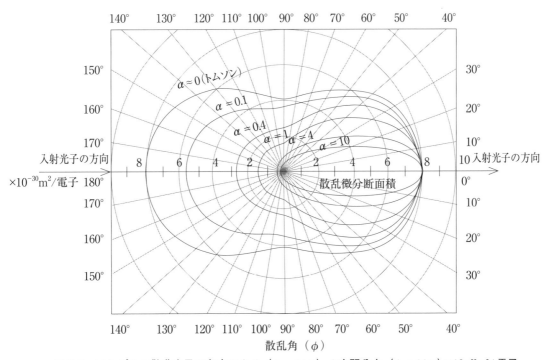

図2.5　コンプトン散乱光子の角度による（$d_e\sigma/d\Omega$）の空間分布（$d_e\sigma/d\Omega$）×10^{-30}m²/電子

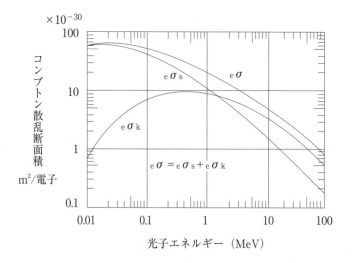

図2.6 光子エネルギーとコンプトン散乱全断面積($_e\sigma$),散乱断面積($_e\sigma_s$),およびエネルギー転移断面積($_e\sigma_k$)
（低エネルギー領域ではトムソン散乱断面積 6.65×10^{-29}m²/電子に近づく）

また,入射光子エネルギー $h\nu$ はコンプトン散乱により反跳電子に転移する運動エネルギー T と散乱光子エネルギー $h\nu'$ に分けられるため,前者に対する電子1個当たりの微分断面積は T に式(2.17)を用いれば,

$$\frac{d_e\sigma_k}{d\Omega}=\frac{d_e\sigma}{d\Omega}\cdot\frac{T}{h\nu}=\frac{d_e\sigma}{d\Omega}\cdot\frac{\alpha(1-\cos\phi)}{[1+\alpha(1-\cos\phi)]} \quad\cdots\cdots(2.22)$$

となる。上式を全立体角について積分すれば,反跳電子へのエネルギー転移（または吸収）断面積（エネルギー転移係数）$_e\sigma_k$ が得られる。一方,後者に対する電子1個当たりの散乱微分断面積は,

$$\frac{d_e\sigma_s}{d\Omega}=\frac{d_e\sigma}{d\Omega}-\frac{d_e\sigma_k}{d\Omega} \quad\cdots\cdots(2.23)$$

となるので,全立体角について積分した場合は散乱断面積（散乱係数）$_e\sigma_s$ は,

$$_e\sigma_s = {_e\sigma} - {_e\sigma_k} \quad\cdots\cdots(2.24)$$

により得られる（図2.6）。そして,反跳電子の平均エネルギー $\overline{E}_k$ は,

$$\overline{E}_k = h\nu\frac{_e\sigma_k}{_e\sigma} \quad\cdots\cdots(2.25)$$

で求められる。また,反跳電子のエネルギー分布については,E と $E+dE$ 間のエネルギーを有する反跳電子の微分断面積（$d_e\sigma/dE$）を計算すれば得られる（図2.7）。さらに,反跳電子の角度分布（$d_e\sigma/d\theta$）についても計算により求められる。図2.8はこの角度分布を示したもので,入射光子エネルギーが大きくなると,前方への反跳が多くなり,また,90°以上の角度に電子が反跳されることはない。

(3) 電子対生成 (Pair production) π

1.022MeV以上の光子が原子核の近傍を通過するとき,原子核の強いクーロン場の影響を受けて

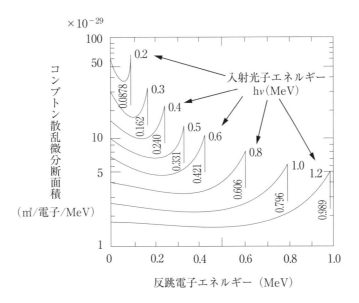

図2.7 コンプトン反跳電子のエネルギー分布

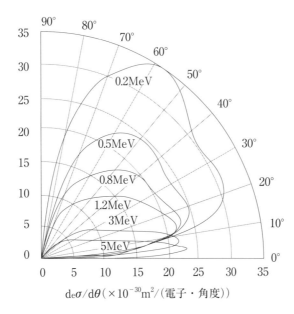

図2.8 コンプトン反跳電子の角度分布（$d_e\sigma/d\theta$）
［単位立体角当たり］

陰・陽電子の1対を生成して光子は消滅する。この現象を電子対生成（または創生）というが（**図2.3c**），この過程は光子エネルギーが 1.022MeV 以上でなければ起こらない。すなわち，電子の静止質量に相当するエネルギー 0.511MeV の2倍が最低限必要であり，光子エネルギーがそれよりも大きい場合は陰・陽電子の運動エネルギーとして分配される。このとき，エネルギーおよび運動

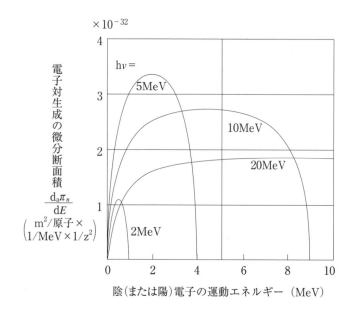

図2.9 電子対生成により発生する陰陽電子の
運動エネルギーと微分断面積

量の保存則が成立するので，光子の運動量は電子と原子核に分配されるが，原子核の質量は電子に比べ著しく大きく，その運動量はごくわずかで無視できるため，1.022MeV を除く光子エネルギーのほとんどが電子の運動エネルギーになると見なすことができる。すなわち，

$$h\nu = 2m_0c^2 + E_{e^-} + E_{e^+} = 1.022 + E_{e^-} + E_{e^+} \text{ MeV} \quad \cdots\cdots (2.26)$$

である。ここに，E_{e^-}，E_{e^+} はそれぞれ陰，陽各電子の運動エネルギーである。**図2.9**は電子対生成における陰，陽各電子がそれぞれ $E_{e^-} + dE_{e^-}$，$E_{e^+} + dE_{e^+}$ のエネルギーを持つ微分断面積である。また，光子が消滅して電子に変換する現象は軌道電子のクーロン場においても起こり得る。

(4) 三対子生成 (Triplet production)

軌道電子周辺で起こる場合はトリップレット生成といい（図2.3c），3個の電子を生成する。ここで，軌道電子の全エネルギーを静止エネルギー m_0c^2 のみと仮定して，エネルギーおよび運動量の保存則を適用すると，

$$\text{エネルギー保存：} m_0c^2 + h\nu = m_{e^-}c^2 + m_{e^+}c^2 + E_p \quad \cdots\cdots (2.27)$$

$$\text{運動量保存：} h\nu/c = 3m\nu = 3m\beta c = 3m_0\beta c/\sqrt{1-\beta^2} \quad \cdots\cdots (2.28)$$

ここに，$m_{e^-}c^2$，$m_{e^+}c^2$ は陰，陽各電子のエネルギー，E_p は光子エネルギーの余分の転移を受けた電子のエネルギー（$E_p = m_{e^-}c^2$）である。式（2.27）で3電子は共に前方（光子入射方向）に放出されるが，等しい質量を有するため等しいエネルギーおよび運動量の分配を受ける。よって，式（2.27）は，

$$m_0c^2 + h\nu = 3mc^2 = 3m_0c^2/\sqrt{1-\beta^2} \quad \cdots\cdots (2.29)$$

となる。式（2.28），（2.29）から，

$$m_0c^2 + 3m_0\beta c^2/\sqrt{1-\beta^2} = 3m_0c^2/\sqrt{1-\beta^2} \quad \cdots\cdots (2.30)$$

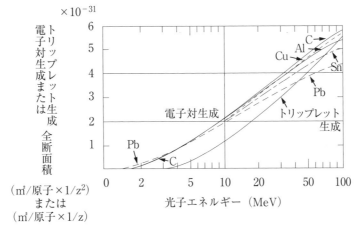

図2.10 光子エネルギーと電子対生成（および三対子生成）の全断面積

上式を整理すると，$\sqrt{1-\beta^2}+3\beta=3$ ……………………………………(2.31)

式（2.31）の解を求めると，$\beta=1$ または $4/5$ となるが，1は除かれるから，$\beta=4/5$ となる。また，この値から $m=m_0/\sqrt{1-(4/5)^2}=(5/3)m_0$ である。よって，式（2.28）は，

$$h\nu = 3m\beta c^2 = 4m_0c^2 \quad \cdots\cdots\cdots\cdots\cdots\cdots(2.32)$$

となり，トリップレット生成での光子エネルギーは少なくても電子の静止エネルギーの4倍は必要となる。また，原子核（原子番号 Z）による場合の $1/Z$ に相当するので，低原子番号元素の方が高原子番号元素よりも断面積（確率）は大きい。軌道電子数最小の水素では電子対生成の確率と同程度になる。図2.9（微分断面積）の曲線下の面積を求めれば，電子対生成の全断面積 $_a\pi_n$ が得られる。光子エネルギー100MeV以下の場合，低原子番号元素を除けば原子1個当たりの全断面積（m²/原子）は原子核のクーロン場によるものが大部分で，電子対生成およびトリップレット生成での全断面積（原子減弱係数）はそれぞれ Z^2 と Z に依存する。図2.10 は電子対生成およびトリップレット生成での全断面積をそれぞれ $1/Z^2$ および $1/Z$ 倍で示してあるが，低エネルギー光子では元素による差はほとんど見られない。しかし，高エネルギー光子では高原子番号元素ほど遮蔽効果のため，全断面積は低値である。トリップレット生成は高原子番号元素よりも低原子番号元素に対して寄与する。

電子対生成およびトリップレット生成で陰・陽電子を生ずるが，これらが物質中で徐々に運動エネルギーを失い，最後には吸収，消滅する。ただ，陽電子は陰電子と異なり，自然界では不安定な存在で，エネルギーを失う直前に付近の電子と結合して消滅する。その際に，電子の静止エネルギー（$m_0c^2=0.511$MeV）に相当する電磁波が2つ180°正反対の方向に放射される。この2つの電磁波（光子）を消滅放射線（annihilation radiation）という。消滅放射線は陽電子の運動エネルギーを失った時点で起こる確率が最も高い。

（5）光（ひかり）核反応（Photo nuclear reaction）κ

高いエネルギーの光子と原子核との相互作用により，光子の全エネルギーを原子核に与えて自身は消滅する。原子核のエネルギー準位の励起により核反応を起こし，中性子，陽子，中間子等が放

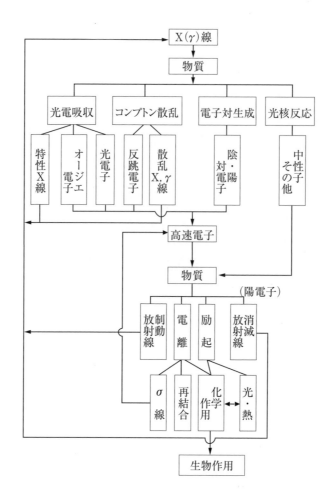

図2.11 X(γ)線と物質との相互作用の概要

出される。この現象を光核反応というが，この反応は各元素に特有な光子エネルギー（しきい値）以上を与えないと起こらない。また，核反応断面積が最大になる光子エネルギーも，しきい値より4～5MeV高いごく狭い範囲に限定されている。一般に，しきい値は軽い元素で10～20MeV，重い元素で7～9MeVであるが（表3.10参照），軽い元素の ^{9}Be(1.67MeV)，^{2}H(2.23MeV) は例外である。光核反応では主として (γ, n), (γ, p) が起こるが，軽い元素での核反応断面積は両者とも同程度であるのに対し，重い元素 (Z > 50) では前者の方が大きい。また，(γ, π) 反応は光子エネルギーが約140MeV以上でないと起こらない。これらの反応が起こり，粒子が放出されると原子核は不安定な状態（放射性核種）になり，それが放射性壊変して安定元素に戻る。

(6) 各相互作用における光子の減弱

X(γ)線と物質との相互作用によりX(γ)線は散乱，吸収（電離・励起）を繰り返しながら，最後には化学変化を起こし，そのエネルギーを失い消滅する（図2.11）。この光子の減弱は光子エネルギー，物質の原子番号に依存して変化する。前記の光電吸収，コンプトン散乱，電子対生成な

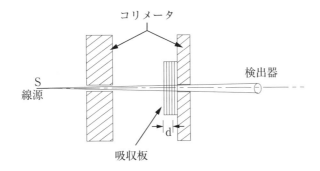

図2.12 細い線束（narrow beam）での線源・検出器配置

表2.1 各種減弱係数相互の関係

種類	記号	関係	単位	厚さでの表示
線減弱係数	μ		m^{-1}	m
質量減弱係数	$_m\mu$	μ/ρ	$m^2 \cdot kg^{-1}$	$kg \cdot m^{-2}$
原子減弱係数	$_a\mu$	$(\mu/\rho) \cdot (Z/N_0)$	$m^2/$原子	原子数$/m^2$
電子減弱係数	$_e\mu$	$(\mu/\rho) \cdot (1/N_0)$	$m^2/$電子	電子数$/m^2$

N_0：1kg当たりの電子数（$=NZ/A$），N：アボガドロ数$=6.022 \times 10^{26} kmol^{-1}$
Z：原子番号，ρ：密度（$kg \cdot m^{-3}$），A：質量数

どが起こる確率はそれぞれの断面積に比例する。

いま，**図2.12**に示す細いビーム（narrow beam）のX(γ)線源と検出器の配置で，その中間に吸収板を置いて，単一X(γ)線の減弱を調べると，

$$I = I_0 \exp(-\mu d) \quad \cdots \cdots (2.33)$$

となる。ここに，I_0，Iはそれぞれ吸収板なしと吸収板の厚さd(m)のときの検出光子数，μはその吸収板の線減弱係数（m^{-1}）である。すなわち，光子数は吸収板の厚さの増加と共に，指数関数的に減弱する。この減弱は前記の相互作用により生ずるもので，線源弱係数は，

$$\mu = \tau + \sigma + \pi \ (m^{-1}) \quad \cdots \cdots (2.34)$$

として表される。ここに，τは光電吸収，σはコンプトン散乱，πは電子対生成の各相互作用による線減弱係数である。線減弱係数μは同一物質でも密度ρに比例して変化するので，ρで除したμ/ρをその物質の元素組成に固有の値として使用する。そして，これを質量減弱係数$_m\mu$（$m^2 \cdot kg^{-1}$）と呼ぶ。$_m\mu$は厚さ$1kg/m^2$の吸収板によって減弱する光子の割合と定義することができる。減弱係数の表し方として，質量減弱係数の他，原子減弱係数（$m^2/$原子），電子減弱係数（$m^2/$電子）がある（**表2.1**）。また，主な物質の1kg当たりの電子数N_0を**表2.2**に示すが，水素以外の物質はほぼ3×10^{26}に近い値である（厳密には低原子番号で$Z/A \fallingdotseq 0.5$，高原子番号で同じく$\fallingdotseq 0.4$となるので，約20%の差がある）。光子と物質との各相互作用において光子エネルギー$h\nu$と物質の原子番号Zがどのように変化するかを**表2.3**に示す。

2.2.2 電子と物質との相互作用

電子は電荷，質量を有する点で光子とは異なる。また，陽子，α粒子などの重荷電粒子に比べ質

表2.2　各種元素の1kg当たり電子数

元素または物質名	密度 ρ (kg·m^{-3})	実効原子番号 Z	1kg当たりの電子数 N_0=NZ/A
H	8.988×10^{-4}	1	6.02×10^{26}
C	2.25	6	3.01×10^{26}
O	1.429×10^{-3}	8	3.01×10^{26}
Al	2.7	13	2.90×10^{26}
Cu	8.93	29	2.75×10^{26}
Pb	11.34	82	2.38×10^{26}
空気	1.293×10^{-3}	7.64	3.01×10^{26}
水	1.00	7.42	3.34×10^{26}
筋肉	1.00	7.42	3.36×10^{26}
脂肪	0.91	5.92	3.48×10^{26}
骨	1.85	13.8	3.00×10^{26}

表2.3　光子と物質との相互作用におけるエネルギー，原子番号の影響と発生する二次放射線

相互作用	光子エネルギー $h\nu$ による影響	原子番号Zによる影響(質量減弱係数)	二次放射線 電磁波	二次放射線 粒子
古典散乱（トムソン散乱）	低エネルギー $h\nu$ で起こる	Zに比例	散乱線（エネルギー変化せず）	なし
光電吸収	吸収端以上で $(h\nu)^{-3}$ に比例	吸収端以上で Z^3 に，高エネルギーで Z^4 に比例	蛍光X線	光電子 オージェ電子
コンプトン散乱	$(h\nu)^{-1}$ に比例	Z/A(≒0.5)でZにほとんど依存しない	散乱X(γ)線（エネルギー低下する）	反跳電子
電子対生成	$h\nu > 1.022$MeVで起こる $h\nu - 1.022$MeV に比例	Zに比例	消滅放射線 0.511×2本	陰陽電子対
トリップレット生成	$h\nu > 2.044$MeVで起こる $h\nu - 2.044$MeV に比例	Z/A(≒0.5)でZにほとんど依存しない	消滅放射線	陰電子2 陽電子1
光核反応	しきいエネルギーあり	Zに比例	───	中性子(陽子)
	$h\nu > 140$MeV			π中間子

量が小さく，同一エネルギーに対する速度はかなり大きくなる。例えば，エネルギー5MeVの陽子は光速の約10%であるのに対し，電子では約99%にも達する。電子は質量が小さいことから物質中を走る間に重荷電粒子とは異なった相互作用が認められる。すなわち，相互作用として（弾性）散乱，電離・励起（非弾性散乱），制動放射が挙げられる（図2.13）。

（1）散乱

電子の弾性散乱（電磁散乱）は物質中の原子による電場との相互作用により起こり，進行方向が変えられる。散乱によるエネルギー損失は極めて小さく，通常は物質中で散乱を繰り返す（多重散乱）。そして，電子の入射方向と90〜180°反対の方向に散乱する場合を後方散乱と呼ぶ。これはβ線源を支持板上に置いて測定する場合等で認められる。また，支持板なしでのβ線計測値（n_0）に対する支持板ありでの同計測値（n）の割合（n/n_0）を後方散乱係数（≧1）という。

① 散乱の起こる確率（断面積）は物質の原子番号の2乗（Z^2）に比例し，入射電子のエネルギー（E）に逆比例する。したがって，Zの小さい物質ほど，かつ，Eが高いほど散乱は少ない。

② 後方散乱量は物質の厚さが厚くなるほど増大するが，ある厚さで飽和する。

③ 後方散乱量が飽和する物質の厚さはβ線の最大エネルギーが高いほど厚い（図5.4参照）。

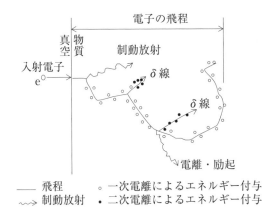

図2.13　電子と物質との相互作用

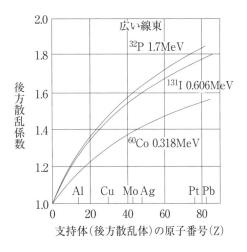

図2.14　後方散乱物質の原子番号と後方散乱係数

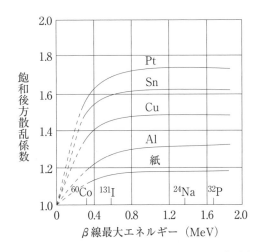

図2.15　β線最大エネルギーと飽和後方散乱係数

④後方散乱量は物質の Z が大きいほど多い（図2.14）。

⑤飽和後方散乱量はβ線の最大エネルギーが約0.6MeVまでの領域では増加傾向であるが、それ以上のエネルギーではほぼ一定値を示している（図2.15）。

(2) 電離・励起（衝突損失）

電子は電荷を有するので、陽子・α粒子等と同じで電離・励起によりエネルギーを失う。すなわち、高速電子が物質中の原子の軌道電子と衝突して、その電子を原子外へ放出すれば原子は電離（イオン化）し、また、エネルギーの一部を軌道電子に与え、より外側の軌道へ移れば励起状態となる。これら非弾性衝突による電子のエネルギー損失の算出にはベーテ（Bethe）らによる次式が与えられている。すなわち、入射電子のエネルギーを E とするとき、物質中1cmを走る間に失う平均エネルギー（線衝突阻止能）$_{col}S$ は、

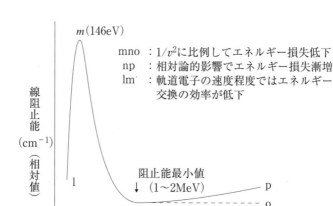

図2.16　電子エネルギーと衝突阻止能の関係

$$_{\mathrm{col}}S = -\left[\frac{dE}{dx}\right]_{\mathrm{col}} = \frac{2\pi e^4 n}{m_0 v^2} Z \left[\ln \frac{m_0 v^2 E}{2I^2(1-\beta^2)} - (2\sqrt{1-\beta^2}-1+\beta^2)\ln 2 + 1 - \beta^2 + \frac{1}{8}(1-\sqrt{1-\beta^2})^2 - \delta \right]$$

$$\mathrm{erg/cm} \quad \cdots\cdots\cdots\cdots (2.35)$$

である。ここに，m_0，e は電子の静止質量（g），電荷（esu），v は入射電子の速度（cm/s），$\beta = v/c$（c は光速），Z は物質の原子番号，n はその 1cm³ 当たりの原子数（$= \rho \cdot N_0/A$），I は原子の平均励起エネルギー（erg），δ は密度効果*に対する補正項を表す。物質 1cm 当たりの平均エネルギー損失は**図2.16**に示すとおりで，v が小さい間はほぼ $1/v^2$ に比例するが，v が大きくなる（約 $2m_0c^2$）につれ極小値を示し，さらに光速に近づくと，相対論的影響により $1/v^2$ から外れて緩やかな増大が見られる。式（2.35）で明らかなとおり，衝突損失は原子番号 Z に比例して増大する。

(3) 制動放射（放射損失）

　電子は質量が小さいため原子核の近傍を通る際，その核の強いクーロン場によって大きく減速される。それにより電磁波（X線）が放射され，電子のエネルギーが一部失われる。この制動放射により電子が物質中 1cm を走る間に失う平均エネルギー（線阻止能）$_{\mathrm{rad}}S$ は Bethe，Heitler による次式から計算される。入射電子エネルギー $E \gg m_0c^2$ のとき，

$$_{\mathrm{rad}}S = \left[\frac{dE}{dx}\right]_{\mathrm{rad}} = \frac{4r_0^2}{137} n E Z^2 \times \ln\left[\frac{183}{Z^{1/3}}\right] \quad \mathrm{erg/cm} \quad \cdots\cdots\cdots\cdots (2.36)$$

である。ここに，r_0 は古典的電子半径（$= e^2/m_0c^2$），n は 1cm³ 当たりの原子数（$= \rho \cdot N_0/A$），E は入射電子エネルギー，Z は物質の原子番号である。式（2.36）から制動放射によるエネルギー損失は E と Z^2 に比例して増大する。物質中で電子が放射損失だけでエネルギーを失うときの目安に，初めのエネルギーの 1/e になるまでに走った長さ X_0（放射長という）が使用される。

---

* 密度効果：物質の形態が気体でなく高密度の液体，固体の場合，そこに電子が入射すると，その電子の電場の影響を受け分子は分極するため，気体に比べ衝突損失が小さくなること。分極は電子の電場を遮るように作用するため，エネルギー損失が小さくなる方へ働く。100MeV で 20% 程度小さくなる（分極効果ともいう）。

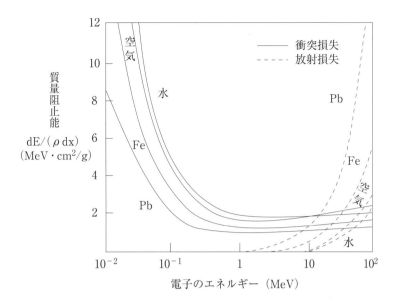

図2.17　電子の衝突・放射損失による質量阻止能

（4）衝突損失と放射損失

一般に荷電粒子に対する物質の線阻止能 S は荷電粒子が物質中 dx を走る間に失うエネルギーを $-dE$ とすれば，$S = -dE/dx$ である。すなわち，S は物質中で単位長さ当たり走る間に失うエネルギーに相当する。また，散乱によるエネルギー損失は極めて小さいので，

$$S = {}_{col}S + {}_{rad}S = \left[-\frac{dE}{dx}\right]_{col} + \left[-\frac{dE}{dx}\right]_{rad} \quad \cdots\cdots (2.37)$$

として表される。S を密度 ρ で除した商 $S_m\,(=S/\rho)$ を質量阻止能という。**図2.17** に電子の衝突損失および放射損失での質量阻止能を示すが，E を MeV で表すとき，それら質量阻止能の比率は次式から近似的に算出できる。

$$\frac{(dE/dx)_{rad}}{(dE/dx)_{col}} \fallingdotseq \frac{EZ}{1600 m_0 c^2} = \frac{EZ}{1600 \times 0.511} \fallingdotseq \frac{EZ}{800} \quad \cdots\cdots (2.38)$$

一般に，放射損失の割合はかなり小さいが，高原子番号物質と電子エネルギーの増大（例えば Pb で 10MeV 以上）により，著しく大きくなる。また，衝突損失と放射損失が等しく（比率が1に）なるときの電子エネルギーを臨界エネルギー（critical energy）という。

（5）電子の飛程

電子が物質に入射すると，主として電離・励起や制動放射によりエネルギーを失うが，電子の質量が小さいため物質中で散乱を繰り返し，ジグザグ運動しながらその運動エネルギーを失って最後に停止する。入射して停止するまでの深さ（または厚さ，以下同じ）が飛程となる。図2.18 は単一エネルギー電子線の Al 中での減弱曲線（吸収曲線）であるが，電子線エネルギーが高くなるにつれ，電子が停止する深さ付近で緩やかに尾を引いてゼロにならない。これは制動放射の寄与によるものが主で，これを差し引くために尾を引く部分と，曲線の傾斜部分をそれぞれ直線外挿して，

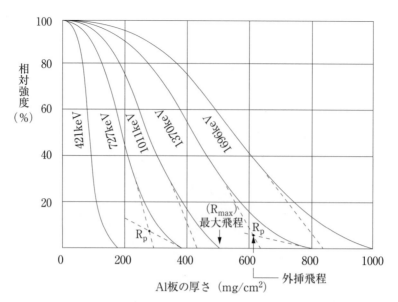

図2.18 単一エネルギー電子線によるAl中での吸収曲線

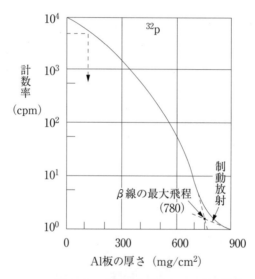

図2.19 β線によるAl中での吸収曲線

その両直線の交点に相当する深さ R_p を求める。この R_p を外挿飛程または実用飛程という。また，曲線と尾を引く部分の外挿直線（あるいは横軸）の接点の深さ R_{max} を最大飛程という。電子の飛程は通常外挿飛程（実用飛程）を指す。単一エネルギー（5〜50MeV）電子線の水中における R_p は後述の式（5.29）で計算される。しかし，β線の場合は連続エネルギースペクトルなので，単一エネルギー電子線とは少し異なる吸収曲線（図2.19）を示す。縦軸は対数目盛なので，曲線はほぼ指数関数的に減少している。この曲線から直接最大飛程を求めることは難しく，外挿飛程と同じ方法で交点を求め，その点での厚さをβ線の最大飛程としている。その他，β線の最大飛程を求

める方法として，
　①標準吸収曲線と測定吸収曲線を比較して飛程を求める Feather の方法
　②実験的に求めた β 線の最大飛程と最大エネルギーの関係を利用する
等がある（後述 5．2．2 参照）。

（6）陽電子（β^+）

　これまでは電子線あるいは β^- 粒子という負の荷電粒子についてであったが，正の電荷を持つ β^+ 粒子も物質中でのエネルギー損失は β^- 粒子と同じで，電子の初期運動エネルギーが同一であれば，その飛程も β^- 粒子と同じである。ただ，陽電子は運動エネルギーを失って停止する際，その周辺にある陰電子と結合して消滅する。そのとき，電子の静止エネルギー（0.511MeV）に相当する光子が 2 個 180°反対方向に放射される。この場合は陰・陽電子対の全質量が光子のエネルギーに変わるので，これを消滅放射線（annihilation radiation）という。陽電子放出核種では 0.511MeV の光子が 2 個放射されるので，この電磁放射線に対する遮蔽を考慮する必要がある。

2．2．3　チェレンコフ効果

　1934 年，チェレンコフ（Cerenkov）はウラン塩溶液に γ 線を照射したとき，溶液から弱い青い光が放射されていることを発見した。これは媒質中で光速度よりも速い光電子による影響であることがわかった。すなわち，荷電粒子が透明な媒質（誘電体物質）中を光速度よりも大きい速度で走るとき，その走路に沿って荷電粒子が作る電場により，誘電体分子が分極（電気的双極子を形成）を起こす。その荷電粒子が走り去ると，分極した分子はすぐに元へ戻るが，そのとき余分なエネルギーが電磁波（可視光）の形で放出される。この現象をチェレンコフ効果（Cerenkov effect）と呼び，放出する可視光をチェレンコフ（放射）光という。媒質中で，<u>荷電粒子の速度＜光速度の場合</u>は可視光の位相が合わず，放射光が打ち消し合うため観測されない。<u>荷電粒子の速度＞光速度</u>の場合は位相が揃うと強い光が観測される。

　チェレンコフ光放出の原理を**図 2．20** で説明する。いま，媒質の屈折率を n（＞1），真空中の光速を c_0 とすると，媒質中での光速は $c=c_0/n$ である。また，荷電粒子の速度を v としてチェレンコフ効果が起こるためには $v \geq c_0/n$ でなければならない。荷電粒子が図の点 P_0 から点 P まで（距離 d）進む時間 t_R と，チェレンコフ光が点 P_0 から点 Q_0 まで進む時間 t_1 が等しければ，光の位相が合うので強い光となる。すなわち，

$$t_R = \frac{d}{v}, \quad t_1 = \frac{d\cos\theta}{c_0/n} \quad \cdots\cdots(2.39)$$

$$t_R = t_1 \text{ より，} \cos\theta = c_0/(vn) \leq 1 \quad \cdots\cdots(2.40)$$

$$\therefore v \geq c_0/n \quad \cdots\cdots(2.41)$$

となる。このことは，媒質中で荷電粒子の速度 v が光速 c_0/n よりも速くないと，光を放出しないことを意味する。つまり，媒質の屈折率 n も関係するので，その媒質ごとにチェレンコフ効果をもたらす荷電粒子の最低エネルギーがあり，これをしきいエネルギーという。また，屈折率 n は光の波長によって異なり，短波長の光（青色）は長波長の光（赤色）に比べて n が大きいので，媒質中での光速は青色の方が小さくなる。式（2.40）からも明らかなとおり，短波長の光は θ が大きい

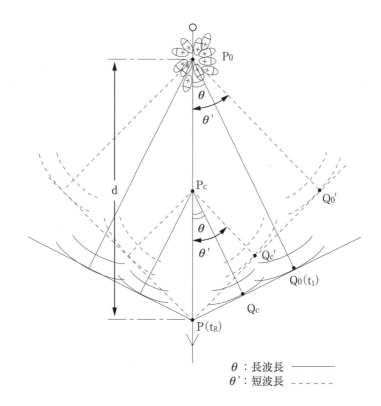

図2.20 チェレンコフ光放射の原理

方向（θ'）に放射され，長波長の光はこの逆である。そして，チェレンコフ光の収率は波長の自乗に逆比例するので，長波長の光は弱められ，短波長の光が強調される結果，観測される光は青色領域に集中する。

2．2．4 重荷電粒子と物質との相互作用

医学面では陽子，重陽子，α粒子のように比較的軽い重荷電粒子と，C, N, O, Ne, Ar等の重イオンが利用される。重荷電粒子は電子に比べるとはるかに重く，軌道電子との衝突ではほとんど散乱されずに物質中を直進する。粒子が重い程散乱は少なく，その運動エネルギーはほとんど電離・励起に費やされ，ある厚さ（深さ）で停止する。すなわち，物質中を直進する入射粒子はその運動エネルギーがゼロになるまで走る。入射重粒子が停止するまで走った距離が飛程（range）であるが，物質中に入射した粒子数はある厚さ（飛程）付近までは減少しない。図2．1にα粒子についての減弱曲線を示すが，飛程の終端部で急速に低下してそれ以上は進まない。

入射重粒子が低速の場合は物質中の原子核と弾性衝突を起こし，逆に，高速の場合は制動放射，核反応の可能性もある。しかし，π^-中間子を除く重粒子では電子の場合と異なり，かなり高い（数100MeV以上の）エネルギーでない限り，制動放射は無視できる。また，核反応は重粒子のエネルギー，物質の種類によりさまざまである。入射重粒子は物質中で飛程を走行する間に運動エネルギー

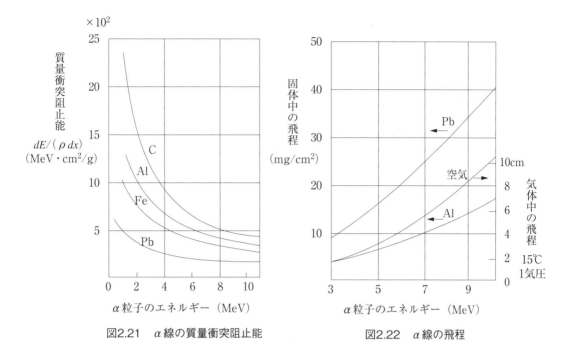

図2.21　α線の質量衝突阻止能　　　　　図2.22　α線の飛程

をすべて失うが，逆に，物質はその重粒子により電離・励起を起こし，放射線のエネルギーを吸収することになる。この重粒子の物質中での単位走行距離当たりの平均エネルギー損失，すなわち，線（衝突）阻止能（stopping power）S は電子の場合と同様，ベーテ（Bethe）の理論式より求めることができる。

$$S = -\left(\frac{dE}{dx}\right)_{col} = \left[\frac{4\pi(ze)^2 e^2 nZ}{m_0 v^2}\right] \cdot \left[\ln\frac{2m_0 v^2}{I} - \ln(1-\beta^2) - \beta^2 - \frac{\delta}{2}\right] \text{ erg/cm} \quad \cdots\cdots(2.42)$$

ここに，m_0 は電子の質量（g），ze は重粒子の電荷（esu），z は重粒子の荷電数，v, E はそれぞれ重粒子の速度（cm/s），エネルギー（erg）であり，$\beta = v/c$（c は光速），n は物質の $1 cm^3$ 当たりの原子数，Z はその原子番号，I は物質ごとに定まる平均励起ポテンシャルエネルギー（erg：この値の算出は理論計算では難しく，実験から求める），δ は密度効果の補正項（気体では無視できる）である。なお，線（衝突）阻止能を物質の密度 ρ で除したものは質量（衝突）阻止能（S/ρ：$erg \cdot cm^2 \cdot g^{-1}$）という。また，入射重粒子（エネルギー E_1）に対する物質中での飛程 $R(E_1)$ は次式から求まる。

$$R(E_1) = \int_0^{E_1} \frac{1}{(dE/dx)} dE \quad \cdots\cdots\cdots\cdots\cdots\cdots\cdots\cdots\cdots\cdots(2.43)$$

図2.21 は α 線による各物質中での質量衝突阻止能を，**図2.22** は同じく α 線の空気，アルミニウムおよび鉛中での各飛程を示す。また，速度 v が等しい 2 種の入射重荷電粒子 A，B を仮定した場合，同一物質中での各重粒子の平均飛程 R_A，R_B の間に次式の関係が成り立つ。

$$R_A(v) = \left(\frac{m_A}{m_B}\right) \times \left(\frac{z_B}{z_A}\right)^2 \times R_B(v) + C \quad \cdots\cdots\cdots\cdots\cdots\cdots\cdots\cdots(2.44)$$

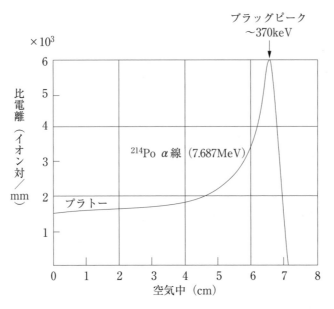

図2.23 空気中での^{214}Po α線によるブラッグ曲線

ここに，m_A，m_Bは各重粒子の質量，z_A，z_Bはそれらの荷電数，Cは式（2.42）が成立しない低エネルギー部での飛程に関する定数（速度vに無関係な量）で，入射重粒子による電子の捕獲に対する補正項である。したがって，式（2.44）のCを無視すると，

$$\frac{R_A}{R_B} \fallingdotseq \left(\frac{m_A}{m_B}\right) \times \left(\frac{z_B}{z_A}\right)^2 \quad\quad\quad\quad\quad\quad\quad\quad\quad (2.45)$$

となる。この関係を用いれば，ある重粒子の飛程から他の重粒子の飛程を算出できる。例えば4MeV α粒子（$m_A=4$，$z_A=2$）と1MeV 陽子（$m_B=1$，$z_B=1$）［速度は等しい］の空気中での飛程を比べると，$R_A/R_B=1$なので両者の飛程は同じ値になる。

次に，物質中での入射重粒子のエネルギー損失，すなわち，衝突阻止能は重粒子の速度（運動エネルギー）により多少異なるので，単位走行距離当たりに生じたイオン対数（比電離：specific ionization）で示すと，図2.23のようになる。飛程の終端部でdE/dxは大きな値をとり，ピークを作っている。このようなグラフをブラッグ曲線（Bragg curve）と呼び，ピーク部分をブラッグピーク，平坦（テール）部分をプラトーという。ブラッグ曲線は重荷電粒子による物質中の電離特性を示すものである。なお，阻止能は比電離の値にW値（1イオン対生成に費やされる平均エネルギー）を乗じれば得られる。

2.2.5 中性子と物質との相互作用

中性子は電荷を持たず光子や荷電粒子とは違った相互作用を行う。そのため，中性子が物質に入射した場合，原子の軌道電子や原子核のクーロン場の影響を受けることはなく，したがって，原子を直接電離したり，励起することはない。ただ，原子核の極く近傍（約10^{-12}cm以内）に到達すると，核力が作用してその相互作用により，中性子は散乱あるいは吸収される。その結果，弾性散乱，

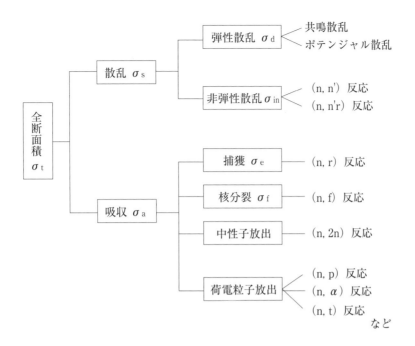

図2.24 中性子と物質との相互作用（断面積による分類）

表2.4 中性子エネルギーによる分類

分類	中性子エネルギーの範囲	反応形式
低速中性子	$0 < E_n < 1000eV$	
冷中性子	$E_n < 0.01eV$（-250℃以下）	
熱中性子	$0.01eV < E_n < 0.1eV$ $0.025eV$（常温、2200m/s）	捕獲、核分裂（共鳴）
熱外（共鳴）中性子	$0.1eV < E_n < 1000eV$（平均100eV）	弾性散乱、捕獲、核分裂（共鳴）
中速中性子	$1keV < E_n < 500keV$	核反応（共鳴）、捕獲、弾性散乱
高速中性子	$0.5MeV < E_n < 20MeV$	弾性散乱（軽核）、非弾性散乱、核反応（共鳴）
超高速中性子	$E_n > 20MeV$	非弾性散乱、弾性散乱、核反応（共鳴）

非弾性散乱、捕獲、核変換（核反応、核分裂）など起こるが（図2.24）、これら物質との相互作用は中性子のエネルギーが大いに関係する。そして、最終的には荷電粒子、光子等が放出される。中性子の質量（1.00867u）は陽子（1.00729u）と電子（0.00054u）の質量和（1.00783u）よりも大きく、単独で存在する場合は不安定で約12分の半減期で自然崩壊して、陽子p^+、電子e^-および反ニュートリノ$\bar{\nu}$になる。その際、余分のエネルギー780keV（0.00084u）は各粒子に分配されるが、p^+の質量が著しく大きいため大部分はe^-と$\bar{\nu}$に与えられる。すなわち、

$$n \rightarrow p^+ + e^- + \bar{\nu} + 780keV \quad \cdots\cdots(2.46)$$

（1）中性子の分類

中性子はそのエネルギーに応じて分類されるが、そのエネルギー範囲は特に厳密なものではない。**表2.4**に中性子分類の一例を示すが、中でも遅い中性子の部類に入る熱中性子は一般物質の分子

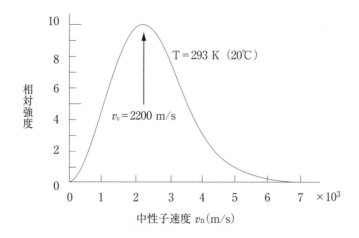

図2.25 熱中性子のマックスウエル速度分布

運動と同じように，周囲温度によって決まる速さを保っている。すなわち，周囲の媒質と熱的平衡状態にあるので，常温気体の分子運動の法則に従って Maxwell-Boltzmann の速度分布の式が適用でき，熱中性子の運動エネルギー，速度等が計算できる（**図2．25**）。いま，絶対温度 T のとき，熱中性子1個が有する平均運動エネルギーは $E=(3/2)kT$ で表される。ここに，k はボルツマン定数（1.38×10^{-23} J・K^{-1}）である。熱中性子のエネルギーを表す場合，その速度 v_0（速度分布での最大値）あるいは運動エネルギー E_0 で示すなら，

$$E_0=(1/2)mv_0^2=kT \quad\cdots\cdots\cdots\cdots\cdots\cdots\cdots\cdots\cdots\cdots\cdots\cdots(2.47)$$

の関係がある。ここに，m は中性子の質量である。例えば熱中性子の場合，常温（$T=293$K）では，

$$E_0=\frac{1.38\times10^{-23}\times293\text{J}}{1.602\times10^{-19}\text{J}\cdot\text{eV}^{-1}}=0.0252\text{eV}$$

となる。また，その速度 v_0 は，

$$v_0=\sqrt{2kT/m}=\sqrt{\frac{2\times1.38\times10^{-23}\times293}{1.675\times10^{-27}}}=2200\text{m/s}$$

である。なお，温度 T(K)，中性子速度 v_0(km/s)，エネルギー E_0(eV) のとき，

$$T=1.16\times10^4\,E_0,\quad v_0=13.83\sqrt{E_0}$$

で計算できる。

（2）中性子の散乱

原子核との相互作用により中性子のエネルギーや方向を変える現象を散乱と呼ぶが，これには弾性散乱（衝突）と非弾性散乱（衝突）の2過程がある。弾性散乱は中性子が持っている運動エネルギーの一部または全部を原子核の運動エネルギーとして与えるもので，共鳴散乱とポテンシャル散乱の2つの過程が複合している。共鳴散乱は入射中性子と原子核で複合核を生成し，核から再び中性子を放出，核は基底状態にある場合である。ポテンシャル散乱は複合核を作らず，核表面の核力ポテンシャルで入射中性子を散乱させる場合である。いずれにしても，入射中性子と原子核との間でエネルギーと運動量の保存則が成立する（玉突き）状態にある。非弾性散乱は入射中性子と原子

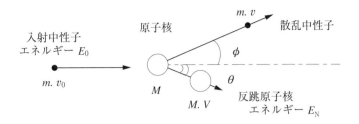

図2.26 中性子の弾性散乱

核で複合核を生成し，核からは初めより大幅に低エネルギーの中性子を放出，核自身は励起状態となる。すなわち，中性子の運動エネルギーの一部または全部が核の励起エネルギーに変化する。この励起状態の核はγ線を放出して再び安定な基底状態に戻る。γ線の放出は短時間に行われるが，励起状態が長く続く場合もある。この反応には，例えば ^{115}In (n, n'γ)^{115m}In を利用した「しきい形箔放射化検出器」がある。非弾性散乱では運動量は保存されるが，運動エネルギーは保存されない。

弾性散乱が主として起こるのはエネルギー約10keV以上の中速中性子との相互作用の場合で，衝突を繰り返すことにより中性子はエネルギーを失っていく。図2.26に示すような弾性散乱で，エネルギーと運動量の保存則を適用すると，

エネルギー保存：$\frac{1}{2}mv_0^2 = \frac{1}{2}mv^2 + \frac{1}{2}MV^2 \rightarrow mv_0^2 = mv^2 + MV^2$ ………………(2.48)

運動量保存：$mv_0 = mv\cos\phi + MV\cos\theta \rightarrow mv\cos\phi = mv_0 - MV\cos\theta$
$0 = mv\sin\phi - MV\sin\theta \rightarrow mv\sin\phi = MV\sin\theta$ ………………(2.49)

式（2.49）の各両辺を自乗して加算，また式（2.48）を m 倍し，加算した式に代入，整理すると，

$$V = \frac{2mv_0}{(M+m)}\cos\theta$$ ………………(2.50)

式（2.50）の両辺を自乗し，$M/2$ 倍すると，

$$\frac{1}{2}MV^2 = \frac{1}{2}mv_0^2 \frac{4mM}{(M+m)^2}\cos^2\theta$$ ………………(2.51)

ここに，m，M は中性子，原子核の各質量，v_0，V は中性子，原子核の各速度である。式（2.51）で中性子質量 $m=1$，原子核質量 $M=A$（質量数），中性子入射エネルギー E_0，原子核反跳エネルギー E_N とすれば，

$$E_N = E_0 \frac{4A}{(A+1)^2}\cos^2\theta$$ ………………(2.52)

となる。$\theta = 0$ ($\cos\theta = 1$)，すなわち中性子の入射方向に原子核が反跳するとき，E_N は最大エネルギーとなる。また，原子核が水素核（A=1）の場合，$E_N = E_0$ となり，中性子エネルギーがすべて水素核に与えられて中性子は止まる。原子番号，質量数の小さい原子核からなる物質ほど中性子

の減速効果は大きい。したがって，速度の大きい中性子は水素を多く含む物質（水，パラフィン等）中を進む間に，衝突を繰り返しながら急速にそのエネルギーを失い，熱中性子にまで減速する。このように，中性子のエネルギーを失わせる物質を減速材という。減速材としては散乱断面積が大きく，質量数の小さい物質が適する。ただ，水素（^1H）の場合は後述の捕獲（n, γ）反応を起こすので，その確率が小さい減速材として重水，ベリリウム，炭素等が挙げられる。また，含水素物質（水，パラフィン，コンクリート等）は中性子遮蔽材として広く利用されている。

高速中性子では弾性散乱の他，非弾性散乱も起こり得る。非弾性散乱を起こす中性子はその入射エネルギーの他，原子核種，軌道角運動量によっても異なる。反応形式は（n, n'）あるいは（n, n'γ）と記されるものであり，入射中性子エネルギーは高原子番号核種では少なくても100keV以上，低原子番号核種では1MeV以上が必要である。

(3) 中性子の吸収

中性子と原子核との相互作用における吸収反応には捕獲，核分裂，中性子放出，荷電粒子放出の各反応がある。

①捕獲反応：主として熱中性子のように低速エネルギー領域の中性子が原子核に捕獲され，原子核が高いエネルギー状態（励起状態）になると，前述の非弾性散乱のように中性子を放出するだけの十分なエネルギーがなく，その代わり余分なエネルギーをγ線の形で放出して基底状態に戻る場合がある。この反応を中性子捕獲反応または（n, γ）反応という。また，そのとき放出されるγ線を捕獲γ線（capture gamma ray）ともいう。熱中性子の場合，この反応はほとんどすべての核で見られる。例えば水素では ^1H (n, γ) ^2H となるが，その際2.23MeVのγ線が放出される。しかし，一般には中位または重い核に捕獲される場合が多く，（n, γ）反応では，捕獲γ線を放出して安定な核に戻る場合の他，放射性核種となって$β^-$崩壊する場合（中性子過剰による）が多い。なお，低速中性子での捕獲断面積 $σ$ はその速度 v に逆比例するので（Breit-Wignerの式），これを $1/v$ 法則という。^{113}Cd は熱中性子捕獲断面積が $2×10^{-24}m^2$ と著しく大きく熱中性子の吸収によく使用されている。

②核分裂反応：この反応では原子核が中性子を吸収して，2つの核と2〜3個の中性子に分裂し，約200MeVのエネルギーを放出する。元素のうち，ウラン，トリウム，超ウラン等の原子核は中性子を吸収して核分裂（n, f）反応を起こすが，これら原子核には熱中性子あるいは熱外中性子で大きな捕獲断面積を持ち，核分裂を起こす核（^{233}U，^{235}U，^{236}Np，^{239}Pu等）と，0.1MeV付近にしきい値を持つ核（^{237}Np他），1MeV付近にしきい値を持つ核（^{232}Th，^{238}U等）がある。これらの反応は核分裂電離箱，箔の放射化などの中性子計測器に使用されている。

③中性子放出反応：中性子が原子核に吸収されて2個の中性子を放出する反応で，（n, 2n）反応ともいう。この反応は入射中性子エネルギーが原子核の中性子結合エネルギー（2〜20MeV，平均8MeV）よりも大きくなると，非弾性散乱により中性子が放出されるが，原子核はなお高い励起状態にあって2個目の中性子の放出が可能となる。その結果，中性子1個不足の状態で$β^+$崩壊を起こす放射性核種となる場合が多い。例えば12MeV付近にしきい値を持つ $^{63}Cu(n, 2n)^{62}Cu$ の反応では半減期9.74分の$β^+$崩壊核種が生成されるが，この反応も箔の放射化に使用されている。

④荷電粒子放出反応：中性子が原子核に吸収されたとき，核内から荷電粒子が放出される反応で，

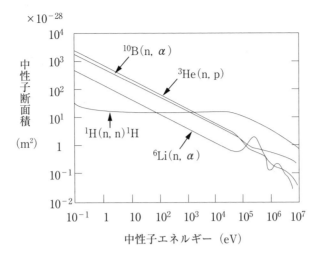

図2.27 荷電粒子放出反応における中性子断面積

荷電粒子は原子核のクーロン障壁を越えるための運動エネルギーを必要とし，高速中性子では吸熱反応として起こり得る．したがって，高速中性子でクーロン障壁の低い軽い原子核の場合，例えば2MeV付近にしきい値を持つ ^{54}Fe(n, p)^{54}Mn，同じく6MeV付近のものでは ^{27}Al(n, α)^{24}Naがある．ただし，クーロン障壁の低い核 ^{3}He，^{7}Li，^{10}Bの場合，例外的に熱中性子領域で大きい吸収断面積を持ち（**図2.27**），発熱反応としてこれらの反応が起こり得る．すなわち，^{3}He(n, p)^{3}H（765keV），^{6}Li(n, α)^{3}H(4.63MeV)，^{10}B(n, α)^{7}Li(2.78MeV)等の反応を利用した熱中性子検出器が作られている．

第3章 放射線検出器の種類・構造および特性

　放射線は物質に作用してその原子や分子を電離, 励起あるいは化学変化などを起こすので, この現象を利用すれば放射線の検出が可能である。放射線の種類, エネルギー, 強度等により, また, 線量, 粒子数あるいはエネルギーのうち, どの測定が目的であるかによって使用する検出器も大いに異なる。放射線検出の方法は表3.1に示すように, ①電離現象を利用した（電気的な）検出器, ②励起現象利用した（光利用の）検出器, ③飛跡による検出器, ④化学反応を利用した検出器, そして⑤その他の原理を利用した検出器に分類できる。

3.1　電離現象を利用した検出器

3.1.1　気体の電離を利用した検出器

　気体の電離作用を利用した検出器には飛跡検出器（霧箱, 放電箱, スパーク箱等）もあるが, ここでは電気的な検出器, すなわち, 電離箱, 比例計数管, GM計数管の3検出器について説明する。電離性放射線が気体中に入り, その原子・分子を電離すると多数の陽イオンと電子の対が生じる。これら気体中に生じたイオンを収集するため, 図3.1に示すように正負の電極に電圧 V を印加する。この電場により陽イオン（正電荷を持った分子または原子）と電子（あるいは陰イオン）はそれぞれ負・正の電極方向へ加速され, それらイオンの移動によってイオンの収集が行われる。そして, イオン収集方法には電離電流 i として取り出す方式（電流モード）と, 電極に誘起される電圧変化をパルスとして取り出す方式（パルスモード）とがある。検出器への印加電圧 V と収集イオン数（波高値に相当）の関係, すなわち, 電圧特性を求めると図3.2のようになる。どの領域の電圧を選ぶかによってパルス高に大きな違いが見られる。それぞれの電圧範囲により, Ⅰ. イオン再結合領域, Ⅱ. 電離箱領域, Ⅲ. 比例計数（管）領域, Ⅳ. 空間電荷制限（あるいは境界）領域, Ⅴ.

表3.1　放射線検出器の分類

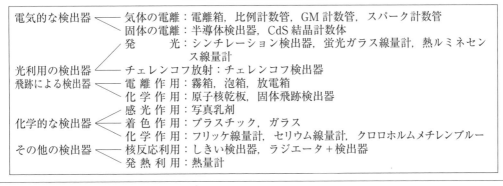

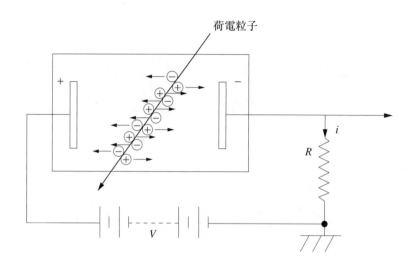

図3.1 気体の電離による放射線検出

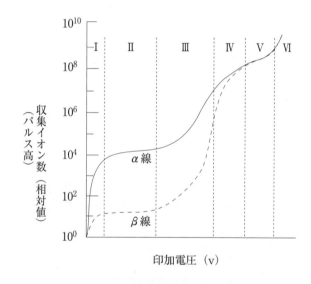

図3.2 印加電圧と収集イオン数の関係

GM計数(管)領域，Ⅵ.持続(連続)放電領域と名付けられ，各領域での特性を利用した検出器が作られている。

(1) 電離箱

図3.2の特性から明らかなとおり，印加電圧 V が低い場合には気体中で生じたイオン対が正・負の電極方向へ互いに移動する間にイオンの再結合を起こし，折角生成されたイオン対の一部が中性分子・原子に戻る結果，収集イオン数は減少する(イオン再結合領域)。印加電圧 V をある程度

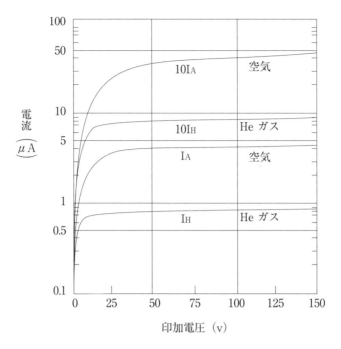

図3.3 印加電圧と電離電流の関係

高くすると,気体中で生じたイオン対はすべて電極に到達するようになり,ほぼ飽和値(一定数)のイオンが収集される(電離箱領域)。電離箱はこの領域で使用する測定器であり,電流モードで動作させた場合に印加電圧と電離電流の関係を求めると図3.3のようになる。低い印加電圧ではイオン再結合のため電離電流は小さいが,印加電圧が高くなるにつれほぼ一定値を示すようになる。このときの電流を飽和電離電流といい,印加電圧に影響されない状態で測定できる。この種の電離箱を直流電離箱というが,飽和に達する電圧は電離箱の構造(形状,気体の種類・圧力等),測定放射線の種類・強度(線量率)等によって異なり,特に,比電離あるいは強度の大きい放射線ほど飽和になりにくい。

(a) 直流電離箱:測定する電離電流は測定内容によって10^{-6}A程度の比較的大きい電流から10^{-12}A程度の微小電流までかなりの幅がある。大きい電流の場合は高感度電流計で直接測定も可能であるが,微小電流の場合は電流計による直接測定は難しく,一般には$10^9 \sim 10^{12} \Omega$の高抵抗に電離電流を流してその両端の電位差を測定するか,高絶縁性のコンデンサに一定時間充電して,その端子間の電荷を測定する方法がとられている(図3.4)。また,さらに微弱な電流を測定する場合は増幅する必要があり,高入力インピーダンスの増幅器としてFET(電界効果形トランジスタ)を用いた差動直流増幅器・OPアンプ,振動容量形増幅器などが使用される。

直流電離箱はしばしばX(γ)線の照射線量,吸収線量の測定に用いられているが,その種類は自由空気電離箱,空洞電離箱(指頭形電離箱),シャロー形電離箱,外挿電離箱,可搬形電離箱(サーベイメータ),コンデンサ電離箱,組織等価電離箱など多岐にわたっている。これら電離箱の一部に関しては第6章で説明する。また,電離電流を測定する代わりにパルス高を測定する形のパルス

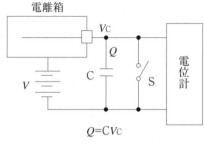

(a) 抵抗電位差式　　　　　　（b) コンデンサ充電式

図3.4　電離電流の測定法

電離箱がある。

(b) **パルス電離箱**：出力信号をパルスとして取り出すもので，パルスの高さから1個1個の入射荷電粒子の電離の大きさを測定するものである。電離箱中で生じたイオン対の正負各電極への移動速度は陽イオンの方が電子の約1/1000と小さく，直流電離箱のように平均の電離電流として測定する場合は問題ないが，パルス電離箱の場合は陽イオンが陰極に到達した時点での誘起電圧まで含めたパルスを測定するとなると，増幅器の時定数を長くしなければならず，したがって時間分解能が著しく低下することになる。増幅器の時定数を短くすれば，陽イオンによる誘起電圧を避けて電子による電圧パルスだけが利用できる。これを速い電離箱（または電子電離箱）というが，陽イオンによる誘起電圧まで含めた電圧パルスを測定する電離箱は遅い電離箱（またはイオン電離箱）という。γ線やβ線のように比電離の小さい入射放射線の場合は，その信号と増幅器のノイズを分離しにくく測定し難いが，α線のように比電離の大きい荷電粒子（あるいは核分裂生成物等）の測定には，γ線やβ線の影響を受けない点で有利である。一方，パルス電離箱の欠点は単一エネルギー放射線の入射に対し，出力波高に違いが見られることである。これは電離性粒子により生成されるイオン対の位置が関係するためで，いま，図3.5で荷電粒子が電離箱の x 位置に入射してイオン対が作られ，その電子・陽イオンが正負の電極方向へ移動する間に電極に誘導電荷を生じ，負荷抵抗 R の両端に出力信号 V_R が誘起される。そして，n_0 を最初のイオン対の数，電子・イオンの電荷を e とすれば電荷 $Q=n_0\mathrm{e}$ となるが，電子が強度 ε の電場中を移動するとき得るエネルギーは，

$$\int n_0 \mathrm{e}\, \varepsilon\, \mathrm{d}x = \frac{1}{2}CV_0^2 - \frac{1}{2}CV_\mathrm{c}^2 \quad\cdots\cdots(3.1)$$

で与えられる。ここで，V_0 は印加電圧，V_c は電極間電圧，$\varepsilon=V_0/d$（d は電極間距離）であり，また，$V_R \ll V_0$，$V_0-V_\mathrm{c}=V_R$，$V_0 \doteqdot V_\mathrm{c}$ として式（3.1）を書き替えると，

$$\int n_0\mathrm{e}\, \varepsilon\, \mathrm{d}x = \frac{1}{2}C(V_0^2-V_\mathrm{c}^2) = \frac{1}{2}C(V_0+V_\mathrm{c})(V_0-V_\mathrm{c}) \doteqdot CV_0 V_R \quad\cdots\cdots(3.2)$$

$$\therefore V_R = \frac{n_0\mathrm{e}\,\varepsilon}{CV_0}\int_x^d \mathrm{d}x = \frac{n_0\mathrm{e}}{Cd}(d-x) \quad\cdots\cdots(3.3)$$

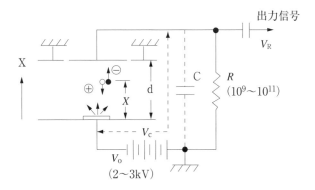

図3.5 パルス電離箱の原理

となる。いま、電子、陽イオンの流動速度をそれぞれ v^-, v^+ とすると、

$$d = x + \int_0^t v^- dt = x + v^- t \quad \cdots\cdots(3.4)$$

式（3.4）を式（3.3）に代入すると、

$$V_R = \frac{n_0 e}{Cd}(x + v^- t - x) = \frac{n_0 e v^-}{Cd} t \quad \cdots\cdots(3.5)$$

となる。以上により、電子が陽極に到達した時点（$t = t^-$）で、

$$V_R = \frac{n_0 e (d-x)}{Cd} \quad \cdots\cdots(3.6)$$

となる。他方、陽イオンの流動速度は電子に比べ $10^{-2} \sim 10^{-3}$ 倍（～ms/cm）と小さく（$v^+ \ll v^-$）、電子が陽極に到達後も流動し続けるので、式（3.3）は、

$$V_R = \frac{n_0 e}{Cd}(v^+ t + d - x) \quad \cdots\cdots(3.7)$$

であり、時間 $t^+ = x/v^+$ 後に陰極に到達した時点で出力信号 V_R は式（3.7）を用いると、

$$V_R = \frac{n_0 e}{Cd}(x + d - x) = \frac{n_0 e}{C} \quad \cdots\cdots(3.8)$$

となる。以上の信号パルスを図示すると図3.6のようになる。式（3.6）からも明らかなとおり、電子による出力波高 V_R は荷電粒子の入射位置 x に依存している。陽イオンが陰極に到達するまで含めれば、出力波高は最大値となり、イオン対発生位置に関係なく一定したパルス高が得られる。しかし、これはパルス収集回路の時定数が大きく影響し、電子によるパルスだけを利用する場合は、陽イオンの収集時間よりもかなり短い時定数を選ぶ必要がある。速い電離箱の場合、電極間でイオン対を生成する場所が異なると、電子の移動距離に差がでるため電極に誘起される電圧パルスの大きさに変化が現れる。そのため、同一エネルギーのα線を測定しても電離箱内のイオン対生成位置の違いにより、誘起電圧パルスの大きさ（α線エネルギーに相当）に差が生じる結果となる。この影響を避けるために増幅器の時定数を小さくする方法もあるが、一般に使用されているのは両電極の中間にグリッド（格子）電極を挿入したグリッド付パルス電離箱である（比例計数管を使用する

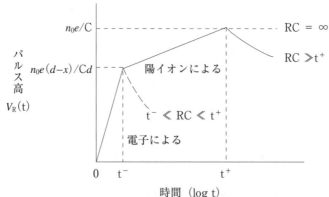

図3.6　出力パルスの大きさの時間的変化

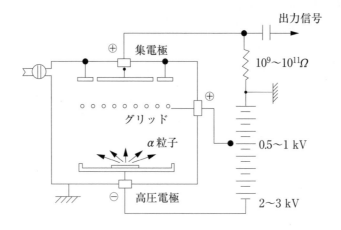

図3.7　グリッド付パルス電離箱

方法もある)。これはフリッシュ電離箱（Frisch grid chamber）とも呼ばれ，図3.7に示すような構成になっている。陽極（集電極）の前面にグリッドを設けてあり，グリッドと陰極の間にできたイオン対は電場に従って移動するが，電子はこの間を移動しても陽極がグリッドで遮蔽されており，陽極での電圧変化はない。グリッドを通過してくる電子（すべて同一距離を移動）により初めて誘起電圧を生ずるので，イオン対がグリッドと陰極間のどこにできたかは関係なく，生成イオン対の数に比例した一定の大きさのパルスが得られる。電離気体はアルゴンに5〜20%のメタンを混合したものがよく用いられる。この種のパルス電離箱は，特に，α線のエネルギー分析に利用されており，図3.8はクーン（Coon）らが試作したもので，エネルギー分解能は5MeV程度のα線に対して半値幅50〜100keV（1〜2%）程度を有する。

(2) 比例計数管

　電離箱領域では気体の一次電離で作られたイオン対が電極に集められるだけの印加電圧を使用し

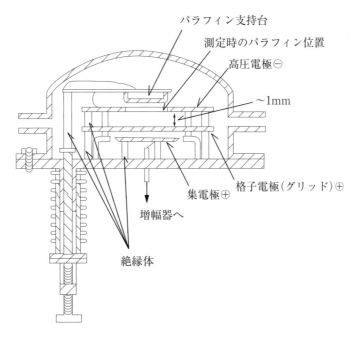

図3.8 Coon(クーン)の試作したグリッド付パルス電離箱
(エネルギー測定用平行平板形)

ているが，それよりもさらに高い電圧を加えると，一次イオン対はその電場により加速され，中性の気体分子・原子をイオン化するだけの十分なエネルギーを得て気体の各分子・原子と衝突，さらに二次電離を繰り返しイオン対の数は急速に増大する。この現象をガス増幅というが，この電離過程はタウンゼント型電子なだれ(Townsend electron avalanche)と呼ばれるカスケードの形をとり，最初の衝突で作られた（イオン対の一方の）自由電子の一つひとつが同じ過程で，さらに多くの自由電子を増やすだけの能力を有する。この場合，最初に作られた一次イオン対の数と二次電離により増殖したイオン対の数とが比例する領域の印加電圧で使用する計数管を比例計数管という。また，電場が強い場合，自由電子とガス分子の衝突で電離だけでなく，励起状態の気体分子も急速に増大し，これらが基底状態に戻るとき光子（紫外線，可視光）を放出する。この光子は計数管内の電極・壁・ガス等に衝突して光電子を放出し，再び自由電子を増殖するようになる。ここで気体中に生じる二次電子の総数 M を算出すると次のようになる。

いま，光電子放出の確率を $r(\leq 1)$ として1個の電子から二次電離を繰り返すことにより，陽極に到達するまでに n 個の二次電子から $n \cdot r$ 個の光電子を生じることになる。また，この光電子1個が陽極に達するまでに n 個の二次電子を作ることになると，全体で $n \cdot nr$ 個の二次電子が陽極に到達し，この $n^2 \cdot r$ 個の二次電子からさらに $(n^2 \cdot r) \cdot r$ 個の光電子を生じるという具合に，二次電子の数は増殖を繰り返す。最終的に電子の総数 M（これをガス増幅率という）は，

$$M = n + n^2 r + n^3 r^2 + \cdots\cdots + n^m r^{m-1} = n(1 + nr + n^2 r^2 + \cdots\cdots + n^{m-1} r^{m-1})$$
$$= n \cdot \frac{1-(nr)^m}{1-nr} \quad\cdots\cdots\cdots\cdots\cdots\cdots (3.9)$$

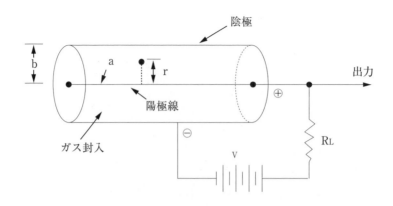

図3.9 比例計数管の構造

$$m \gg 1 で, \quad 0 < nr < 1 \text{なら} \quad M \fallingdotseq \frac{n}{1-nr} \quad \cdots\cdots (3.10)$$

$$nr \ll 1 \text{なら} \quad M \fallingdotseq n \quad \cdots\cdots (3.11)$$

となる。すなわち，光子による光電効果が無視できれば（$nr=0$），電子の総数 M は電子なだれにより生じる二次電子数 n に等しいので，これは一次イオン対の数に比例する（比例計数領域）。$nr=1$ なら式（3.9）から電子の総数 M は無限大となり，比例計数管としては利用できない。実際には空間電荷の影響により電場の強度が下がるので，M が無限大となり暴走することはない。ガス増幅率は計数管の構造（電極寸法，ガス圧等）および使用印加電圧によって変化するが，パルス電離箱に比べ 100～1000 倍大きい出力信号を得ることができる。

(a) 比例計数管の構造：多くの比例計数管は陰極に中空状の円筒がが使われ，その管の軸に沿って張った細い芯線を陽極としている（図3.9）。電子は芯線の方へ引き寄せられ，その間にガス増幅が行われるが，それには強い電場を必要とする。陽極線の半径を a，円筒の半径を b とすると，中心軸（陽極）から距離 r における電場の強度 $\varepsilon(r)$ は，

$$\varepsilon(r) = \frac{V}{r \cdot \ln b/a} \quad \cdots\cdots (3.12)$$

で与えられる。ここに，V は電極間の印加電圧である。すなわち，陽極線に近い場所ほど電場は強く作用するので，電子は陽極へ向かって，より加速されガス増幅が生ずる。例えば，$V=2000\text{V}$ で $a=0.008\text{cm}$，$b=1.0\text{cm}$ の円筒形計数管の陽極表面近傍（$r=0.008\text{cm}$）における電場強度は $5.18 \times 10^4 \text{V/cm}$ となるが，同じ電場の強度を 1cm 離した平行平板形の電極で得るためには 51.8kV の印加電圧を必要とし，実際の使用は難しい。円筒形の場合はそれほど高電圧を使用しなくても，ガス増幅に必要な電場（10^4V/cm 以上）を作ることが可能である。比例計数管では陽極のごく近傍でガス増幅が起こるため，パルス電離箱のように出力波高が一次電離の位置に影響されることはない。

比例計数管には電子付着性の小さいガスが選ばれる。空気は電子付着性があるので，使用ガスの純度を下げる空気の混入等は避けねばならない。また，ガス増幅率をできるだけ安定に維持するためには，純粋な希ガスと少量の多原子ガスの混合ガスが用いられる。少量添加の多原子ガスは既述

の光子（紫外線・可視光）を吸収し，それ以上の二次電離の進行を抑える役目をしている。高いガス増幅率で動作させる計数管には，このような多原子分子の安定化添加ガスを必要とする。この種の添加ガスを消滅ガス（quench gas）というが，一般にはメタンのような有機ガスが用いられる。100以下のガス増幅率で使用する比例計数管の場合は，純粋な希ガスまたは2種混合の希ガスでよいが，$10^2 \sim 10^5$程度で使用する場合は消滅ガスを加える必要がある。希ガスとしては安価なアルゴン（90%）とメタン（10%）の混合ガス（P-10ガスあるいはPRガスともいう）がよく利用されている。その他，ヘリウム（96〜98%）とイソブタン（4〜2%）の混合ガス（Qガスともいう）もあるが，このガスはGM計数領域で使用される。また，熱中性子検出用比例計数管には$^{10}BF_3$ガスあるいは^3Heガスを，高速中性子スペクトル測定用にはH, CH_4, He等低原子番号ガスを，ガス中での吸収を利用して効率よくγ線を検出する場合にはKr, Xe等の不活性ガスを，それぞれ使用する。なお，中性子の線量測定では組織等価ガスとしてメタン（CH_4）64.4%＋二酸化炭素（CO_2）32.4%＋窒素（N_2）の混合ガスが利用される。

比例計数管にはガスを封じ込めて使用する円筒形計数管以外に，ガスを連続して流しながら使用するガスフロー形計数管がある。これは図3.10に示す2π型（半球）と4π型（全球）とがあるが，いずれも計数管内へ101.3kPa（1気圧）よりやや高い圧力でガスを流しながら使用する。また，これは測定試料を計数管内に直接入れて計測するので，α線や低エネルギーβ線放出核種のように，計数管窓での吸収が問題となる場合には適している。入射窓・空気層による吸収補正，幾何学的補正等が不用のため，放射能の絶対測定が可能である。なお，管内での放射能汚染を避ける意味でガスと測定試料が直接触れないよう，薄窓を設けた方式のガスフロー計数管もある。

(b) 比例計数管の計数特性：比例計数領域では，一次イオン対数に比例した出力パルスが得られるので，放射線エネルギー分析が可能である。例えばα線とβ線を放出する混合試料を測定した場合，印加電圧と計数率の関係を求めると図3.11のようになる。2箇所にプラトー（平坦部）域が認められるが，低印加電圧で現れるプラトー域は，比電離の大きいα線による出力信号が計測されるためαプラトーという。一方，このプラトー域でのβ線による出力信号は著しく小さく計測されない。これよりも印加電圧を高めると，β線によるガス増幅も増して計測可能な出力パルスとなり，α線とβ線の両方が計測されるプラトー域が現れる。この第2のプラトーを$\alpha+\beta$プラトーという。このように，印加電圧を変えることでα線とβ線を分別して測定できる。なお，比例計数管の出力信号は数mV〜100mV程度と小さいので比例増幅器が必要である。

(c) 比例計数管の出力特性：入射放射線により生ずるイオン対は二次電離を繰り返し電子なだれを起こすが，それらのイオン生成位置はほとんどが陽極線の近傍に集中する。それゆえ，電子が陽極芯線に到達するまでの距離は非常に短く，電子の移動により誘起される電圧は小さい。一方，陽イオンの移動は電子に比べると非常にゆっくりであるが，その移動により誘起される電圧は大きい。電極間電圧の変化はこの陽イオンによるものが大部分である。ただ，陽イオンがすべて陰極に到達するまでには数$100\mu s$の時間を要するが，陽イオンが生ずる陽極線付近の電場が非常に強いので，

注）比例計数管の場合は強い電場を必要とするので，陽極（集電極）に細い芯線を用いた円筒形の電離箱が多く用いられる。この場合は芯線近傍に強い電場ができ，この部分でのガス増幅により出力パルスが誘起されるので，一次イオン対の生成位置に依存せずその数に比例したほぼ一定のパルスが得られる。

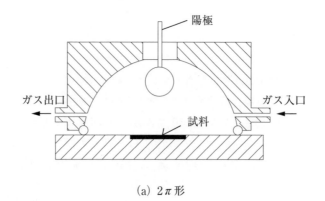

(a) 2π形

(b) 4π形

図3.10 ガスフロー計数管（窓なし）の構造

陽イオンの初期の移動速度は非常に速く，したがって，パルスの立ち上がり時間は短い。このことから，放射線の計測内容によっては比例計数管の時間分解能に差ができる。すなわち，放射線数の測定のみであれば，電子回路系の時定数を小さく選べるので，分解時間 0.2～1 μs 程度で使用できる。しかし，出力波高を正確に測定する場合は，前記の数 100 μs よりも少し長い時間を必要とし，高計数率での測定には適さない。

　また，エネルギー分解能は一般に電離箱よりも劣る。この原因は，①最初に生成されるイオン対数，電子なだれの統計的ゆらぎ，②陽極線の均一性，表面の滑らかさ，③ガスの純度，ガス圧，印加電圧の変動等，ガス増幅率に変動を与えるもの，④測定回路の時定数の小さ過ぎ，などが挙げられる。

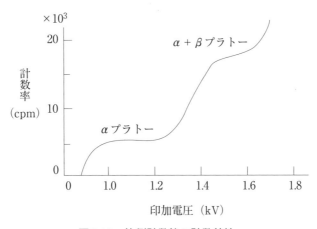

図3.11 比例計数管の計数特性

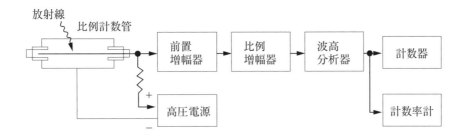

図3.12 比例計数管の回路構成

(d) 回路構成：比例計数管は入力パルスに比例した出力波高が得られるので，波高分析回路の設定によるエネルギー分析が可能である。その一般的回路構成を**図3.12**に示す。

(3) GM計数管（Geiger-Mueller counter）

(a) 動作原理：比例計数領域では，入射放射線による最初の電離で生成されるイオン対数とそれらがガス増幅により生ずるイオン対数とが比例関係にあるが，さらに印加電圧を高くすると比例関係が崩れ始める。これは陽イオンの移動が大きく関係している。二次（自由）電子はすぐに陽極へ収集されるが，陽イオンの方はほとんど動かないで雲塊を作り，これがゆっくりと広がりながら陰極の方へ移動する。この陽イオンの濃度がかなり高くなると空間電荷を形成し，電場の強度分布を変化させる。その結果，出力波高は少しずつ減少し，ガス増幅の増大とは逆に，直線性が崩れてくる（境界領域）。境界領域での電圧よりもさらに高い電圧を印加すると，電子なだれがますます増大し，これが第2のなだれを誘発して急速にイオン数を増大させ，またたく間に二次イオンが陽極全体を包むまでに成長する（ガイガー放電）。この原因は1つのなだれの中で，多数のガス分子が二次電子との衝突により励起状態となり，この励起分子が可視または紫外波長領域の光子を出し，数ns以下の短時間内に基底状態に戻る。この光子が別のガス分子あるいは陰極物質との光電効果により光電子を放出し，これが陽極方向へ移動する間に第2のなだれを引き起こす（GM計数領域）。図3.

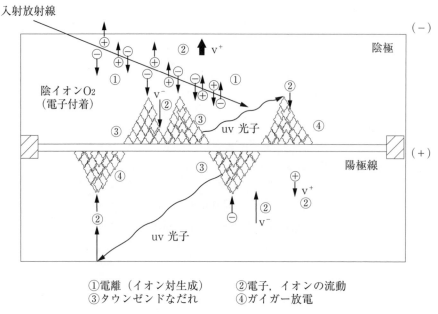

① 電離（イオン対生成）　　②電子，イオンの流動
③タウンゼンドなだれ　　　④ガイガー放電

図3.13　ガイガー放電を起こす機構

13はこの放電の機構を模式的に示したものである。

　比例計数領域でのガス増幅率 M を $10^2 \sim 10^4$ 程度と仮定した場合，1つのなだれで作られる励起分子の数は少なく，また大多数のガスが光子と光電効果を起こす確率も低い。それゆえ，一次電離に基づく電子なだれ以外に，第2の電子なだれを引き起こすことはない。その上，充填ガスの多くは光子と衝突しても光電子を放出しない安定化混合ガスを添加してあるため，第2の電子なだれは引き起こされない。しかし，ガイガー放電では1つの電子なだれで得る増幅率が $10^6 \sim 10^8$ とかなり高く，かつ，励起分子の数も圧倒的に多い。最初に説明したとおり，ガイガー放電では初めのイオン対が作られた位置とは無関係に，二次イオンが陽極線全体を包むまでに成長する。この放電の終了は，二次電離で生じた陽イオンの存在が大いに関与する。すなわち，GM計数管内での陽イオンの移動速度が電子に比べずっと小さく，電子が陽極に収集された後でも，陽イオンの方はほとんど移動しないで陽極付近に残っているため，この正電荷により陽極近傍の電場が弱められる。この陽イオンによる空間電荷の成長が進むとガス増幅も止まり，ガイガー放電は終了する。印加電圧が一定のとき，ガス増幅が止まるまで電場を下げるには，ある程度の陽イオン密度が必要であり，ガイガー放電が止まる時点での陽イオンは，いつも同じ状態になる。それゆえ，一次電離で作られたイオン対数には関係なく，ほぼ同じ全電荷量になった後，各ガイガー放電が終了するので，その出力パルスは入射放射線の種類・エネルギーとは無関係に，すべてほぼ同一の出力波高になる。この後，陽イオンは陽極近傍から陰極方向へゆっくり流動して，最終的には陰極へ到達する。陽イオンは陰極表面からの電子と結合して中性になるが，そのとき，もう1個の電子を陰極から引き出すことが可能であり，陽イオンの数が十分大きければ，少なくとも1個の電子が放出される。この電子

がまた新たななだれを引き起こし，第2のガイガー放電を繰り返すことになるので，これを防止しなければ計数管として使用することはできない。この繰り返し放電を消滅させる方法として，各パルス発生と同時にガス増幅を続行させないように，一時的に印加電圧を下げる方法(外部消滅法)と，GM計数管内に消滅用ガス (quench gas) を封入する方法(内部消滅法)がある。前者は陽極が使用印加電圧に戻るのに数msの時間を要するのが欠点で，現在はあまり利用されていない。一般には後者の消滅ガスを充填して用いている。なお，ここでの消滅ガスは比例計数管で触れた消滅ガスとは異なった働きである。

(b) 充填ガス：GM計数管に封入する気体は，一般にHe, Ar, Neなどの希ガスと前記の消滅ガスであるが，消滅ガスには濃度5～10%程度の有機の多原子分子気体(エチルアルコール，蟻酸エチル等)あるいはハロゲン分子気体(塩素，臭素等)が使用されている。ここで消滅ガスの作用について説明しておく。Ar(電離電位15.7eV)にアルコール(電離電位11.3eV)を少量混入した場合を考えると，Arの陽イオンは陰極へ流動中に中性ガス分子と多数衝突するが，中でもアルコールはArに比べ電離電位が低く，衝突を受けるとアルコール分子の電子1個と結合して中性に，中性アルコール分子は電子を失って陽イオンとなる。このような電荷の移行により，Arの陽イオンが陰極に到達するまでに，すべてがアルコールの陽イオンとなる。これら消滅ガスの陽イオンは陰極表面からの電子と結合して中性となるが，この過程における過剰なエネルギーは，陰極表面からもう1個の電子を引き出す確率よりも，ずっと複雑なアルコール分子の解離に費やされる確率の方が大きく，新たな電子の生成はなく第2のガイガー放電は起こらないので，それ以上のなだれはくい止められる。解離したアルコールは再結合しないので，アルコール分子は徐々に費やされ，全部消費されたときがGM計数管の使用寿命となる。すなわち，GM計数管の寿命は封入消滅ガスの分子数で決まるが，一般には10^9～10^{10}カウント程度である。一方，消滅ガスとしてハロゲンを使用する場合は，アルコール分子と同様に解離はするが，そのあと自ら再結合して中性分子に戻り補充されるため，理屈の上では寿命は無限である。この種のGM計数管は，比較的高計数率で長時間使用できるとか，低い印加電圧で使用できる特徴を有するが，後述するプラトーがやや短く，傾斜がやや大きいという欠点がある。

　GM計数管では入射放射線による最初のイオン対数とは無関係に，ほぼ同一電荷量(出力波高)となるため，入射放射線の性質に関する情報は一切得られない。しかし，放電中に作られるイオン対数は10^9～10^{10}個といわれ，その出力波高は通常，数ボルト程度はあり，他の検出器に比べると著しく大きい。そのため，付随する電子回路系も簡単になる。図3.14にGMカウンタの一般的回路構成を，また図3.15はその装置の外観である。GM計数領域よりもさらに印加電圧を高くすると，もはやガイガー放電は止まらなくなり，連続放電の状態になる(持続放電領域)。

(c) 計数(率)特性：ある放射線源を用いてGM計数管の印加電圧と計数率の関係を求めると，一般に図3.16のような曲線が得られる。印加電圧が低いと出力パルスは小さくカウントしないが，電圧を上げていくと出力パルスは次第に成長し，カウントするまでになる。このときの電圧を放電

注) ガスの電離エネルギーから陰極表面上の電子を引き出すためのエネルギーを差し引いたエネルギーが放出される。このエネルギーが陰極表面から，さらに電子を引き出すエネルギーよりも大きい場合は，もう1個の自由電子を引き出すことが可能である。

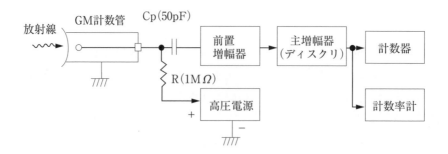

図3.14　GMカウンタの回路構成

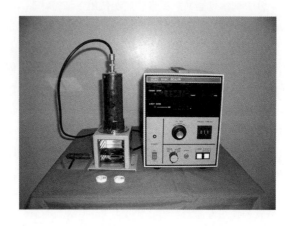

図3.15　GMカウンタの外観

開始電圧 V_s（アルコールガス封入の場合で800～1000V 程度）というが，この V_s を過ぎると計数率は急激に増大し，ある電圧（これを始動電圧 V_t という）を超えると，計数率は緩やかな傾斜で増える程度で，比較的安定した計数率が得られる。この安定した領域をプラトー（plateau）というが，これよりさらに電圧を上げると，計数率は著しく増大しはじめ（持続放電領域），もはやGM計数管としては使用できない。GM計数管のプラトーは傾斜が小さく，かつ，長いほどよい。傾斜は通常，印加電圧100V 当たりの計数率増加の割合で表すが，有機ガス使用の場合，傾斜が数（3～5）％以下で，長さ200～300V 程度のGM計数管であれば十分である。ハロゲンガス使用の場合は，有機ガス封入 GM計数管に比べ放電開始電圧は低いが（Ne ガスと Br ガス使用で 200～300V 程度），プラトー傾斜がやや大きく，かつ，プラトーの長さが短い傾向がある。GM計数管をできるだけ長持ちさせるためにはプラトーの下端（V_t）からプラトー領域の1/3ほど高い電圧 V_0（動作電圧）で使用するとよい。

(d) 出力波形：GM計数管は既述のとおり，一度放電が始まると陽極線全体が陽イオンで覆われ，電場を弱める結果，次に放射線が入射してイオン対を生成してもすぐには放電を起こさない。しかし，時間の経過と共に陽イオンが陰極方向へ流動して，陽極付近の電場が再び元の状態に回復してくる。この間の放電による出力パルスは図3.17に示すとおり，徐々に大きくなり，電場が完全に

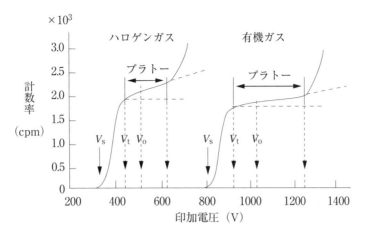

図3.16　GM計数管の計数特性

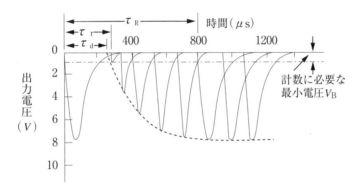

図3.17　GM計数管の出力波形

回復した時点で，初めと同じ大きさの出力パルスが得られる。図3.17でτ_dの間は放射線が入射してもGM計数管として全く動作しないので，不感時間（dead time）という。τ_dを過ぎると小さなパルスが生成され始め，そして，計数回路の弁別電圧（V_B）以上に出力パルスが成長すると計数を始める。この時間τ_rを分解時間（resolving time）というが，これは計数回路の弁別電圧によっても変化する。そのため，弁別電圧を低く抑えた場合，分解時間τ_rと不感時間τ_dはほぼ同じと見なしてもよい。この値はGM計数管の形状などで異なるが，大体100～400μs程度である。また，出力パルスが計数できる大きさになって，完全に元の大きさのパルスに成長するまでの時間τ_Rを回復時間（recovery time）という。通常のGM計数管でこの値は2～4ms程度である。GM計数管は他の計数管に比べ分解時間が長いため，高計数率の放射線測定では数え落としが問題になる。いま，分解時間をτ_r[s]，実測計数率をn[cps]とするとき，真の計数率N[cps]は，

$$N = \frac{n}{1 - n\tau_r} \quad \cdots\cdots\cdots\cdots\cdots\cdots\cdots\cdots\cdots\cdots\cdots\cdots\cdots\cdots\cdots\cdots (3.13)$$

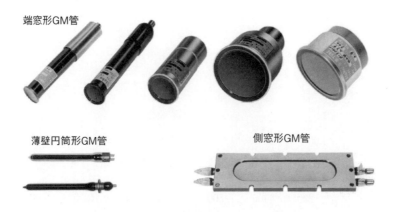

図3.18 GM計数管の種類(アロカ社製)

で表される。また,式(3.13)は,

$$\frac{N-n}{N}=n\tau_r \quad \cdots\cdots\cdots\cdots\cdots\cdots\cdots\cdots\cdots\cdots\cdots\cdots\cdots\cdots\cdots\cdots\cdots\cdots(3.14)$$

と書き換えることができる。式(3.14)の左辺は数え落としの割合(×100%)に相当する。

(e) GM計数管の種類:端窓形GM計数管が広く利用されているが,これにも円筒状と大口径とがあり,また,側窓形,薄壁形等数種の型式のものが市販されている(図3.18)。

3.1.2 固体の電離を利用した検出器

電極を付けた単結晶の塩化銀(AgCl)に,電圧を印加して荷電粒子を入射させると,電極に電流パルスが発生することをVan Heerden(1945年)によって発見されたのが最初で,その後,同じような性質の結晶,例えばダイヤモンド(C),硫化カドミウム(CdS),臭化銀(AgBr),臭化タリウム(TlBr),沃化タリウム(TlI),硫黄(S),塩化ナトリウム(NaCl),硫化亜鉛(ZnS)等が見い出されている。これは電離箱の気体を絶縁性固体に置き換えた検出器と考えればよい。電離箱と同じように電極間に数100Vの電圧を印加する。結晶は絶縁体なので,この状態で電流は流れないが,結晶体に荷電粒子が入射すると,結晶体原子の価電子帯(充満帯ともいう)にある束縛電子にエネルギーを与え,その励起電子を伝導帯に持ち上げる。電子が抜けた孔(これを正孔という)ができるが,電子は電場によって陽極へ加速移動し,正孔は実効的には正電荷を持ち,やはり電場によって電子とは逆方向に移動する。電子と正孔の双方の移動が固体中での電気伝導をもたらし,電極にパルスが誘起される。半導体も絶縁体と同じように検出器としてよく利用されているが,電気的には絶縁体の比抵抗(約$10^{10}\Omega\cdot cm$以上)に比べ,半導体では10^{-1}〜$10^{6}\Omega\cdot cm$程度と小さく[真性半導体の場合,Geで47×10^5,Siで2.3×10^5程度],かつ,一部の温度領域を除いてほぼ負の温度係数を示すことである。正の温度係数を示すものは導体(金属)の部類に入ると考えてよい。絶縁体,半導体および導体の各電子エネルギーバンド構造を比較すると,図3.19のようになる。価電子帯と伝導帯の中間部分は電子の占めるべきエネルギー準位のない領域で,禁止帯という。その幅をエネルギーギャップともいうが,絶縁体(a)では5eV以上あるのに対し,半導

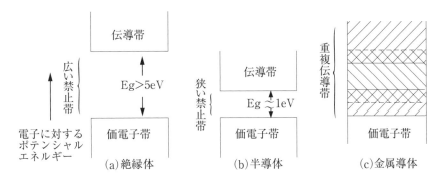

図3.19　絶縁体・半導体・金属導体の各エネルギーバンド構造

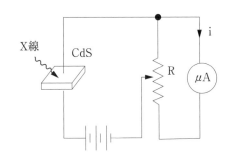

図3.20　CdS検出器の測定系

体（b）では1eV程度と小さい。導体（c）の場合は，エネルギー帯域が適当に重なり，常時その上に電子の空席が残されており，容易に電気伝導を示すわけである。ここではCdS検出器と半導体検出器についてその概要を説明する。

(1) 硫化カドミウム(CdS)検出器

結晶体検出器の一種で，放射線照射によりCdS結晶の抵抗値が変化することを利用して，図3.20に示す回路構成のX(γ)線用線量率測定器（CdS線量計）として使用される。小形でX(γ)線に対する検出効率が高い反面，測定の応答時間が遅い，エネルギー依存性が大きい等の欠点がある。例えば100Vの直流電圧を印加したCdS結晶について，10mGy/hの^{60}Coγ線を照射した場合，約15μAの電流が得られると報告されており，検出感度が大きく，取り扱いは容易である。しかし，エネルギー特性の点では^{60}Coγ線に対し，100keV以下の低エネルギーX線で100倍以上の高感度を示すため，実際にはフィルタを使用して補正が行われる（図3.21）。

(2) 半導体検出器

代表的な半導体は表3.2に示す元素周期律の第Ⅳ族に属するシリコン(Si)とゲルマニウム(Ge)である。第Ⅳ族には炭素（ダイヤモンドC），錫(Sn)，鉛(Pb)があるが，Cは絶縁体の，Sn，Pbは導体の各特性で，半導体特性は示さない。SiおよびGe半導体のうち，不純物を全く含まないものを真性半導体という。不純物ゼロの半導体が理想的であるが，現実には不可能に近く不純物

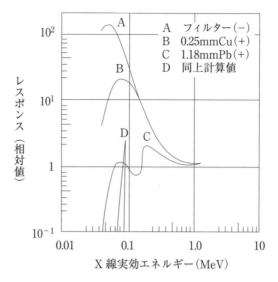

図3.21 CdS検出器のエネルギー特性

表3.2 元素の周期表

	Ⅲ族	Ⅳ族	Ⅴ族	
	$_5$B	$_6$C	$_7$N	非金属元素
	$_{13}$Al	$_{14}$Si	$_{15}$P	
金属元素	$_{31}$Ga	$_{32}$Ge	$_{33}$As	
	$_{49}$In	$_{50}$Sn	$_{51}$Sb	
	$_{81}$Tl	$_{82}$Pb	$_{83}$Bi	

が 10^{-8}％ 程度の極微量［高純度に相当］であれば，その電気的特性はほぼ真性半導体として取り扱うことができる。第Ⅳ族元素は原子の最外殻軌道電子数（価電子数）がいずれも4で，ダイヤモンド構造の結晶格子を形成する。すなわち，共有結合という原子間で安定した結合をしている。ダイヤモンド（C）はこの結合が著しく強く，外部から少々のエネルギーを加えても，簡単にはこの結合を崩せず絶縁体である。一方，Si，Ge はこの結合力がやや弱く，室温程度の熱エネルギーでも容易にこの結合が崩れ，結合から外れた自由電子が多少でき，この電子の移動が電気伝導をもたらす。Sn，Pb はこの結合力が最も弱く，自由電子が豊富にでき導体である。

真性半導体に適当な不純物を適量加えたものにP形半導体，N形半導体がある。電気伝導をもたらす電荷の運び手（キャリアという）の大部分が電子で，正孔がごくわずかしか存在しない半導体を［N形半導体］，キャリアの大部分が正孔で，電子がごくわずかしか存在しない半導体を［P形半導体］という。このような半導体は第Ⅳ族のSiやGeの結晶中に，表3.2に示す第Ⅴ族の元素，すなわち，価電子数5の燐（P），砒素（As）等（ドナーという）を少量混入した場合［N形半導体］と，第Ⅲ族の元素，すなわち，価電子数3の硼素（B），ガリウム（Ga）等（アクセプタという）を少量混入した場合［P形半導体］とである。

半導体が放射線検出器として利用され始めたのは比較的新しく，1960年代初めである。初期のものは結晶検出器と呼んでいたが，現在は半導体（ダイオード）検出器と呼ばれる。その動作原理

表 3.3　半導体検出器の分類

素材	検出器の種類	有感厚さ(mm)	備　　考
シリコン	p-n 接合形 [Si]	～3	室温使用, 安定性良, 軽粒子, 不感層 0.1～2 μm
	表面障壁形 [Si]	～1	室温使用, α 粒子・重粒子, 不感層 < 0.1 μm
	リチウムドリフト形 [Si(Li)]	～10	液体窒素冷却, β 線・軟 X 線等
ゲルマニウム	リチウムドリフト形 [Ge(Li)]	～30	常時液体窒素冷却, X・γ 線
	高純度ゲルマニウム [HPGe]	～50	使用時のみ冷却, X・γ 線
その他	カドミウムテルライド [CdTe]	～3	室温使用, X・γ 線用
	沃化第 2 水銀 [HgI$_2$]	～10	〃〃　（低エネルギー）
	ガリウム砒素 [GaAs]	<1	〃〃

はパルス電離箱と同じと考えてもよく, 気体電離箱の電離体積に相当するのが, 半導体検出器では空乏層（または真性半導体領域：i 層）である。空乏層（または空間電荷層）は自由電荷のない領域で, ここに放射線（荷電粒子）が入射するとその飛跡に沿って電子・正孔対が生じ, これらがそれぞれ反対符号の電極に集められ出力パルスとなる。

(a) 半導体検出器の種類・特徴：半導体検出器は製法の違いにより, p-n 接合形, 表面障壁形, リチウムドリフト形, 高純度 Ge 形, その他に大別される。Si, Ge が中心であるが, 最近は室温で使用できる半導体検出器としてテルル化カドミウム（CdTe）, 沃化第 2 水銀（HgI$_2$）, ガリウム砒素（GaAs）等が開発され, また冷却使用ではテルル化亜鉛カドミウム（CdZnTe）があり, 一部実用化されている（表 3.3）。

また, 半導体検出器の特徴は, ①優れたエネルギー分解能, ②速い出力パルス, ③高い検出効率, にある。①のエネルギー分解能は, 通常電荷キャリア数固有の統計的ゆらぎ, 電荷収集効率の変動, および電子回路系雑音の寄与, の 3 要因が関与するが, 主たる要因は放射線エネルギー, 検出器形状, その固有の性質等で異なる。半導体検出器が他の放射線検出器と特に異なる点は, 半導体中で 1 組の電子・正孔対を生成するのに, Si で 3.6eV, Ge で 2.8eV 程度のエネルギーを要するだけで, 気体中で 1 イオン対を生成するのに約 30eV を必要とするのに比べ, 約 1/10 と小さいエネルギーでよい。また, 光電子増倍管の使用では光電面から 1 個の光電子を放出させるのに 100～120eV 程度と, より大きなエネルギーを必要とし, エネルギー分解能はさらに低下する。市販の Ge 半導体検出器による代表的な γ 線エネルギー分解能を半値幅 [FWHM, （　）は相対分解能] で表すと, 小さいプレーナ形で 5.9keV のとき [150～250eV（2.5～4.2%）], 122keV のとき [400～600eV（0.3～0.5%）], 大きな同軸形で 122keV のとき [0.8～1.2keV（0.7～1.2%）], 1.33MeV のとき [1.7～2.3keV（0.13～0.17%）] 程度である。また, Si 半導体検出器による α 線の場合は, 5.49MeV のとき [10～11keV（0.18～0.2%）], 大形では [15～20keV（0.27～0.36%）] と少し悪い。②の出力パルスは半導体中で電子, 正孔が移動し, 電極へ到達するまでの時間が関係する。気体電離検出器では電子と陽イオンが気体中を移動するが, 電子の移動速度（約 10^6 cm/s）に比べ, 陽イオンの移動速度（約 10^3 cm/s）は約 1/1000 と遅い。一方, 半導体中での電子と正孔の移動速度（Ge で 2：1, Si で 2.8：1 程度）は, 気体中での電子の移動速度とあまり違わないが, 半導体では電極に到達するまでの距離（有効領域の厚さ）が著しく小さいため, 短時間で電荷を収集できる。つまり, 気体電離検出器

に比較して応答の速いパルス信号が得られる。有効領域の厚さ 100 μm 程度の薄い半導体検出器の場合，パルス収集時間は 1 ns 程度である。高純度 Ge 検出器のように有効領域が厚い場合は，収集時間も μs オーダーと長くなる。③の放射線検出効率は半導体検出器が固体であり，気体検出器よりも密度（Si）で約 2000 倍大きいので，高エネルギー電子線，γ 線の測定では気体電離検出器と等価な半導体検出器の寸法をかなり小さくでき，検出効率も高い。

(b) p-n 接合形検出器：p 形半導体と n 形半導体が接合した状態で電圧をかけない場合，接合面の近傍では p 形物質中の正孔は n 側へ拡散し，そこで伝導電子と再結合する。逆に，n 形物質中の伝導電子は p 側に拡散し，すぐに正孔と再結合する。p 側から正孔の一つひとつが除かれた後には過剰電子 1 個を持ったアクセプタ，すなわち，固定されて動かないアクセプタ位置に負の電荷が残る。また，n 側から伝導電子が拡散して出た後は，動きにくい電離したドナー不純物の位置に正の電荷が残される。これら両側に形成される蓄積空間電荷により電場が作られる結果，電子・正孔が接合面を横切ってそれ以上拡散するのを抑える働きをする。この空間電荷の不均衡が存在する領域を空乏領域（あるいは空乏層）と呼ぶが，この領域は接合面の p，n 両側に広がり，電子・正孔の数が著しく抑えられている。放射線により接合面近傍の空乏層で電子・正孔対が作られるが，電子は，電場により n 側の方へ引かれ，正孔は p 側へ引き寄せられる。この電子・正孔の各移動により，電気信号が作られる。このように，p-n 接合形半導体は電圧を印加しなくても動作するが，放射線検出器として使用するには性能が悪すぎて実用的でない。この p-n 接合形半導体に逆電圧を印加した場合（図 3.22 a），すなわち，n 側に対して p 側に負の電圧を印加すると，接合面を横切って移動するのは少数キャリア（p 側では電子，n 側では正孔）であり，p-n 接合半導体に流れる逆電流は極めて小さい。これは空乏層での比抵抗を著しく高める結果，印加電圧のすべてが空乏層にかかるため空間電荷が増大し，空乏層の厚さも増すことになる。放射線検出器の場合は，接触電位（外部電圧を印加しないとき，接合部にかかる電位差）に比べて非常に高い印加電圧で使用するのが一般であり，接触電位には影響されない。

　p-n 接合形検出器は一様な p 形の Si 半導体の一面を，n 形不純物（例えば燐）の蒸気に触れさせて処理し，表面近傍に n 形層を作る。この熱拡散による n 形層の厚さは 0.1〜2.0 μm 程度である。図 3.22 a のように逆電圧をかけた場合，空乏層は主に p 形に延びて出現するが，その厚さは数 mm 以下と薄い（印加電圧の平方根 $\sqrt{V_B}$ に比例する）。そのため，測定対象の放射線はこの空乏領域内で，放射線エネルギーを全部費やす程度の粒子放射線に限られる。また，n 形層は空乏層の外面にあるため，入射放射線はこの面を通って空乏層に達するので，この n 形層による吸収を受ける。すなわち，n 形層は不感層（または入射窓）となり，放射線エネルギーの一部が失われる欠点を有する。したがって，荷電粒子線の飛程が，不感層の厚さよりも大きくないと検出できないので，それよりも飛程の大きい高速電子，陽子あるいは α 粒子のような軽イオンの検出に利用される。しかし，検出器の空乏層が薄いため，γ 線の測定には向かない。不感層の厚さによる荷電粒子エネルギーの吸収がやや大きいので，この欠点を除いたのが次に述べる表面障壁形検出器である。

(c) 表面障壁形検出器：これは n 形の Si 半導体表面を化学的にエッチングした後，その表面を軽く酸化する条件で金の薄膜（厚さ 100 μg/cm^2 程度）を蒸着して電極とする。これにより，Si 表面は酸化され p 形となる。この金薄膜と Si 間の酸化層が表面障壁形検出器の性能に大きく影響する。

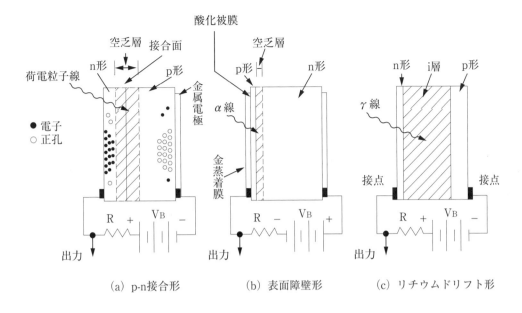

図3.22　半導体検出器の基本形状

　また，p形半導体の場合は，その表面にアルミニウムを蒸着してn形の電極とすれば，やはり表面障壁形検出器が得られる。このような製法による表面障壁形は，p-n接合形の不感層に比べ著しく薄く，それゆえ，荷電粒子のエネルギー吸収も極めて小さい。図3.22 bにその構造を示すが，p-n接合形検出器と同様，空乏層の厚さは薄く（通常の検出器で1mm以下），飛程の短い重荷電粒子，核分裂片等の測定に向いている。この検出器は入射窓が極端に薄いので，光に感じること，損傷を受けやすいこと，などの欠点を有するが，p-n接合形検出器に比べると製法が容易である。

(d)　リチウムドリフト形検出器：既述のp-n接合形および表面障壁形検出器では空乏層の厚さあるいは有感体積が小さく，γ線の測定には適さない。大きな有感体積の半導体検出器を作る方法としてリチウムドリフト法がある。SiやGeは純度の高いものでもアクセプタ不純物が残るp形の結晶が多く，これを補償するにはドナーを加える必要がある。アルカリ金属のリチウム（Li）はSiまたはGe結晶中で格子間ドナーを作る。

　リチウムドリフト形検出器は，まずp形半導体の1面に過剰Liを熱拡散して，元のアクセプタよりもずっと数の多いLiドナーを加えてn層を作る。この拡散によりできたp-n接合に，温度（Siで120〜160℃，Geで40〜50℃）を上げた状態で逆電圧を加えると，Liイオンは電場によりp形層へゆっくりと移動する。そして，数日から数週間でドリフト領域中のすべての場所で，全空間電荷がゼロになるようにLiが分布し，これによりほぼ完全な補償が行われる。このドリフト領域（p-n接合形の空乏層に相当する）を真性（半導体）領域（intrinsic region）あるいはi層と呼び，この形の半導体をp-i-n構造ともいう。

　LiイオンはGe中で特に移動しやすく，室温に置くだけでLiの分布が変化し，補償の状態が崩れるので，ドリフト完了後はすぐに液体窒素（LN_2：77K）で冷却し，Liの分布を維持する必要が

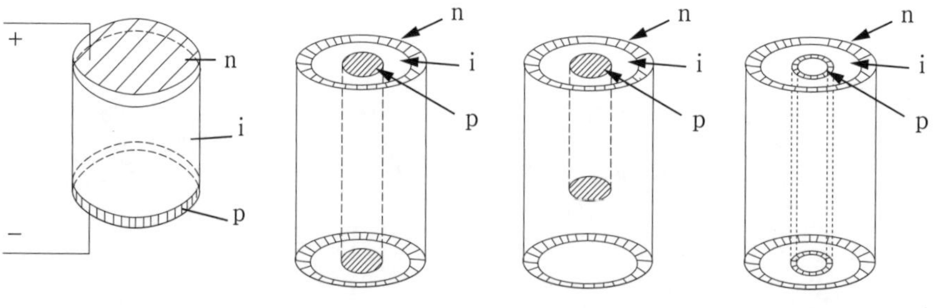

(a) プレーナ形　(b) 同軸形　(c) クローズド
エンドの同軸形　(d) 中空同軸形

図3.23　Ge（Li）半導体検出器の形状

ある。Si 中での Li イオンの移動は Ge ほどではないので，室温でも保存は可能であるが，できれば冷却保存が望ましい。Li を再分布させてしまうと，漏れ電流と検出器の静電容量が増すため，エネルギー分解能の劣化を始め，性能の低下をきたすことになる。

　p-i-n 構造では初めから真性半導体領域が存在しており，この領域は p-n 接合形，表面障壁形の空乏層に比べはるかに厚く（Ge で数 cm 程度まで）できるので（図 3.22 c），β線，γ線の測定が可能である。特に，Ge(Li)検出器は原子番号が比較的高いので（Z=32），γ(X)線のエネルギー測定に，一方 Si(Li)検出器は低原子番号（Z=14）のため，高エネルギーγ(X)線では光電吸収の確率が低く，それらの測定は難しい。しかし，低エネルギー X(γ)線，β線あるいは電子線の場合は，i 層の厚さ数 mm 程度でも十分測定が可能である。Ge(Li)検出器はその形状により，図 3.23 に示す（a）プレーナ形，(b) 同軸形，(c) クローズドエンド同軸形および (d) 中空同軸形などがある。

(e) **高純度ゲルマニウム検出器**：Ge(Li)検出器の欠点は，Li の空間分布が室温で不安定となるため，常時液体窒素（LN$_2$）で冷却しなければならない点にある。使用時は冷却するとしても，室温で保管できれば使いやすくなる。1970 年代になって高純度 Ge（不純物濃度 10^{10} 原子/cm^3 程度）が入手できるようになった。これは比抵抗が十分に大きく，Li 補償を行わなくても Ge（Li）検出器と同程度の有感体積（空乏領域）を持つ検出器の製作が可能となった。この超高純度 Ge から作られる半導体検出器を真性ゲルマニウム（intrinsic germanium），あるいは高純度ゲルマニウム検出器（HPGe 検出器と略称）と呼ぶ。

　高純度物質の半導体は，通常，弱い p 形（低レベル不純物が Al のようなアクセプタ）である。もしもドナー不純物が残っている場合は n 形となる。p 形半導体の場合，一面に Li を高温で蒸着し，面内に拡散させて n 形層を作る。この p-n 接合に逆電圧を印加することで，空乏領域が形成される。すなわち，図 3.24 のように p 形層（p 電極）に負電位，n 形層（n 電極）に正電位を加えると，n 電極側から空乏領域が作られ始める。印加電圧の上昇と共に空乏領域は広がり，最終的に p 形層全体が空乏化する。このとき電位は n 電極側で最大，p 電極側で 0 となる。n 形の場合はこの逆で，p 電極側から空乏化が始まる。また，検出器の形状は Ge(Li)検出器と同様，(a) プレーナ形と (b) 同軸形がある。

　Ge(Li)検出器あるいは高純度 Ge 検出器の冷却は液体窒素のデュアに浸したコールドフィンガの

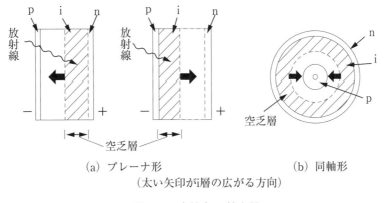

(a) プレーナ形　　　　　　　　　(b) 同軸形
（太い矢印がi層の広がる方向）

図3.24　高純度Ge検出器

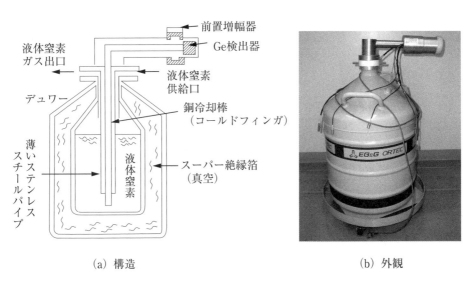

(a) 構造　　　　　　　　　　　(b) 外観

図3.25　Ge検出器用クライオスタット

先端に取り付けて行われるので，必ずクライオスタットが付属している（**図3.25**）。最近はLN$_2$に代わって，電気冷却装置を付属したものも使用されている。なお，Si半導体については，Geのような高純度の結晶が得られないため，現状ではHPSi検出器を作ることは難しい。

以上，現在使用されている半導体検出器は，大部分SiおよびGeから作られているが，最近はテルル化カドミウム（CdTe）あるいはテルル化亜鉛カドミウム（CdZnTe）を使用した半導体検出器が注目されている。この検出器の特徴は，原子番号が比較的高く（Cd：48，Te：52），単位長さ当たりの光電吸収の確率もGe検出器の4～5倍，Si検出器の100～200倍と大きいこと，CdTe検出器は常温で使用できるが，難点はエネルギー分解能が劣ることである。その点，CdZnTe検出器は－30℃の冷却によりエネルギー分解能を著しく向上させることができる。また，小形のγ線検出器を作ることが可能であり，利用面で今後の発展が期待される半導体検出器である。

3.2 発光現象を利用した検出器

放射線が固体，液体あるいは気体のいずれかの物質中を通過すると，それらの原子・分子はエネルギーを貰って電離・励起を起こすが，蛍光物質（または蛍光体）の場合は原子・分子が励起状態から基底状態に戻る際，余分なエネルギーを可視光の形で放出する。この光をシンチレーション（蛍光）と呼ぶが，この蛍光は非常に微弱であり，肉眼での観察は難しい。古くは E. Rutherford（1911年）が α 線の検出に硫化亜鉛（ZnS）の蛍光体（シンチレータ）を利用して，それから出る閃光を肉眼で数えたといわれているが，それには限界があって現実的ではない。そのため，微弱な光を検出できる光電子増倍管が開発されるまでは，光利用の検出器はあまり進展を見なかった。光電子増倍管は 1935 年 Zworykin（アメリカ）により発表され，1940 年代後半に実用化されて一躍広く利用されるようになった。光電子増倍管はシンチレータからの蛍光を電気的信号に変えるもので，放射線検出器として重要な役割を果たしている。

3.2.1 シンチレータ

(1) シンチレータの種類

シンチレータはその化学組成により，無機結晶（表 3.4, 70 ページ），有機結晶（表 3.5, 71 ページ），液体（表 3.6, 73 ページ），およびプラスチック（表 3.7, 74 ページ）の 4 種に分類できる。このうち，液体シンチレータは有機シンチレータを適当な溶媒に溶かして使用する。プラスチックシンチレータは有機シンチレータを溶媒に溶かした後，これを高分子化して固溶体として使用する。いずれも有機シンチレータの一種と見なすことができる。また，無機シンチレータのうち，タリウム活性沃化ナトリウム［NaI(Tl)］結晶は γ 線の検出効率が高く，最も広く利用されているシンチレータのひとつである。

(2) シンチレータの発光機構

放射線がシンチレータに吸収された場合，それが荷電粒子線（α 線，β 線等）であれば，その運動エネルギーはほとんどシンチレータに与えられる。ただ，β 線（電子線も同じ）では制動放射線の発生を伴うので，その発生が少ない低原子番号のシンチレータを用いた方がよい。X(γ)線の場合は光電効果，コンプトン効果，電子対生成により二次電子が生じ，中性子線の場合は原子核との衝突で，α 粒子，陽子，γ 光子などが生じて，最後にはいずれかの荷電粒子が結晶中の電子を励起する。

(a) 無機シンチレータの場合：無機結晶中での電子は離散的なエネルギー帯しか入り得ない。図 3.26 で下方のエネルギー帯を価電子帯（あるいは充満帯）と呼び，そこにある電子は結晶格子上の位置に束縛されている。また，上方のエネルギー帯は伝導帯と呼び，ここでは電子が結晶中を自由に移動できるだけの十分なエネルギーを有する。これら両エネルギー帯の間に禁止帯と呼ばれるエネルギーギャップがあり，純粋な結晶ではこのギャップ内に電子が入り得ない。充満帯にある電子がエネルギーを吸収すると，電子はその定常位置から禁止帯を越えて伝導帯に移行する。一方，充満帯にあった電子が伝導帯に移ると，その空席が正孔として残る。純粋結晶の場合，伝導帯にある電子が光子を放出して充満帯に戻るが，この過程による光子放出は能率が悪く，かつ，禁止帯のエ

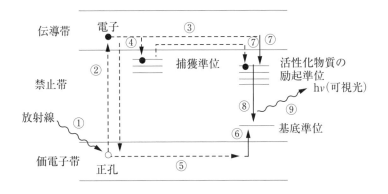

図3.26 無機シンチレータの発光機構

ネルギーギャップが大きいため，放出される光子エネルギーも高く，可視光よりも短波長側の光子となり適当でない。そのため，無機結晶に少量の不純物（activator：活性化物質または活性剤という）を加えて結晶格子内に特別な位置を作り，それによって純粋結晶のエネルギー帯の構造が少し変わり，禁止帯内に新たなエネルギー状態を形成する。このエネルギー準位は禁止帯のエネルギーギャップ幅よりも小さく，可視光の放出確率を高める。すなわち，その中の最低準位がこの系列中の基底準位で，充満帯のすぐ上にある。その基底準位の上に励起準位（蛍光中心）がある。さらに，伝導帯のすぐ下に捕獲準位（捕獲中心）がある。捕獲中心には，通常電子は取り込まれないが，電子が励起されて伝導帯に上がると，一時的に電子を捕らえる。この過程を図3.26で説明すると，①放射線が無機結晶中に入射すると，②充満帯にある電子は十分なエネルギーを得て伝導帯に上がり，③この電子は伝導帯内を自由に動き回り，④ときには，捕獲中心に捕らえられ，それが熱励起により再び伝導帯へ上がったりする。⑤また，正孔は充満帯内を動き回り，⑥すぐ上の基底準位の束縛電子を奪って結合し，そこに空位が生じる。そして，⑦伝導帯にある自由電子は蛍光中心に下がり，⑧さらに空位の基底準位に遷移する。その際，⑨余分なエネルギーが蛍光として放出される。〔なお，捕獲中心に捕獲された電子は，その捕獲エネルギー準位によって異なるが，一部の電子は室温でエネルギーを吸収して捕獲中心から上の蛍光中心に移り，さらに，基底準位あるいは充満帯に下がる。その際，やはり光子を放出するが，この光子は燐光と呼ぶ。〕

以上，結晶に格子欠陥を作る活性剤の添加は，蛍光を能率よく放出させるための重要な役割を果たしている。タリウム（Tl）は無機結晶によく用いられる代表的な活性剤である。

(b) 有機シンチレータの場合：有機シンチレータの多くはπ電子構造として知られており，ある種の対称的な性質を持つ有機分子が基本となっている。有機シンチレータの発光機構は無機シンチレータとは異なり，分子の持つポテンシャルエネルギーによって説明される。図3.27は原子間距離 r と，分子のポテンシャルエネルギー U の関係を示したもので，曲線 a は分子の電子が基底準位にある状態で，r=d のところに最小値がある。この状態にある電子が最も安定している。原子間距離 r が d よりも小さいところ（r＜d）では原子間に斥力が，反対に r＞d の距離では引力が働く。常温では最小値よりも少し上の A_0 の状態にある。放射線の入射により，この分子がエネルギーを吸収して励起されると，曲線 b, c の励起準位の状態になる。そこで，放射線が有機シン

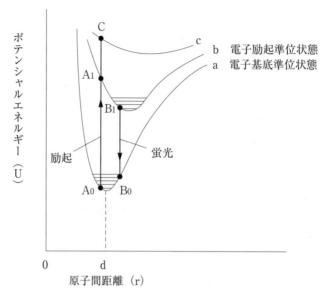

図3.27 有機シンチレータの発光機構
（分子ポテンシャル曲線）

チレータに入射すると電子は励起され，分子のポテンシャルエネルギーは A_0（曲線 a）から A_1（曲線 b）に移る。A_1 の状態は不安定で，その振動エネルギーを他の分子に与え安定な B_1 の状態に落ち着く。そして，この励起状態 B_1 から基底状態 B_0 へ遷移するとき蛍光を放出する。B_0 からさらに A_0 に移って最も安定な状態に戻るが，その余分なエネルギーは熱エネルギーの形で有機シンチレータに与えられる。もしも電子の励起により，分子のポテンシャルエネルギー A_0 から C（曲線 c）の高いエネルギー状態に増大した場合は，分子は解離してしまう。

　以上，有機シンチレータの発光機構は分子の励起によるもので，放出する蛍光スペクトルも無機シンチレータとは異なる。液体シンチレータの場合は溶媒が加わるため，有機結晶シンチレータの発光機構よりも複雑である。すなわち，シンチレータ溶媒中に含まれる溶媒分子数は溶質（シンチレータ）分子数に比べ，使用濃度で1000倍程度あるため，放射線エネルギーの吸収により，まず溶媒分子が励起される。衝突によりこのエネルギーを未励起溶媒分子が受け励起する。この繰り返しにより溶媒分子間のエネルギー移行が行われる。溶媒の励起エネルギーは最終的に溶質に移行する。溶質が溶媒の励起エネルギーを吸収すると励起状態となり，基底状態に戻る際，蛍光を放出する。第2溶質がある場合（第1溶質濃度の1/10程度）は，溶媒から第2溶質へのエネルギー移行の確率が10%程度なので，大部分は第1溶質の蛍光エネルギーが第2溶質に吸収され，これによって，第2溶質が蛍光を発する。

（3）シンチレータの効率

　シンチレータに吸収された放射線エネルギーは100%光に変換されるわけではなく，10〜15%程度に過ぎない。例えば，NaI(Tl)シンチレータの場合変換効率は約13%であり，100keVの放射線エネルギーを吸収した場合，1.3×10^4eVの光子エネルギーが放出される。1光量子の平均エネルギー

を 3eV とすれば，これは $4.3×10^3$ 個の光子数に相当する。一方，1組の電子・正孔対を作り出すのに，約 20〜25eV の放射線エネルギーが費やされるので，約 $4〜5×10^3$ 個の電子・正孔対ができる計算になる。このことは，1組の電子・正孔対当たりほぼ1光子が放出されることを示している。

(4) シンチレータの特性

シンチレータの特性はその組成，密度，屈折率，融点など，物理的性質・化学的性質に依存するため，すべてに優れた特性のシンチレータはない。やはり，使用目的に応じて最適なシンチレータを選ぶ必要がある。シンチレータの特性として重要な因子は，①蛍光効率 ε，②蛍光波長分布，③蛍光減衰時間 τ である。以下，これらの因子について簡単に説明する。

①蛍光効率 ε：放射線がシンチレータ中で一定のエネルギー損失があるとき，生ずる蛍光量で表す。ただ，β 線（電子線も同じ）の場合はどのシンチレータでも，そのエネルギー損失と蛍光量が比例関係にあるので，感度は β 線の一定エネルギー損失当たり生ずる蛍光量で表す。通常，有機結晶のアントラセンの感度を基準 (1.00) とし，その相対比率を蛍光効率 ε としている。

②蛍光波長分布：シンチレータが発する蛍光の波長分布は，光電子増倍管光電陰極の分光感度分布と大いに関係がある。光電子増倍管の感度は，波長領域 300〜650nm（最大感度約 370〜420nm）にわたって分布している。したがって，シンチレータの蛍光波長分布がこの感度分布に合致すれば，最も理想的な組み合わせとなる。NaI(Tl) 結晶は 415nm 付近で最大発光効率を示すが，いずれにしろ，通常使用する光電子増倍管の分光感度分布が大きく変化することはないので，できるだけシンチレータ側の蛍光波長分布を変えて光電子増倍管側に合わせるように工夫する。

③蛍光減衰時間 τ：放射線によりシンチレータが励起され，基底状態に戻る際に発する蛍光強度は時間と共に減衰するが，最大蛍光強度から $1/e$ に減衰するまでの時間を蛍光減衰時間 τ という。高計数率の測定には τ の短いシンチレータがよいが，その点では有機シンチレータの方が無機シンチレータよりも一般に τ は短い。この他，重要な量として ε/τ (figure of merit という) が使われる。

(5) 無機結晶シンチレータ

表 3.4 に無機結晶シンチレータの主なものを示すが，発光機構のところで述べたとおり，蛍光効率を高めるため，大部分の結晶に少量の不純物を加え活性化している。最も広く用いられている NaI(Tl) 結晶は，NaI に Tl がわずか（モル比率で 10^{-3} 程度）添加されており，これが発光中心となって蛍光効率をかなり高めている。無機シンチレータは一般に密度がが大きく，実効原子番号が高いので，特に X(γ) 線の測定に適している。

また，有機シンチレータに比べ蛍光効率は大きいが，蛍光減衰時間がやや長いこと（μs オーダ）である。NaI(Tl) 結晶は 0.23μs と短い方で，かつ，大きな単結晶が製作できるため，X(γ) 線の測定に広く利用されている。なお，NaI(Tl) 結晶は潮解性（吸湿性）があるので，空気に触れないよう Al の容器に封入 (air tight) して使用しなければならないが，蛍光を取り出す窓部分には透明度の良いガラスが張ってある。^{125}I のように低エネルギー X(γ) 線測定の場合は，Al による吸収を考慮する必要がある（$\geq$ 5keV で 0.15mmBe，$\geq$ 10keV で 0.03mmAl，$\geq$ 25keV で 0.8mmAl，$\geq$ 35keV で 2.0mmAl）。図 3.28 a に円柱形 NaI(Tl) 結晶の構造を示すが，内面に MgO または Al_2O_3 の反射材を塗布して光の収率を高めている。形状は円柱状の他，井戸（ウエル）形，スルーサイドホール形（図 3.28 b，c）平板形等がある。NaI(Tl) 結晶以外では CsF も潮解性があり，

表3.4 無機シンチレータの特性

シンチレータ	密度ρ (g/cm³)	実効原子番号 $\bar{Z}$	屈折率	蛍光量最大の波長λ(nm)	蛍光効率 ε**	蛍光減衰時間 τ(ns)	潮解性	備考*
$CaF_2(Eu)$	3.17	12.7	1.44	435	1.1	1000	なし	
ZnS(Ag)	4.09	27	2.36	450	3.0	200	〃	α, 熱中性子 ($B,^6Li$)
CdS(Ag)	4.8	44	2.5	760	2.0	1000	〃	
KI(Tl)	3.13	49	1.68	410	～0.5	1000	あり	γ線
NaI(Tl)*	3.67	50	1.77	413	2.3	230	〃	γ線, $F=4.6\times10^8$
LiI(Eu)	4.06	52	1.95	475	0.75	1200	〃	γ線, 中性子用重要
CsF*	4.64	52	1.48	390	0.11	2.8および4.4	〃	τ短い, $F=2.3\times10^9$
BaF_2*	4.88	53	1.51	220	0.13	0.8	なし	τ短い, $F=1.9\times10^{10}$
			1.5	310	0.37	620		
CsI(Na)	4.51	54	1.79	420	1.5～1.9	650	あり	
CsI(Tl)	4.51	54	1.79	580	0.95	1100	なし	α線, γ線
$CaWO_4$*	6.06	59	1.92	430	1.0	1000	〃	$F=5.9\times10^7$
$Bi_4Ge_3O_{12}$*	7.13	72	2.15	480	0.23	300	〃	BGOと略, $F=6.3\times10^8$

* 備考にPET用シンチレータとしての性能指数Fを示した。
**アントラセンを1.00とした相対値。

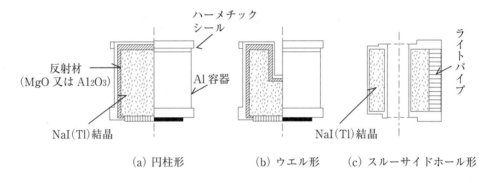

(a) 円柱形　　(b) ウエル形　　(c) スルーサイドホール形

図3.28 NaI(Tl)シンチレータの構造および形状

蛍光効率が低い反面, 蛍光減衰時間が著しく短いという特徴を有する。また, CsI(Tl)結晶は潮解性がほとんどないため, 容器の吸収を考慮する必要はないが, 重荷電粒子の測定では特に, 低エネルギー領域における放射線エネルギーと発光量(出力波高)の比例性が損なわれることがある。これは荷電粒子の飛跡の単位長さ当たりのエネルギー損失(線阻止能)が関係し, 線阻止能が大きいほど発光効率が低下するためである(出力波高抑制効果)。ZnS(Ag)は発光効率が高く, 蛍光板として古くから使用されてきたシンチレータであるが, 多結晶の粉末として入手できるのみで, 透明度が劣り厚く塗布できない。そのため, 光電子増倍管の前面に薄い膜(約 25mg/cm² 以下)を着けて, α粒子, その他の重荷電粒子の測定, あるいは粉末をルサイトなどに混入し, 中性子の検出に利用されている。この他, ^{6}LiI(Eu)結晶は熱中性子の測定 ($^6Li(n,\alpha)^3H$) に用いられる。また, BGO ($Bi_4Ge_3O_{12}$:ゲルマニウム酸ビスマスの単結晶)は密度, 実効原子番号共 NaI(Tl) 結晶よりも大きく, 潮解性もなく, 蛍光減衰時間もそこそこ短い等, NaI(Tl)に比べγ線の測定に適した特性を有するが, ただ欠点は蛍光効率が NaI(Tl) の 10% 程度しかないということである。

(6)有機結晶シンチレータ

表3.5 有機シンチレータの特性

シンチレータ	密度 ρ (g/cm³)	実効原子番号Z	屈折率	蛍光量最大の波長 λ (nm)	蛍光効率 ε^*	蛍光減衰時間 τ (ns)	備考
アントラセン	1.25	5.8	1.59	445	1.00	～30	大きい結晶が得にくいよく使われる
クロロアントラセン	───	9.8	───	───	0.03	───	
トランススチルベン	1.15	5.7	1.62	410	0.6	7	τ が小さい、非常に脆い
p-ターフェニル	1.12	5.8	───	390, 415	0.55	4～12	きれいな結晶ができる
クオータフェニル	───	5.8	───	438	0.85	6～8	
ジフェニルアセチレン	1.18	5.8	───	390	0.26～0.92	7	良質の結晶ができる
ナフタレン	1.15	5.8	1.58	345	0.15	15	ほとんど使われない

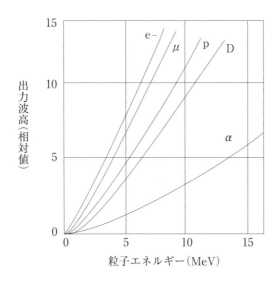

図3.29 荷電粒子エネルギーとアントラセン結晶の出力波高（蛍光強度）

表3.5に主な有機結晶シンチレータを示すが，一般に無機結晶シンチレータに比べ蛍光減衰時間が短い特徴を有する。密度が1.2g/cm³前後，実効原子番号が5～6と小さいため，X(γ)線の測定には適さないが，β線の測定には制動X線の放出が少ないので都合がよい。蛍光効率は無機結晶シンチレータに比べ概して低い。また，大きな結晶が得にくいこと，不純物混入が蛍光効率を著しく阻害することなど問題はある。表3.5でよく利用されているシンチレータは，アントラセンおよびトランススチルベンである。前者は他の有機結晶シンチレータよりも蛍光効率が高いこと，後者は蛍光効率は低いが，電子と他の荷電粒子のシンチレーションを，信号の波高選別により分別できることである。なお，有機シンチレータでは出力波高抑制効果が特に大きく，低エネルギー領域での発光量の低下が認められる（図3.29）。

(7) 液体シンチレータ

有機シンチレータの一種である液体シンチレータは，有機結晶シンチレータの欠点である大形のものが得にくく，任意の形状に細工し難い点を解決してくれるもので，p-ターフェニル

(p-terphenyl），PPO（2-phenyl-5diphenyl oxazole）などの蛍光物質を溶質として，トルエン，キシレンなどの有機溶媒に溶かしたものである（表3.6）。有機溶媒だけでは光電面に感じる波長分布の蛍光をほとんど出さないが，表3.6に示すような溶質を加えることで蛍光を発するようになる。この蛍光波長分布が，一般に使用されている光電子増倍管の分光感度分布（440nm付近にピーク）よりも短波長側にずれている場合（トルエンにp-ターフェニルを溶かした場合340～370nm）には，第2の溶質，例えばPOPOPを加えることで，光電子増倍管の分光感度分布に近づけることができる。この第2の溶質を波長シフタ（wave length shifter）と呼んでいる。波長シフタはPOPOPの他にDMPOPOPがある。液体シンチレータは有機結晶シンチレータに比べ，一般に蛍光効率は劣るが，蛍光減衰時間がより短い。液体シンチレータは測定試料と混和して使用すれば，高い検出効率で測定できるため，特に，低エネルギーβ核種（^{3}H, ^{14}Cなど）の放射能測定に適している。また，大量入手が容易で，適当な容器に詰めて希望の形状・寸法の検出器を，比較的簡単に作ることができる。

(8) プラスチックシンチレータ

有機シンチレータを溶媒に溶かした後，これを高分子化して固溶体を作ることができる。例えば，スチレンあるいはビニールトルエンなどの溶媒中に適当な有機シンチレータを溶解し，その後高分子化して固体プラスチックとする。プラスチックなので成形加工が容易で，薄い板状のものから円柱状のものまで，各種形状のシンチレータが作られる。大容積の固体シンチレータが比較的安価に入手でき，液体のように容器を必要とせず，取り扱いやすい。ただ，あまり大容積シンチレータの場合は，その中で生じるシンチレーション光の減衰を考慮する必要がある。表3.7に主なプラスチックシンチレータの種類とその特性を示す。

以上の他，特殊なシンチレータとして気体シンチレータ，例えばキセノン，クリプトン，ヘリウムなどの不活性ガス，あるいは窒素ガスなどが用いられるが，気体は液体，固体に比べて密度が小さいため，β線，γ線の測定に対して感度が低く使用しにくいが，β線，γ線が混在する中で，重荷電粒子線を測定するような場合は利用できる。

3.2.2 光電子増倍管
(1) 構造および特性

シンチレータからの蛍光を電気的パルスに変換するため，光電子増倍管を使用する。光電子増倍管の構造は図3.30に示すとおり，円形集束形，直線集束形，ベネチアンブラインド形，そしてグリッド付箱形と各種方式のものがあるが，いずれも光電陰極（受光面），ダイノード（二次電子放出電極），および陽極（コレクタ）からなる。

蛍光が光電陰極に入射すると光電子が放出され，これが加速されて第1ダイノードの電極表面を衝撃する。ここから複数個の二次電子（このエネルギーは通常2～3eVと非常に小さい）が放出され，これら二次電子がさらに加速されて第2ダイノードに進み，ここでまた次の二次電子を放出するという具合に，二次電子数はねずみ算的に増大する。通常の光電子増倍管でダイノード数は10～12段程度であり，これによって陽極に集められる最終二次電子総数は相当大きくなる。いま，仮に光電子1個が第1ダイノードに衝突し，そこから二次電子がδ個放出するとしてダイノード数N段

表3.6 液体シンチレータ（溶質）および有機溶媒の特性

溶質	化学名	分子量	溶融点[℃]	吸収スペクトル(最大波長)[nm]	発光スペクトル(最大波長)[nm]	発光スペクトル(平均波長)[nm]	減衰時間[ns]	蛍光量子収率	トルエン中の溶解度[g/l]	使用濃度[g/l]	備考
PPO	2,5-diphenyloxazole	221.26	71.5	303	364	370	1.6	0.83	415	4～7	第1溶質
butyl-PBD	2-(4-tert-butylphenyl)-5-(4-biphenylyl)-1,3,4-oxadiazole	354.45	138	—	367	—	1.2	0.69	130	7～20	第1溶質
POPOP	1,4-bis-2-(5-phenyloxazolyl)-benzene	364.40	245	385	418	415	1.5	0.93	0.9	0.1～0.2	第2溶質、低溶解度のため現在あまり用いられない
DMPOPOP	1,4-bis-2-(4-methyl-5-phenyloxazolyl)-benzene	392.46	234	363	429	427	1.5	0.93	2.6	0.2～0.5	第2溶質
bis-MSB	p-bis-(o-methylstyryl)-benzene	310.44	180.5	347	412	422	1.3	0.94	4.5	0.2～1.5	第2溶質

溶媒	化学名	分子量	凝固点[℃]	吸収スペクトル(最大波長)[nm]	発光スペクトル(最大波長)[nm]	発光スペクトル(平均波長)[nm]	波高相対値
トルエン	methyl benezene	92.13	−95	262	287	284	1.00
o-キシレン	1,2-demethyl benezene	106.16	−25	264	289	284	0.98
m-キシレン	1,3-demethyl benezene	106.16	−47.4	266	289	288	1.09
p-キシレン	1,4-demethyl benezene	106.16	13	275	291	284	1.12
ジオキサン	1,4-dioxane	88.1	11.8	188	247	—	0.65

第3章 放射線検出器の種類・構造および特性

表3.7 プラスチックシンチレータの特性

溶媒	溶質*(g/l)	第2溶質(g/l)	蛍光量最大の波長λ(nm)	蛍光効率 ε**	蛍光減衰時間τ(ns)	備考
ポリスチレン $(C_8H_8)_n$ (屈折率：~1.6)	TP36	0	355	0.28	≤ 3.0	
	TP16	0	450	0.36	4.6	
	TP36	TPB	445	0.39	4.0	
	TP10	POPOP 0.3	420,440	0.44~0.48	2~4	420nm以上の光の平均自由行程3m
ポリビニルトルエン $(C_9H_{11})_n$ (屈折率：~1.5)	TPB16	0	450	0.37	4.6	
	TP36	TPB 0.2	445	0.45	4.0	光の平均自由行程2m
	TP36	DPS 0.9	~380	0.48	≤ 3.0	
	——		450	0.6	4.0	商品

* TP：ターフェニル，TPB：テトラフェニルブタジェン，DPS：ディフェニルスチルベン
**アントラセンを1.00とした相対値

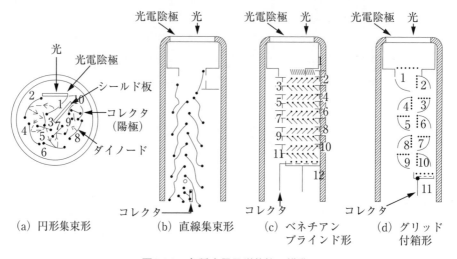

(a) 円形集束形 (b) 直線集束形 (c) ベネチアンブラインド形 (d) グリッド付箱形

図3.30 各種光電子増倍管の構造

の場合，総電子数（全利得または増幅率）はδ^Nとして計算できる。例えば，$\delta=4$個，$N=10$段とすると，全利得は$4^{10}(\fallingdotseq 10^6)$になる。光電子増倍管の全利得は印加電圧の変動に敏感な影響を受ける。

シンチレーション検出器用光電子増倍管には半透明の光電陰極が広く用いられている。一般には入射窓の内側にCsと他の金属元素を蒸着し，適当に酸化させながら薄膜を形成させて作るが，その材質によって分光感度特性は異なる。古くから使用されているものにS-11(Cs-O-Sb)があるが，現在はS-11よりも熱電子放出（自発雑音）の低いバイアルカリ（K-Cs-Sb），トライアルカリ（Na-K-Cs-Sb）などが多く使われている。また，ダイノードには二次電子放出能（増倍係数）の高い材料として，Cs_3Sb，BeO，MgO等が一般的であるが，最近は負の電子親和性（negative electron affinity；NEA）物質が非常に優れた性質を有することからガリウム燐（GaP(Cs)）が使用されている。

光電子増倍管は図3.30に示すとおり，光電陰極が側面にあるサイドオン形(a)と頭部にあるヘッ

ドオン形（b），（c），（d）があるが，放射線測定で使用するのは後者のヘッドオン形である。光電面の寸法も各種あるが，直径 5～12.7cm（2～5in）程度が一般的である。最近は特殊な型の光電子増倍管が試作され，多方面に応用されている。

(a) **磁場の影響**：光電子増倍管内でダイノード間を移動する二次電子は 100eV 程度の低いエネルギーのため，当然磁場の影響を受けやすい。漏れ磁場あるいは地磁気による影響を受けた場合，増倍管の利得の変動を避けるため磁気遮蔽を行う。一般によく使用される磁気遮蔽材料はミューメタルで，ガラス壁の表面に薄く巻き，これを光電陰極の電位（通常は接地電位）に保っておく。また，パーマロイ（Fe78%，Ni22%の合金）製磁気遮蔽ケースも使用されている。これは光電陰極と第1ダイノード間の静電場の乱れを避けるためである。

(b) **特性**：ダイノードからの二次電子を加速するため，各ダイノード間に 50～150V 程度の直流電圧を印加して使用する。したがって，光電陰極と陽極間の全印加電圧はこの 10 倍以上となる。印加電圧の変動は二次電子の増倍係数を変化させるので，結局，光電子増倍管の増幅率を大きく変化させることになる。増幅率は 10^5～10^7 程度であるが，印加電圧が 1% 変動すると増幅率は 8～10% 程度変化するので，精度よく測定するには安定度の高い高圧直流電源（電圧変動率 0.01% 以下）の使用が要求される。図 3.31 は光電子増倍管に印加する電圧回路図であるが，通常は（a）の光電陰極接地法が使われる。

(c) **暗電流**：光電子増倍管の光電陰極に光が全く入射しない状態でも，陽極電流がごくわずか流れる。これを暗電流（dark current）というが，この主な原因は光電陰極および最初の 1～2 段のダイノードが熱エネルギーを吸収して，熱電子を放出するためである。したがって，光電陰極を冷却することにより，熱雑音源はある程度除去できる。蛍光量の少ない低エネルギー放射線（^{3}H，^{14}C などの β 線）を測定する場合，暗電流による S-N 比の低下が問題で冷却して使用していた。しかし，現在では光電陰極にバイアルカリなどの材料が使用され，熱電子の放出が著しく軽減された。その結果，冷却しなくても十分使用できるようになっている。

(2) シンチレータと光電子増倍管の結合

例えば無機結晶シンチレータを光電子増倍管の前面に結合させる場合，蛍光がシンチレータ側面から逃げたり，あるいは光電子増倍管の窓（前面ガラス）で反射して一部の光が失われる。シンチレータ側面での光の損失は反射材の塗布（図 3.28）により軽減されるが，光電子増倍管前面での光の反射は，透明で粘着性のある物質（シリコングリースなど）を両者の間に挟み，そこでの屈折率の変化を減らすことにより小さくできる。さらに，シンチレータと光電子増倍管を直接結合させることが難しい場合は，この両者の中間に光パイプ（光ガイドともいう）を使用する。光パイプは光に対して透明で，かつ，内部全反射の臨界角を最小にするよう，比較的大きな屈折率を持つ物質（ルサイト，石英，パイレックスなど）が選ばれる。

(3) 回路構成

シンチレーションカウンタはシンチレータと光電子増倍管の組み合わせにより放射線を検出するので，一般には波高分析できる回路が含まれる。図 3.32 にシンチレーションスペクトロメータの基本回路構成を示す。

シンチレーションカウンタ以外の発光を利用した検出器として，蛍光ガラス線量計，熱ルミネセ

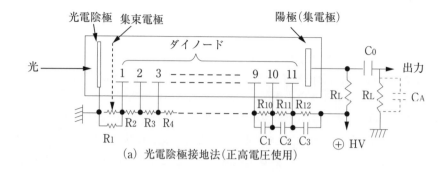

(a) 光電陰極接地法（正高電圧使用）

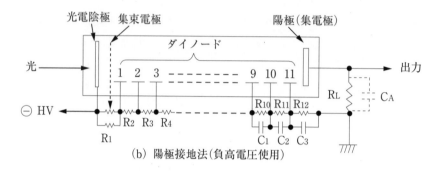

(b) 陽極接地法（負高電圧使用）

図3.31　光電子増倍管の各ダイノードへの電圧印加

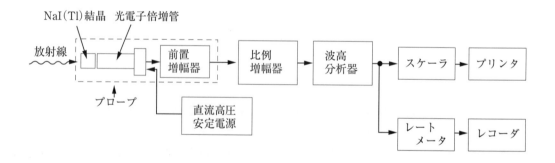

図3.32　シンチレーションカウンタの基本構成

ンス線量計があるが，これらの測定器については第6章（6.3.7，6.3.8）で説明する。

3.3　その他の検出器

3.3.1　チェレンコフ効果を利用した検出器

　チェレンコフ効果の原理については第2章（2.2.3）で既述のとおり，誘電体中を高速の荷電粒子が通過するとき，チェレンコフ光が放射される。この現象を利用した検出器をチェレンコフカ

表3.8 チェレンコフ光放射(物質の屈折率としきいエネルギー)

物質名	屈折率(波長nm)	しきいエネルギー			放射角($v=c_0$)
		電子	陽子	μ中間子	
水	1.34(540)	250keV	450MeV	50MeV	41.7°
アクリライト	1.50(536)	170	310	35	48.2°
クラウンガラス	1.51(434)	170	300	35	48.5°
石英	1.56(405)	150	270	32	50.1°
ポリスチロール	1.62(436)	140	240	28	51.9°

ウンタという。ただ，この現象が起こるためには媒質の屈折率と荷電粒子の種類により，しきいエネルギー（threshold energy）が存在するので，適当な媒質を選択すれば，特定エネルギー以上の粒子だけを検出できる。表3.8に媒質の種類と電子，陽子のしきいエネルギーの関係を示す。チェレンコフ効果が成立する条件は式（2.40）で示した $\cos\theta = c_0/(vn)$ より，

$$v = c_0/n\cos\theta \quad \cdots\cdots (3.15)$$

であり，チェレンコフ光の放射角 θ を測定することにより，荷電粒子の入射エネルギーを求めることができる。また，荷電粒子が単位長さ当たり走る間に放射する平均光量子数 N は，

$$N = \frac{4\pi^2(ze)^2}{hc^2}(v_2 - v_1) \cdot \left(1 - \frac{1}{n^2\beta^2}\right) \text{cm}^{-1} \quad \cdots\cdots (3.16)$$

により計算できる。ここに，ze は荷電粒子の電荷，v_1，v_2 は放射光量子の振動数の範囲である。例えば，$n \sim 1.5$ の媒質中を走る $\beta(=v/c_0) \sim 1$ の電子（$z=-1$）の場合，400～800nmの領域で1cm当たり約200の光量子が $\theta = 48°$ 方向に放射される。また，放射光量子数が測定できれば，逆に，粒子の電荷を求めることが可能になる。

チェレンコフ光の検出には光電子増倍管が使用されるが，光量が比較的小さい放射線測定には適さない。γ 線の場合は媒質との相互作用で生じる二次電子のエネルギーがしきい値を超えていれば，チェレンコフ効果をもたらすが，カウンタとして使用するにはある程度の光量が得られる高エネルギー放射線に限定される。

3.3.2 飛跡を利用した検出器

ここに掲げる検出器は荷電粒子が通過した跡を，視覚により観察できるように工夫したもので，霧箱，泡箱，放電箱，スパーク箱，原子核乾板等の種類がある。これら以外に固体飛跡検出器もあるが，これについては第8章（8.2.1(7)）で触れる。

(1) 霧箱

過飽和の状態にある水蒸気あるいはアルコール蒸気中に荷電粒子が入射すると，気体分子が電離されてイオンができる。イオン（大きさ 10^{-8} cm程度）を核として凝結を始め，霧滴（大きさ 10^{-3} cm程度）ができる。荷電粒子はその進路に沿ってイオンを作るので，飛跡に一致した霧滴が現れる。この連続した霧滴は肉眼により観察でき，写真撮影も可能である。このような検出器を霧箱と呼ぶが，飛跡の数・飛程の長さから入射粒子数・エネルギーを求めることができる。過飽和状態にする方法として，断熱膨張により温度を急速に下げて一時的（0.1～0.2秒程度）に過飽和状態を作る膨張形霧箱（Wilsonの霧箱という）と，温度勾配のあるところへ蒸気を拡散すると蒸気密

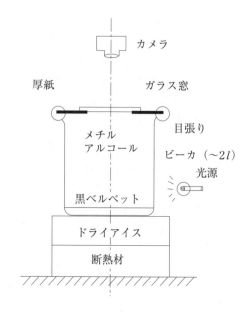

図3.33 簡単な拡散形霧箱

度の勾配ができ,低温部側に過飽和状態を作る拡散形霧箱（Langsdorfが開発）とがある。前者は過飽和状態の持続（有効）時間が短く,できた飛跡はすぐに消えて熱的平衡状態に戻る。再度過飽和状態にするのに,数10秒の時間を要するので効率が悪い。後者は過飽和を作るために膨張させる必要はなく,構造・操作共に簡単で飛跡が常時得られる点で大変便利である。拡散形霧箱の一例を図3.33に示す。ガラス円筒（容積 2 l 程度）容器にメチルアルコールを入れ,上部にアルコールを浸した厚紙を置く。円筒容器と厚紙の間は完全に目張りし,容器下部をドライアイスで冷却する。こうすることにより,円筒下部に過飽和状態ができる。また,下部にできる飛跡を見やすくするため,円筒容器底部には黒色のベルベットを敷いて置く。この方法は過飽和状態を長く持続できるので,連続した観測が可能である。

霧箱は宇宙線や加速器による高エネルギー粒子線の測定に利用されるが,高エネルギー粒子になると飛程が大きくなるので,荷電粒子を磁場により曲げ,その曲率半径から粒子のエネルギーを求めるとか,気体を加圧（100～200気圧）した高圧霧箱により飛程を短くして求めるなどの方法がとられる。

(2) 泡箱

気体を使用する霧箱は密度が小さいので,高エネルギー粒子線の検出には不利である。密度が大きい液体を使用すればより有利である。検出器に液体を使用したのが泡箱である。密閉容器にプロパン,フレオン等の液体を閉じこめ,沸騰点よりも高い温度に保ちながら,十分高い圧力を加えて沸騰を抑えておく。そして,断熱状態で急に圧力を取り除くと液体は過熱状態となる。この状態は不安定であり,そこへ荷電粒子が入射すると進路に沿ってイオンが発生する。これが核となり微小な泡ができ,飛跡として視覚により観測あるいは写真撮影できる。この検出器は高エネルギー粒子

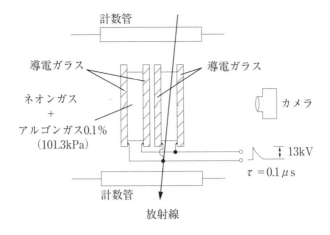

図3.34 放電箱の原理

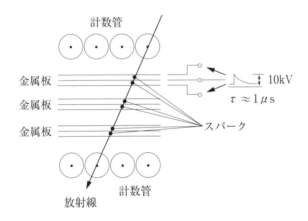

図3.35 スパーク箱の原理

線の測定に使われるが,実用的装置としては大型であり,かつ,高価であるため不利である.

(3) 放電箱

通常の放電管は放電が管内全面に広がるが,これは**図3.34**に示すような2面が導電ガラスで向き合った箱の中に1気圧程度のネオンガスと0.1%のアルゴンガスを封入してあり,放電管に荷電粒子が通過したとき,6.5〜8kV/cm,0.1μs幅の狭い高電圧パルスを加えると,イオンが存在する飛跡の場所だけに2電極間の放電が起こる.これを写真に撮るとかなり精度のよい飛跡を求めることができる.粒子線が入射したのを検知して,高電圧パルスが加えられるようになっている.

(4) スパーク箱

図3.35に示すような金属板を1〜3mm間隔で平行に置き,前記の放電箱と同様,荷電粒子が入射したとき,約10kV,1μs幅の高電圧パルスを加えると,粒子が通過してイオンのある場所が放電する.この種の金属板を幾層か積み重ねて使用すれば,粒子線の飛跡を正確に求めることが可

表3.9 放射線用写真乳剤の特性

種類	ハロゲン化銀	ゼラチン	ハロゲン化銀粒子の平均粒径	乳剤膜厚 μm
原子核乾板	70～85%	30～15%	～0.05 μm	50～500
オートラジオグラフ乾板	70～85%	30～15%	～0.05 μm	15
ラジオグラフィ用X線フィルム	40～50%	60～50%	～1.0 μm	10～20

能である。この検出器は空気中で使用できるため，大きな箱でも製作は容易であるが，欠点は1組の金属板間で同時に2個以上の放電が起こらないことである。

(5) 原子核乾板

　荷電粒子が写真乳剤中に入射すると，乳剤がイオン化されて進路に沿って電子が生ずる。この電子は結晶内の感光核に捕らえられ負に帯電する。その結果，銀イオンを引き寄せ銀原子の集団を作り，ある大きさになると潜像を形成する。この過程は可視光の場合と同じであるが，ただ，放射線の場合は乳剤中で生ずる電子数が可視光に比べて少ないため，感光核のできる確率も小さい。したがって，原子核乾板乳剤中のハロゲン化銀含有率は，普通の写真乾板の乳剤よりも2倍程度厚く作られている。原子核乾板の乳剤中にできた潜像は，現像により通路に沿って粒子の飛跡が現れる。これを顕微鏡で観測し，飛跡の長さ・現像銀粒子数の測定から，荷電粒子のエネルギー・種類等が評価される。

　また，写真乳剤を使用した放射線の測定法に，原子核乾板と違った利用法がある。それはオートラジオグラフィと呼ばれるもので，RIを含む物質と写真乳剤面を密着させ，一定時間露出後に現像し，乳剤中の銀粒子を観測してRIの分布を調べるもので，次の3種がある。

　すなわち，①マクロオート（ラジオ）グラフィ，②ミクロオート（ラジオ）グラフィ，③飛跡オート（ラジオ）グラフィである。

　①マクロオートグラフィは物質中のRI分布を巨視的に知るもので，黒化の程度を肉眼で調べる方法である。写真乳剤としては工業用X線フィルム（ノンスクリーンタイプ）が使われる。

　②ミクロオートグラフィは物質（例えば生体組織）中のRI分布を微視的に知るもので，顕微鏡下で観測し，現像銀粒子数等を測定することによりRI分布の微細状況，あるいは定量的評価が可能となる。写真乳剤は原子核乾板の乳剤厚よりも少し薄いミクロオートグラフィ専用のものがある。

　③飛跡オートグラフィはRIによる放射線の飛跡からその種類を，また，単位面積当たりの飛跡数からRIの量を求めることが可能である。写真乳剤は原子核乾板が使用される。表3.9に原子核乾板，その他写真乳剤の特性を示す。

3.3.3　化学反応を利用した検出器

　放射線による化学変化を利用した線量評価法として，古くから行われている写真フィルムの黒化を利用する，ガラス・プラスチック・染料等の着色を利用する，そして化学物質の酸化・還元を利用する方法などが挙げられる。

(1) 写真フィルム

　原子核乾板による飛跡の検出の他，写真乳剤の黒化度を利用して線量測定が可能である。放射線により乳剤中のハロゲン化銀が潜像を形成し，現像処理後の黒化度が線量に比例することから，濃

度計を用いて写真フィルムの黒化度を測定する。黒化度 D は，

$$D = \log_{10}(I_0/I) \quad\quad\quad\quad\quad\quad\quad\quad\quad\quad\quad\quad\quad\quad\quad\quad (3.17)$$

として定義される。ここに，I_0 および I はそれぞれ黒化フィルム入射前および透過後の各可視光強度である。ただ，写真フィルムは乳剤中に高原子番号物質を含んでおり，エネルギー依存性が大きいこと（1MeV 光子に対し，40keV 光子で数 10 倍の感度），方向依存性があり，かつ，放射線量と黒化度との直線性が劣る（電離箱による校正が必要）など問題点はあるが，使用フィルムの選択，標準曝射フィルムとの同時現像などにより補正を加えれば，十分実用に供し得る。比較的低線量の測定では個人被曝モニタとしてフィルムバッジが，また，高エネルギー X 線・電子線の線量分布測定にもフィルムが使われる。電子線の場合，フィルムへの入射方向（フィルム面と垂直または平行の違い）により表面近傍の線量に差が生じるので注意を要する。また，X 線に対してはエネルギー依存性が大きいため，吸収線量の測定には問題がある。

(2) 着色ガラス線量計

ダイヤモンド，水晶等の結晶体の他，ガラス，プラスチックのような透明で電気的絶縁性の物質に放射線を照射すると，着色する性質がある。これを利用して適当な波長の光に対する吸収（着色量）を測定し，線量を評価するものに着色ガラス線量計がある。普通の板ガラスでも放射線照射により着色は認められるが，線量測定用として特に利用されるガラスは銀活性ガラス（$Al(PO_3)_3$；50%，$Ba(PO_3)_2$；25%，KPO_3；25% に $AgPO_3$；8% を加える），コバルト活性ガラス（SiO_2；62%，Na_2O；10%，B_2O_3；28% に Al_2O_3；6% と Co_3O_4；0.1% を加える），ほう珪酸ガラス等がある。これらのうち，コバルトガラスは褪色（放射線による着色後，長時間放置すると自然に色が薄まること）が少なく，他のガラスに比べて感度が高い特徴を有する。そして，$10 \sim 10^4$ Gy の範囲で放射線量と着色ガラスの吸収が比例関係にあり，比色計あるいは分光光度計を用いて着色による光の吸収変化を透過率の形で測定し，線量を求める。この場合，着色ガラスの吸収は光の波長が関係し，通常 350〜500nm の波長が利用される。着色ガラス線量計は操作が簡単で，小形，丈夫，かつ，安価であり，大線量の相対測定に便利である。プラスチックの場合は，適応線量範囲が $10^3 \sim 10^6$ Gy 程度と大きく，かつ，着色の安定性でやや劣っている。また，使用する光の波長領域が紫外光あるいは可視光で吸収を示す。その他，プラスチック，ワックス，ゲル等に染料（メチレンブルー，メチルバイオレット，アゾ染料等）を混ぜ，紫外光でなく可視光により着色状態をより見やすくしたものもある。

(3) 化学線量計

放射線エネルギーの吸収により化学変化を起こす物質がある。この化学変化は放射線と物質との相互作用により分子・原子が電離・励起され，その結果，化学物質は酸化あるいは還元される。物質（溶液）が吸収した放射線エネルギーと，その反応による化学変化量（生成分子数）が正確に求まれば，放射線量の測定に利用できる。このような化学物質を使用して吸収線量を測定するものを化学線量計という。化学線量計に使用できる多くの化学物質が提唱されてきたが，現在利用されているのはごくわずかである。その代表的なものに，Fricke & Morse (1927) が発表した硫酸第 1 鉄イオンの酸化（第 2 鉄イオンの生成）を利用したフリッケ線量計（Fricke dosimeter：鉄線量計ともいう）がある。その他，硫酸第 2 セリウム（または硫酸第 2 セリウムアンモニウム）の還元（第

Iセリウムイオンの生成）を利用したセリウム線量計もあるが，高純度の水を必要とし，鉄線量計ほどには利用されていない。

　上記化学線量計よりも高感度の化学物質としてハロゲン化炭化水素（クロロホルム，テトラクロロエチレン等）の放射線による分解を利用する方法があるが，これは分解によって塩酸（HCl）が生じるため，その酸度（pH）の変化を検出するものである（pH指示薬を使用する）。特に高感度（後述の放射線化学収量が大きい）物質は温度，線量率等の影響を受けやすく，日光でも分解するので，放射線化学収量（あるいは G 値）を下げるような安定剤を加えることも行われる。化学線量計のうち，鉄線量計とセリウム線量計については第6章（6.3.6）で説明する。

3.3.4　核反応を利用した検出器

　中性子あるいは高エネルギー荷電粒子のフルエンス測定，あるいは吸収線量を求めるのに核反応を利用する方法がある。(1) 物質の放射化により生成される放射能を測定する（放射化法），(2) 核反応により生ずる二次荷電粒子を検出器で測定する（二次荷電粒子検出法）である。

(1) 放射化法

　放射線を物質に照射した場合，特定エネルギー（しきいエネルギー）以上でないと放射化されない物質がある。この核反応は吸熱反応（Q 値が負）であり，各物質（原子核）で核反応を起こすしきいエネルギーが決まっており，数種の物質を使用することで，ある程度の放射線エネルギーを求めることができる。例えば，光核反応（(γ, n）反応）でのしきいエネルギー（表3.10）から電子線あるいはX線のエネルギーが，また，中性子用しきい検出器（threshold detector）の複数使用により，おおよその中性子エネルギースペクトルが測定できる（表3.11）。さらに，特定中性子エネルギー領域で核反応断面積が急激に大きくなる，いわゆる共鳴エネルギーを有する原子核がある（表3.12）。これは共鳴中性子検出器として利用されるが，特にIn, Auはそれぞれ共鳴エネルギーが1.45eV，4.9eVで核反応断面積が著しく大きく，この領域でのエネルギー測定には有用である。また，熱中性子束密度あるいはフルエンスの測定には箔検出器が使用される。これは表3.13に示すようなターゲット核種の放射化により，生成される放射性核種の放射能，半減期から，熱中性子束密度を算出することができる。

(2) 二次荷電粒子検出法

　核反応で生じた二次荷電粒子を別の検出器で測定する方法で，中性子の測定に利用される。中性子エネルギーに応じて使用する検出器もさまざまである。

(a) ^{3}He, ^{6}Li, ^{10}B の各核種を利用：これは ^{3}He(n, p)^{3}H, ^{6}Li(n, α)^{3}H, ^{10}B(n, α)^{7}Li の各核反応により放出される陽子あるいは α 粒子を，比例計数管（^{3}He計数管，^{10}BF$_3$計数管），無機結晶シンチレータ（^{6}LiI(Eu)）などで測定する。

(b) 核分裂反応を利用：核分裂性物質に中性子を照射し，電離性核分裂片（生成物）に変換して測定する方法である。その核分裂片は通常の方法で検出できる。この反応の大きな特徴は，核分裂によって放出されるエネルギーが非常に大きい（約200MeV）ことである。一般に使用される核分裂検出器として電離箱の内面を核分裂性物質で薄く塗布した核分裂計数管がある。核分裂性物質である ^{235}U, ^{239}Pu は熱中性子に対する核反応断面積がそれぞれ580b，750bと大きく，その反面，速

表3.10 光核反応 [(γ,n) 反応] のしきいエネルギーと生成核種

ターゲット核種および(存在比%)	しきいエネルギー(MeV)	生成核種(半減期)	備考
^{2}H (0.015)	2.23	^{1}H (安定)	
^{9}Be (100.0)	1.67	^{8}Be → 2^{4}He (安定)	
^{12}C (98.90)	18.72	^{11}C (20.4 分)	Q値:-19.01
^{14}N (99.63)	10.55	^{13}N (10.0 分)	:-10.7
^{16}O (99.76)	15.66	^{15}O (122 秒)	:-16.3
^{27}Al (100.0)	13.06	^{26}Al (6.5 秒)	:-14.0
^{54}Fe (5.8)	13.38	^{53}Fe (8.5 分)	
^{63}Cu (69.17)	10.85	^{62}Cu (9.7 分)	β^{+}:+10.9
^{65}Cu (30.83)	9.91	^{64}Cu (12.7 時)	$\beta^{\pm}$:+0.2
^{70}Zn (0.6)	9.2	^{69}Zn (56.0 分)	
^{82}Se (9.2)	9.8	^{81}Se (18.5 分)	
^{107}Ag (51.8)	9.5	^{106}Ag (24 分/8.3 日)	
^{115}In (95.7)	9.0	^{114m}In→^{114}In (49.5日/71.9 秒)	
^{121}Sb (57.3)	9.25	^{120}Sb (17.0 分)	
^{127}I (100.0)	9.1	^{126}I (13.0 日)	
^{141}Pr (100.0)	9.4	^{140}Pr (3.6 分)	
^{181}Ta (99.99)	7.6	^{180}Ta (8.1 時)	
^{182}W (26.3)	8.06	^{181}W (121.2 日)	
^{197}Au (100.0)	8.06	^{196}Au (6.2 日/9.7 時)	
^{204}Pb (1.4)	8.4	^{203}Pb (6.1 秒/52 時)	
^{16}O (99.76)	28.89	^{14}O (76.5 秒)	(γ,2n) 反応

(NCRP No.79, 1984)

表3.11 しきい検出器として利用できる核種

ターゲット核種(存在比%)	核反応	しきいエネルギー(MeV)		生成核種(半減期)	備考
^{227}Np*	(n, f)	0.2	0.75	多数	~0.1MeV 付近
^{115}In (95.7)	(n, n'f)	0.45	0.6	^{115m}In (4.5h)	
^{232}Pa*			0.05		
^{137}Ba (11.23)	(n, f)	0.6		^{137m}Ba (2.6m)	
^{238}U* (99.28)	(n, f)	0.7	1.45	多数	~1.0MeV 付近
^{232}Th (100)	(n, f)	1.3	1.75	多数	~4.0MeV 付近
^{32}S (95.0)	(n, p)	1.7	2.2	^{32}P (14.3d)	
^{58}Ni (68.3)	(n, p)	1.7	1.9	^{58}Co (70.9d)	
^{31}P (100)	(n, p)	1.8	2.0	^{31}Si (2.6h)	
^{54}Fe (5.8)	(n, p)	1.8	2.4	^{54}Mn (312.2d)	
^{27}Al (100)	(n, p)	2.6	3.8	^{27}Mg (9.46m)	吸熱形
^{28}Si (92.2)		4.4		^{28}Al (2.24m)	
^{56}Fe (91.7)	(n, p)	5.0	5.7	^{56}Mn (2.58h)	
^{209}Bi* (100)	(n, f)		5.0		
^{24}Mg (79)	(n, p)	6.3	6.4	^{24}Na (15.02h)	
^{27}Al (100)	(n, α)	6.5	6.6	^{24}Na (15.02h)	吸熱形
^{63}Cu (69.2)	(n, 2n)	11.4	12.0	^{62}Cu (9.74m)	
^{12}C (98.9)	(n, 2n)	20	20	^{11}C (20.4m)	

*核分裂性物質 ICRU Report 10b

中性子に対しては小さいので,効率の良い熱中性子検出器として利用できる。また,しきいエネルギーの高い核分裂性物質として(表3.11)を使用すれば,速中性子検出器として利用できる。その他,既述の飛跡を利用して中性子フルエンスを求める方法がある。これはエッチピット(etch

表 3.12 共鳴中性子（一部熱中性子）検出器として利用できる核種

核種(存在比%)	共鳴エネルギーeV	共鳴放射化積分(b)	熱中性子放射化断面積 σ (b)	生成核種（半減期），放出放射線	
^{115}In (95.8)*	1.45	2460*	157	^{116m}In(54.1m)	β^-, γ
^{197}Au (100)*	4.9	1550*	99	^{198}Au(2.7d)	β^-, γ
^{127}I (100)	20–200	140	5.5	^{128}I(25m)	β^-, γ
^{164}Dy (28.2)*	54	——	2100	^{165m}Dy(1.3m)	β^-, γ
		——	800	^{165}Dy(140m)	
^{59}Co (100)	135	49.3	36.6	^{60}Co(5.24y)	β^-, γ
^{55}Mn (100)*	330	11.8	13.3	^{56}Mn(2.58h)	β^-, γ
^{23}Na (100)	3000	0.24	0.56	^{24}Na(150h)	β^-, γ
^{51}V (99.75)	13000	2.2	4.9	^{52}V(3.76m)	β^-, γ
^{37}Cl (24.2)	26000	——	0.56	^{38}Cl(37.5m)	β^-, γ

＊箔検出用

表 3.13 熱中性子検出用箔検出器に利用される核種

ターゲット核種（存在比%）	熱中性子放射化断面積($\times 10^{-28}$m^2)	生成核種（半減期）	放出放射線（MeV）
^{45}Sc (100)	22.3	^{46}Sc (83.8d)	β^-(0.357), γ(0.889, 1.121)
^{55}Mn (100)	13.3	^{56}Mn (2.58h)	β^-(2.81), γ(0.822)
^{59}Co (100)	36.6	^{60}Co (5.24y)	β^-(0.318.), γ(1.17, 1.33)
^{197}Au (100)	99	^{198}Au (2.7d)	β^-(0.963), γ(0.412)
^{115}In (95.7)	157	^{116m}In (54.1m)	β^-(1.0), γ(数種エネルギー)
^{164}Dy (28.2)	2100	^{165m}Dy (1.3m)	β^-(1.25, 0.88, 0.42)
	800	^{165}Dy (2.33h)	γ(0.09, 0.36, 0.76)

pit) 法で，酢酸セルローズ，ポリカーボネート等の絶縁性固体（またはフィルム）に核分裂性物質（U，Puなど）を塗布して検出器とする。これに中性子を照射し，核分裂生成物による飛跡をNaOHなどの化学試薬を用いて腐食（エッチング）すると，それらの飛跡を光学顕微鏡で観察できる。エッチピットの計数から中性子フルエンスが求まる。

(c) 速中性子を熱中性子まで減速：熱中性子に対し高感度を有する検出器を用いて測定するもので，これにはマンガンバス法，ロングカウンタの使用，レムカウンタの使用，の各方法がある。①マンガンバス法：MnSO$_4$溶液バスの中央部に中性子線源を置くと，線源からの中性子はすべて減速され，熱中性子となって^{55}Mnに吸収される。これによって生ずる^{56}Mnの飽和誘導放射能を測定し，中性子線源からの中性子放出率を算出する。②ロングカウンタの使用：^{10}BF$_3$計数管だけで使用する場合は，熱中性子領域での測定に限定されるが，Hanson & Mckibben は高速中性子を熱中性子領域まで減速させ，^{10}BF$_3$計数管で十分計数できるように改良した中性子検出器を試作した。このカウンタは図 3.36 a に示すように，^{10}BF$_3$計数管の周りをパラフィン減速材で覆い，かつ，薄い鉄板，硼酸(B$_2$O$_3$)末を中間に挟んで中性子エネルギーを減速させることにより，10keV～数MeV 程度の広いエネルギー範囲の中性子についてほぼ一様な感度特性（計数効率）が得られるもので（図 3.36 b），その広いエネルギー範囲の意味からロングカウンタ（long counter）と称する。このカウンタは散乱で逃げる中性子を少なくし，感度特性をより均一化するため，入射面（構造図右側）に直径 1"ϕ×長さ 3.5" の孔 8 個が穿けてある。また，計数感度が高いので比較的小さい中性子密度の測定に適しており，エネルギー分布不明の速中性子フルエンス率の測定に利用できる。た

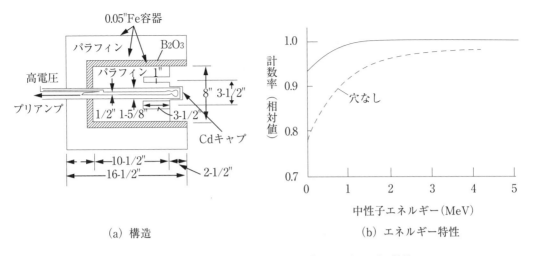

(a) 構造　　　　　　　　　　(b) エネルギー特性

図3.36　ロングカウンタの構造およびそのエネルギー特性

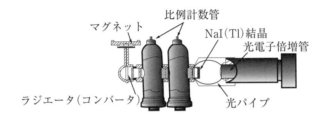

図3.37　速中性子線測定用カウンタテレスコープ

だし，前面（右側）入射時の特性は良好であるが，側面入射時の特性が劣るので注意が必要である。
③レムカウンタの使用：ロングカウンタと同じように中心部に熱中性子検出器を置き，その周囲を水素を含む減速材（ポリエチレン等）で覆い，中性子エネルギーの広い範囲について中性子の等価線量に比例した感度が得られるように作られたもの（図8.15参照）。また，減速材の中心部に^{6}LiI(Eu)シンチレータを使用した球形（直径25cm程度）のレムカウンタもある。その他，^{6}Liの薄膜（弗化リチウムまたは他の^{6}Li含有物質）を半導体ダイオード検出器で挟んだ，いわゆるサンドイッチ形スペクトロメータもあるが，これは中性子エネルギーの測定に用いられる。

(d) 水素を含む物質に速中性子を照射：弾性散乱により陽子（水素原子核）が反跳され，この反跳陽子の数あるいはエネルギーを測定すれば，中性子束密度，エネルギースペクトルなどが求められる。反跳陽子の測定にはメタン（CH_4），水素（H_2）等陽子含有ガスを封入した比例計数管，あるいは水素を含む液体または固体のシンチレータ（有機結晶，液体，プラスチック等），ZnS(Ag)粉末を混入したパラフィンとルサイトをサンドイッチ状に重ね合わせた形のシンチレータ（Hornyak button），その他半導体検出器，写真乳剤を使用する場合もある。反跳陽子を測定する別の方法として，カウンタテレスコープ（図3.37）の使用がある。これは一般に有機高分子（水

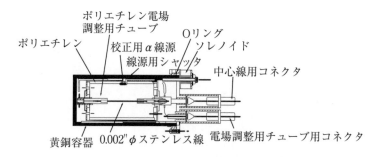

図3.38 Hurst 形比例計数管の構造

素化合物）で作られた薄膜ラジエータに中性子を入射させ，そこからの反跳陽子を比例計数管とNaI(Tl) シンチレーション検出器の同時計数により検出する方法である．また，中性子の吸収線量測定にはハースト（Hurst）形比例計数管（図3.38）が使用される．これは計数管内部にポリエチレンを使用，管内にはエチレンガスを封入してある．そして，中性子によるポリエチレンからの反跳陽子が封入ガスを電離するもので，組織等価検出器として吸収線量の測定に利用できる．

3.3.5 温度上昇を利用した検出器

放射線は物質との相互作用によりエネルギーを失うが，その大部分は熱エネルギーとなり物質に吸収される．その結果，物質はごくわずかな温度上昇をもたらす．この温度上昇を測定できれば，それにより放射線のエネルギーフルエンスあるいは吸収線量を求めることができる．一般には熱量計（calorimeter）として知られているが，物質が吸収した放射線エネルギーを温度変化として検出する方法で，装置は特に完全な熱絶縁が要求される．温度変化の測定には一般に半導体素子サーミスタが使用され，また，放射線の吸収物質として Pb（X，γ線用），C，Al（電子線用）などが使われる．熱量計については第6章（6.3.1）に記述してあるが，基本的には水カロリメータとグラファイトカロリメータがある．

3.3.6 測定装置の電子回路

放射線検出器からの出力信号は測定目的により，線量計測，パルス計測等が行われるが，それぞれに使用する電子回路は異なる．ここでは主として放射線をパルスとして処理する測定系の一般的回路構成ならびにその電子回路について簡単に説明する．

(1) 回路構成

放射線測定における検出系の出力信号は，①電離電荷検出，②発光検出，③化学変化検出の3種に分類できる．これらのうち，①および②にかかわる出力信号は一般に微弱であり，計数，分析ができるように増幅を行い，そして，表示・記録できることが必要である．表3.14に主な放射線検出系について2～3の特性を示す．また，これら検出系の検出器部から表示・記録部までの測定系の基本的回路構成は，検出器として比例計数管，GM 計数管，シンチレーション検出器に関してはそれぞれ図3.12，図3.14，図3.32に示してある．ただ，③の場合は検出器が千差万別であ

表3.14 放射線検出器系の諸特性

検出方式	検出器	検出器寸法*	時間分解能	エネルギー分解能	出力パルス	線量計に利用
電荷検出方式	電離箱	M	$0.02\sim1000\mu s$	$0.5\sim2\%$	0.1mV	++
	比例計数管	M	~1	$2\sim10$	$1\sim10$	+
	GM計数管	M	$1\sim1000$	——	$10^2\sim10^4$	+
	半導体検出器	S, M	$0.01\sim1$	$0.1\sim1$	——	+
発光検出方式	シンチレーション検出器	M	$0.01\sim1$	$5\sim20$	$0.1\sim10^3$	++
	チェレンコフ検出器	M	0.001	——	——	−
	熱ルミネセンス線量計	S	——	——	——	++
	蛍光ガラス線量計	S	——	——	——	++
化学変化検出方式	写真フィルム	S, M	——	——	——	++
	化学線量計	S, M	——	——	——	++
	固体飛跡検出器	S	——	$5\sim10$	——	++

*S：数mm程度，M：数cm程度

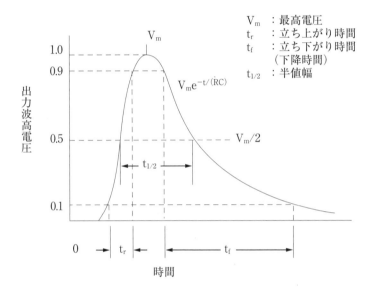

図3.39 検出器系の出力波形

るが，機能的には①，②と共通していると考えられる。

(2) 検出系の出力信号

　放射線検出器からの出力パルスの大きさは検出器の種類，測定条件などで異なり，同じガス入り検出器でも電離箱（$10^{-5}\sim10^{-4}$V），比例計数管（$10^{-3}\sim10^{-2}$V），GM計数管（$10^{-1}\sim10$V）ではガス増幅率の，また，シンチレーション検出器（$10^{-4}\sim1$V）は使用光電子増倍管のダイノード段数の違いなどのため幅がある。これらの出力信号を測定系の増幅回路，波高分析回路等を経て表示・記録するには，~10V程度の出力電圧に増幅する必要がある。したがって，電離箱では10^5倍以上の増幅器を必要とするが，GM計数管では$1\sim10^2$倍以下の簡単な増幅器でよい。ガス入り検出器，シンチレーション検出器などからの出力電圧波形は個々の入射放射線に対し，一般的には図3.39で示される。この図でt_rはパルス立ち上がり時間，V_mは電圧最大値，$e^{-t/CR}$は最大値からの減衰

表 3.15 測定系の時間応答特性による分類

測定モード	信号処理に要する時間の長さ（T：時定数）	特　　徴
パルス計数（パルス回路）	$T \approx t$	不感時間，パイルアップによる計数損失が生ずる
電流測定（直流回路）	$1s \geq T > t$	平均値の時間的変化が求まる　測定レンジが広い（5〜6桁）
信号積算	$T \gg t$	照射時間中の積算線量の測定

t：検出器系出力波形の時間幅

過程を表しており，CR は出力回路の時定数（C は主として浮遊容量，R は抵抗値）である。

（3）測定系の時間・応答特性

検出器に入射する放射線（入力信号）の時間的変化に対し，測定系の時間・応答特性は，主として検出系の出力信号形成に依存する。したがって，その時間・応答特性を検出器の時間分解能よりも良くすることは一般的には意味がない。すなわち，測定系の時間・応答特性は検出系の出力パルスの時間幅 t に対し，測定系回路での信号処理時間（回路の時定数）τ の大きさによって決まる。選択する測定モードとして，(1) での①，②の信号処理回路には主としてパルス計数モード（パルス回路）が，また①のうち電気的信号計測の場合は，電流測定モード（直流回路）あるいは信号積算モードがそれぞれ使われる。各測定モードによる出力パルス時間幅と信号処理時間の関係を表 3.15 に示す。

（4）測定系電子回路モジュール

放射線の線量測定には一般に電流モードあるいは積算モードでの電子回路が使用されるが，これら以外の放射能測定，放射線計測ではもっぱらパルス計測モードでの電子回路が使われている。そして，現在はこれら電子回路がユニット化（モジュールという）されており，測定目的に応じてそれらモジュール（図3.40）を取捨選択し，組み合わせて使用できる。メーカーが異なる製品でも共通に使用できるよう個々のモジュールは寸法，直流電源コネクタ等国際的に規格化されている。国際規格として NIM (nuclear instrumentation module standard) および CAMAC (computer automated measurement and control standard) の 2 つの規格がある。NIM 規格では電源付加ビン（bin：筐体，幅 19"×高さ 8·3/4" または 5·1/4"）に 12 個のモジュール（基本幅：34.4mm）が挿入できる構造で，基本幅の 2〜3 倍幅のモジュールも使用できる。主要な直流電源として ±6V，±12V，±24V などを備えている。この規格は大量のデジタルデータ処理には不向きで，かつ基本モジュール幅が一般のデジタルユニットに対しては広過ぎるため，新たに CAMAC 規格が制定されたわけである。これも 19" 幅ラック（rack）に適合するクレート（crate：箱）を基本とし，クレートは 17.2mm 間隔で，25 箇所別々のモジュールステーションに分割されている。各モジュールとクレート間の電気接続は 86 個の接点を持つプリント基板とエッジコネクタを使用して行う。上記の規格に基づいた放射線計測用の各種モジュールが製品化されている。すなわち，高圧電源（HV：high voltage supplier），前置増幅器（preamplifier），比例増幅器（linear amplifier），波高弁別器（pulse height discriminator），シングルチャネル波高分析器（SCA：single channel pulse height analyser），同時計数ユニット（coincidence circuit），逆同時計数ユニット（anticoincidence circuit），立上がり時間・波高変換器（RHC：rise time to pulse height converter），計数率計（count

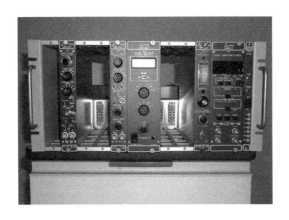

図3.40 モジュール外観

rate meter), 計数器 (scaler), タイマ (timer) 等々多くのユニットがある。

(a) 前置増幅器：放射線検出器からの出力信号は一般に微弱なため, ある程度長いケーブルで増幅器に導いた場合, その間で信号が減衰される。この信号対雑音比 (S/N) を下げないためには検出器系の静電容量性負荷をできるだけ小さく抑える必要がある。そのため, 検出器とケーブルを直接接続することは避け, 検出器に近い側に入力インピーダンスの高い前置増幅器（これにより検出器の負荷静電容量を小さくする）を設けている。例えば出力インピーダンス 1Ω 以下となり得る出力回路としてエミッタホロワ (emitter-follower) 回路がよく用いられる。この前置増幅器の出力側は低インピーダンスにしてあり, インピーダンス整合回路として動作する。したがって, 前置増幅器出力側からパルス処理分析回路へのケーブル接続が長くても信号電圧の低下は生じない。また, 前置増幅器では検出器の出力信号は普通パルス整形を行わず, その出力パルスはリニアテイルパルス（図3.39）である。パルス立上がり時間は検出器自身の電荷収集時間に対応してできるだけ短くし, また, パルス減衰時間（パルスが指数関数で減衰するとき, 波高が $1/e$ に減衰するまでの時間で, 通常 $50\sim100\mu s$ 程度）は少し長くなっている。半導体検出器に使用される前置増幅器は特に S/N を高める必要性から, 初段に FET（電界効果形トランジスタ）などを用い, また電荷形前置増幅器*が使われる。

(b) 比例増幅器：前置増幅器からの信号パルスは, ケーブルを経てこの比例増幅器（主増幅器ともいう）に導かれる。この増幅器の主な機能は入力パルスの増幅とパルスの整形で, 標準の極性とある波高範囲（~10V 程度まで）の整形比例パルスを出力する。必要とする増幅率（あるいは利得）は入力信号に応じて異なるが, 一般的には 100～500 程度の範囲である。比例増幅器ではパルス整形の方法が計数率とエネルギー分解能に影響を与えるが, 一般には RC 整形回路網と短絡形電送線の二種類の整形法が使われている。これらの詳細については専門書を参照されたい。入力信号に比

---

*) 一般には電圧形前置増幅器（入力側電圧パルスの波高に比例した波高の出力パルスを作る回路で構成）が多く使用されるが, 半導体検出器の場合バイアス印加電圧と共に検出器の静電容量が変化し, 入射放射線による電荷と出力パルスの比例性が失われる ($V_{max} = Q/C$)。そのため, 電荷形前置増幅器では出力電圧が入力側に加えたパルスの全積分電荷に比例するような回路構成にしてある。

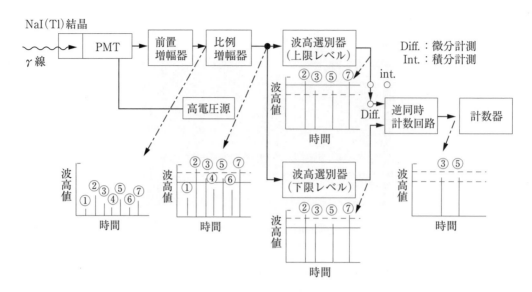

図3.41　シングルチャネル波高分析器の原理

例した大きさの出力波高が得られるような増幅と次項の波高弁別を行うために矩形状のパルス変換を行う。その他，パイルアップ（テイルパイルアップおよびピークパイルアップがある）を除去するための回路も含まれる。

(c) 波高弁別器：比例増幅器からの出力パルスのうち，任意のある大きさ以上の出力パルス（電圧）だけを取り出すために波高弁別器が使われる。これは積分形波高弁別器（integral discriminator）といわれるもので，リニア整形入力パルスの波高が設定した波高弁別レベルを超えたときだけロジック出力パルスが発生するような回路となっている（積分計測）。

(d) シングルチャネル波高分析器（SCA：single channel pulse height analyser）：積分形波高弁別器に対し，波高弁別レベルが別々に設定できるよう2台の波高弁別器を有する微分形波高弁別器をシングルチャネル波高分析器という。これは図3.41に示すとおり，2台の波高弁別器と逆同時計数回路から成り，1台の波高弁別器は下限弁別電圧（LLD：lower level discriminator）に，他の1台は上限弁別電圧（ULD：upper level discriminator）にそれぞれ設定する。逆同時計数回路では上・下限両弁別器からの出力パルスが同時に入力したときは計数されず，一方下限弁別器からの出力パルスが入力し，上限弁別器からの出力パルスがないときだけ計数される。これが逆同時計数回路の出力パルスとして取り出される。すなわち，上限レベル V_U と下限レベル V_L の間に入る電圧パルスだけを計数するが，これら両レベルの差 ΔV（$=V_U-V_L$）をチャネル幅（channel width）またはウインドウ幅と呼ぶ。チャネル幅 ΔV を固定にして下限レベル V_L を低い側から高い側へ変化させ，そのつどチャネル幅中に含まれるパルス数を測定すれば，パルスの波高分布が求まり，入射放射線のエネルギー分布が得られる。この場合，下限弁別電圧（LLD）をベース電圧ともいうが，このLLDだけを使用して計測する場合は (c) で説明した積分計測に等しい。

(e) マルチチャネル波高分析器（MCA：multichannel pulse height analyser）：多重波高分析装置

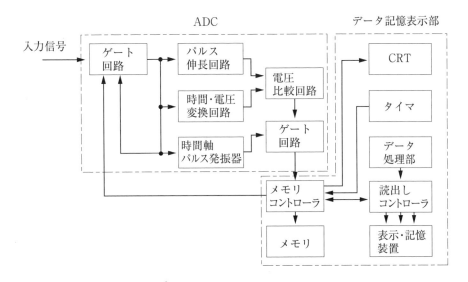

図3.42 マルチチャネル波高分析器の基本構成

ともいうが，(d)の波高分析器では単一のチャネル幅で順次移動しながら測定を繰り返すため，1つの波高分布を求めるのに相当な時間を要する。これを多チャネル同時に設定できるようにしたものであるが，SCAを多数設けることには無理がある。実際に行われている方法はSCAの回路構成とは大いに異なる。MCAでは検出器からの出力パルス（アナログ量）はADC (analog to digital converter) によりデジタル量に変換され，記憶装置（メモリ）の対応する場所に蓄積される（図3.42）。多くのMCAはADCにウイルキンソン（Wilkinson）形を採用している。図3.43はその動作概要で，ADCの動作原理(a)とメモリ上へのヒストグラム作成の方法(b)を示してある。(a)ではまず，1) パルスが入力する，2) パルス伸長回路で波高値に応じた電圧（パルスストレッチャ電圧）を保持する，3) 時間・電圧変換回路により時間の長さに比例した電圧（リニアスイープ電圧）を発生させる，4) 電圧比較回路で2) と3) のそれぞれの電圧を比較し，両者の電圧が一致した時点で信号を出す，そして5) 時間軸パルス発振器により，入力パルス到来時点から両電圧一致の信号が出るまで等時間間隔のパルス（クロックパルス）列を発生させる。すなわち，クロックパルス数は入力パルスの波高値に比例しており，このクロックパルス数をメモリアドレスとして使用する。それゆえ，入力パルスが到来するごとに，その波高値に相当したアドレスにアドワン（add one）される。市販のMCAはADCの変換利得が10V当たり256チャネルから8192チャネル程度まで変えられるので，それに応じてメモリ容量も大きくなっている。これらの装置は放射性核種の分析，線源放射能の測定など放射線計測分野で広く利用されているが，特にGe半導体検出器を使用したγ線スペクトロメトリには欠かせない装置である。図3.44はメモリ容量8192チャネルのMCA装置外観である。

(f) **計数器（スケーラ）**：放射線測定器の最終段に検出器の出力パルスを数として表示するのがスケーラで，古くはレジスタ等機械的に動作するスケーラが使われたが，応答速度が遅く数え落としが大きかった。その後，グロー放電を利用した10進計数管（デカトロン），パルスごとに偏向した

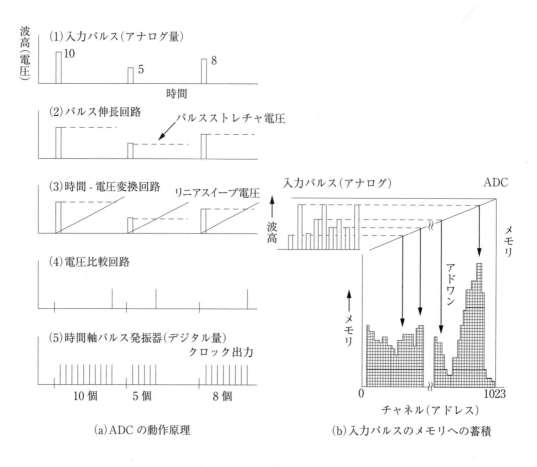

(a) ADC の動作原理　　(b) 入力パルスのメモリへの蓄積

図3.43　マルチチャネル波高分析器の動作概要

電子ビームを蛍光面に当て発光させる10進計数管（E1T）などが使われたが，現在は集積回路を使用して応答速度の速い（10MHz程度），そして表示部に発光ダイオード，液晶などを使用したスケーラが多く使われている。また，カウントする場合の機能として，プリセットタイム（あらかじめ設定した時間での計数測定）およびプリセットカウント（あらかじめ設定した計数に達するまでの時間測定）がある。そして，計数結果の記録は付属するプリンタによって行われる。

(g)　計数率計（カウントレートメータ）：計数器がある事象での総計数を求めるのに対し，レートメータは増幅器あるいは波高分析器からの出力計数の時間的変化を連続して表示するもので，計数率計回路の入力パルス数に比例してコンデンサを充電し，その電圧を測定するものである。そして，入力パルス数と出力電圧の関係をあらかじめ求めておけば，計数率がわかる。**図3.45**にレートメータの基本回路（ダイオードポンプ回路）を示すが，V_s と R_f はそれぞれロジック回路出力段の電圧発生器と出力インピーダンスである。いま，電圧 V のロジックパルスがポンプ回路に加わると，コンデンサ C_f を充電する。その電荷 $Q(=C_fV)$ は T_2 を通して C_f に電荷を与え，同時に抵抗 $R(\Omega)$ を通して連続的に放電される。入力パルスの計数率 n が一定ならば，C_t への電荷供給率と R によ

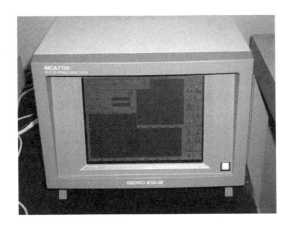

図3.44 マルチチャネル波高分析装置の外観

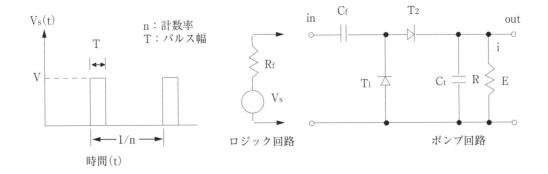

図3.45 計数率計の基本回路

る放電率が等しくなり，平衡状態を保つ。ここで，入力計数率が変化した場合は回路時定数（≒RC_t）の数倍の時間が経過すれば，そこでまた平衡状態になる。ここで，$C_t(F) \gg C_f(F)$，パルス幅 $T \gg R_f C_f$，かつ，$(1/n) - T \gg R_f C_f$ と仮定した場合，回路の出力端子に生ずる平均電圧 E は，

$$E = iR = nQR = nC_f VR \quad \cdots\cdots (3.18)$$

で与えられる。これから明らかなとおり，入力パルスの電圧 V が常に等しくないと出力電圧 E との比例性が失われる。周期性の入力パルスが加わった場合は，**図3.46 a** に示す規則的な出力電圧となるが，ランダムパルスの場合は**図3.46 b** のように揺動した出力電圧になる。この出力電圧の分散 σ_E^2（σ_E は標準偏差）は，

$$\sigma_E^2 = \frac{nQ^2 R}{2C_t} \quad \text{よって} \quad \sigma_E = Q\sqrt{\frac{nR}{2C_t}} \quad \cdots\cdots (3.19)$$

ゆえに，相対的標準偏差（％）は，

$$\frac{\sigma_E}{E} \times 100 (\%) = \frac{1}{nQR} \times Q\sqrt{\frac{nR}{2C_t}} \times 100 = \frac{1}{\sqrt{2nRC_t}} \times 100 (\%) \quad \cdots\cdots (3.20)$$

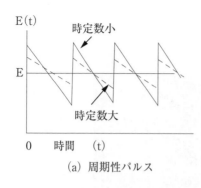
(a) 周期性パルス

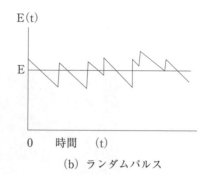
(b) ランダムパルス

図3.46 周期性パルスとランダムパルス

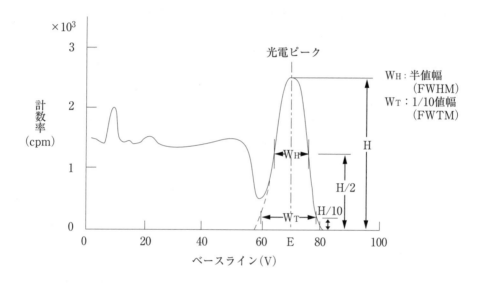

図3.47 γ線スペクトルと半値幅，1/10値幅

となる．上式から時定数 RC_t (s) を大きくすれば，相対的標準偏差は小さくなる．レートメータのフルスケールレンジの切り換えは R の値を変えることで行える．また，同一レンジで相対的標準偏差を変える場合は C_t を変化させればよく，これを小さく抑えるには C_t を大きくすればよい．また，計数率計の表示モードはアナログ式が一般的であるが，デジタル式も使用されている．

(h) **高圧電源**：直流電圧を印加して動作する放射線検出器は種々あるが，多くの場合数百～数千ボルトの高圧電源が必要である．この電源を検出器のバイアス（bias）電源ともいうが，検出器の種類によってその具備すべき諸特性（電圧レベルと安定度，電流容量，電源リップル等）は大きく異なる．特に電圧の安定度はエネルギー分解能に影響を与え，また，光電子増倍管使用の場合は増幅度を変化させるので十分な精度が必要である．しかし，GM計数管の場合はプラトー特性から，計数率が動作電圧にあまり依存しないため，電圧安定度はさほど影響しない．また，半導体検出器

用高圧電源の場合はスイッチ切り換え操作による段階的な電圧変化は好ましくない。これは前置増幅器入力側のFETを破損する恐れがあるためである。

(5) エネルギー測定の回路構成

　放射線の波高分析器については 3. 3. 6(4) の (d), (e) で触れたとおり，シングルチャネル波高分析器とマルチチャネル波高分析器があるが，それらの回路構成は図3. 41，図3. 42に示したとおりである。エネルギー測定に使用するのは大体マルチチャネル波高分析器で，例えば放射性核種からのγ線エネルギー分析を行う場合，Ge半導体検出器の出力パルスは増幅器を経てマルチチャネル波高分析器に導かれる。得られたγ線スペクトルはCRT上に表示されるが，そのエネルギー校正はγ線エネルギー既知の標準線源を使用して行う。また，検出器を含む測定系のエネルギー分解能は波高曲線の光電ピーク（図3. 47）から，半値幅（FWHM），1/10値幅（FWTM）を求めて評価している。

　エネルギー測定の電子回路系で特に重要な点は，増幅器の安定性，直線性の確保である。特に，チャネル数の多い分析器では時間の経過によりチャネル位置と波高値の関係にズレが生じると，スペクトルが変化することになるので注意しなければならない。

第4章　測定値の取扱い

　放射性物質から放出する放射線を計数する場合，ある放射能を繰り返し測定しても同一カウントになるとは限らず，必ずバラツキが生じる。測定回数を多くすればこのバラツキによる誤差は小さくなる。また，単位放射能当たりの計数値を比較する場合，放射能自身に差があったり測定時間に差があったりすると，ある一定の誤差を伴う。このように，測定値の中にはこれらの誤差が含まれるが，前者を統計（的）誤差，後者を系統（的）誤差と呼んでいる。統計誤差を小さくするには精度（精密さ）を上げる必要があり，他方，系統誤差を小さくすることは確度（正確さ）を良くすることである。ここでは，統計誤差に関することを中心に説明する。

4.1　測定値の統計変動

　原子核が放射性崩壊するのは全くランダムであり，その際，放出する放射線を時間ごとに測定した場合，当然あるバラツキが見られる。このバラツキは統計変動によるもので，一つひとつの事象は全く独立している。この変動の程度は確率論の問題として導き出すことができる。

　例えば，放射線測定において，時間間隔 t での平均計数が n であるとするとき，測定ごとの計数が n になるとは限らない。そこで，いま時間 t での計数が m になる確率 $p(m)$ を求めてみる。図4.1で時間 t を N 等分して，t/N の微小時間に1カウントを計数する確率は n/N であり，この N 等分した微小時間間隔のうち，特定の m 部分で計数される確率は $(n/N)^m$ となる。また，t/N の微小時間中に計数されない確率は $1-(n/N)$ であるから，N 等分した微小時間間隔のうち $(N-m)$ 部分で計数されない確率は $(1-(n/N))^{N-m}$ となる。それゆえ，N 等分した時間間隔のうち m 部分で計数され，$N-m$ 部分で計数されない確率は $(n/N)^m(1-(n/N))^{N-m}$ である。ここで，N 等分した微小時間間隔の決め方の組み合わせは，${}_N C_m = N!/(m!(N-m)!)$ 通りあるので，時間 t の間に m だけ計数される確率は，

$$\frac{N!}{m!(N-m)!}\left(\frac{n}{N}\right)^m\left(1-\frac{n}{N}\right)^{N-m} \quad \cdots\cdots (4.1)$$

で，これは二項分布の確率分布関数として知られるものである。したがって，求める確率 $p(m)$ は N を無限大にすると，

$$p(m) = \lim_{N\to\infty}\frac{N!}{m!(N-m)!}\left(\frac{n}{N}\right)^m\left(1-\frac{n}{N}\right)^{N-m} \quad \cdots\cdots (4.2)$$

となる。ここで，近似式 $N!/(N-m)! \fallingdotseq N^m$，$(1-(n/N))^{N-m} \fallingdotseq e^{-n}$ を用いれば，

$$p(m) = \frac{n^m}{m!}e^{-n} \quad \cdots\cdots (4.3)$$

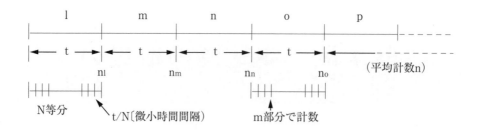

図4.1　計数の確率的取り扱い

である。上式は1回の測定で測定値が m となる確率を示すもので，ポアソン（Poisson）の分布を表す。ここで，e^n の展開式，

$$e^n = 1 + n + \frac{n^2}{2!} + \frac{n^3}{3!} + \frac{n^4}{4!} + \cdots = \sum_{m=0}^{\infty} \frac{n^m}{m!} \quad \cdots\cdots(4.4)$$

から，式（4.3）は，

$$\sum_{m=0}^{\infty} p(m) = \sum_{m=0}^{\infty} \frac{n^m}{m!} e^{-n} = 1 \quad \cdots\cdots(4.5)$$

となる。式（4.4）の両辺に ne^{-n} を乗じると，

$$n = \sum_{m=0}^{\infty} n \frac{n^m}{m!} e^{-n} = \sum_{m+1=1}^{\infty} (m+1) \frac{n^{m+1}}{(m+1)!} e^{-n} = \sum_{m=0}^{\infty} m \frac{n^m}{m!} e^{-n} = \sum_{m=0}^{\infty} m \cdot p(m) \quad \cdots(4.6)$$

となり，m の平均値が n であることを示している。ポアソン分布の式から m が n の周りにどのように分布するかがわかるが，計数値の統計精度を表す分散（σ^2），すなわち，m の n からのズレの2乗の平均値は，

$$\sigma^2 = \sum_{m=0}^{\infty} (m-n)^2 \cdot p(m) = \sum_{m=0}^{\infty} m^2 \cdot p(m) - 2n \sum_{m=0}^{\infty} m \cdot p(m) + n^2 \sum_{m=0}^{\infty} p(m) \quad \cdots\cdots(4.7)$$

また，式（4.4）の両辺に $n^2 e^{-n}$ を乗じて整理すると，

$$n^2 = \sum_{m=0}^{\infty} \frac{n^m}{m!} n^2 e^{-n} = \sum_{m+2=2}^{\infty} (m+2)(m+1) \frac{n^{m+2}}{(m+2)!} e^{-n} = \sum_{m=0}^{\infty} m(m-1) \frac{n^m}{m!} e^{-n}$$

$$= \sum_{m=0}^{\infty} m^2 \frac{n^m}{m!} e^{-n} - \sum_{m=0}^{\infty} m \frac{n^m}{m!} e^{-n} \quad \cdots\cdots(4.8)$$

式（4.3）を式（4.8）に代入すると，

$$n^2 = \sum_{m=0}^{\infty} m^2 \cdot p(m) - \sum_{m=0}^{\infty} m \cdot p(m) \quad \cdots\cdots(4.9)$$

上式の右辺第2項は式（4.6）から n に等しいので，

$$\sum_{m=0}^{\infty} m^2 \cdot p(m) = n^2 + n \quad \cdots\cdots(4.10)$$

式（4.5），（4.6），（4.10）を式（4.7）に代入すれば，

$$\sigma^2 = n^2 + n - 2n \cdot n + n^2 = n \quad \cdots\cdots(4.11)$$

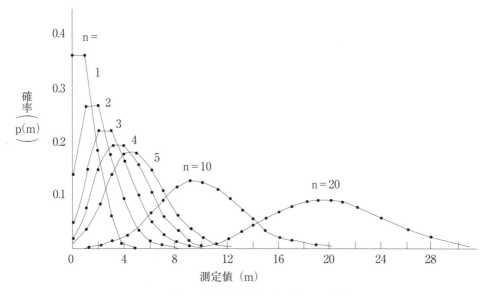

図4.2 計数値の違いとポアソン分析

したがって，標準偏差 σ は，

$$\sigma = \sqrt{n} \quad \cdots\cdots\cdots\cdots\cdots\cdots\cdots\cdots\cdots\cdots\cdots\cdots\cdots\cdots\cdots\cdots\cdots\cdots\cdots\cdots (4.12)$$

また，ポアソン分布をグラフで示すと，**図4.2** のようになる。すなわち，図から明らかなように平均値 n が小さい場合の $p(m)$ は非対称であるが，n が大きくなるにつれ（＞7），ガウス（Gauss）分布（あるいは正規分布という）に近づく。ポアソン分布は離散量（整数値）を扱う場合に適用されるが，ガウス分布の場合は連続量（分数値）を扱うことができる。ガウス分布は左右対称でベル形のグラフになるが（図4.2，$n=20$），式では，

$$p(m) = \frac{1}{\sqrt{2\pi n}} \exp\left[\frac{(m-n)^2}{2n}\right] \quad \cdots\cdots\cdots\cdots\cdots\cdots\cdots\cdots\cdots\cdots (4.13)$$

で表される。ここで，標準偏差を σ，平均値を n とすれば，

$$p(m) = \frac{1}{\sigma\sqrt{2\pi}} \exp\left[-\frac{(m-n)^2}{2\sigma^2}\right], \infty > m > -\infty \quad \cdots\cdots\cdots\cdots\cdots (4.14)$$

となる。すなわち，n と σ を与えれば，m の各値に対し $p(m)$ が決まる。そこで，ガウス分布を一般に $N(n, \sigma^2)$ と記す。いま，$\sigma=1$，$(m-n)/\sigma = z$ と置くと，$z=(m-n)/1 = m-n$ より式（4.14）は，

$$u = \frac{1}{\sqrt{2\pi}} \exp\left(-\frac{z^2}{2}\right) \quad \cdots\cdots\cdots\cdots\cdots\cdots\cdots\cdots\cdots\cdots\cdots\cdots\cdots (4.15)$$

となる。上式の正規分布を基準正規分布と呼び，平均が0 [変数 $m-n$ の平均は0，ゆえに z の平均は0]，$\sigma^2=1$ であるので，$N(0, 1)$ と記す。種々の z の値に対して u が簡単に求まる。**図4.3** は基準正規分布曲線で，$z=0, 1, 2, 3$ に対しそれぞれ $u=0.3989, 0.2420, 0.0540, 0.0044$ になる。また，図4.3でそれぞれ $\pm z$ の範囲内にある確率は 68.26%，95.46%，99.73% となるが，確率が

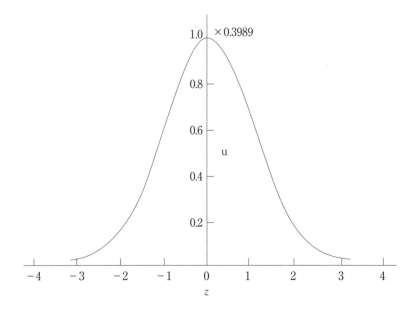

図4.3 基準正規分布曲線

50%に相当するzは0.6745（このときの$u = 0.3178$）になる。

4.2 測定値の統計処理

4.2.1 計数値の標準偏差

　放射線計測で，例えば同一線源をN回繰り返し測定した場合，求める平均値は算術平均$\overline{m}$であり，真の平均値nではない。通常は，

$$n \simeq \overline{m} = \frac{1}{N} \sum_{i=1}^{N} m_i \quad \cdots \cdots (4.16)$$

で表される。ここで各測定値m_iはそれらの平均値mの周りに分布するので，測定値の統計精度はその分散（σ^2）の程度で表される。すなわち，σ^2は測定値mと真の平均値nとの偏差の平方$(m-n)^2$であり，N回測定した場合の分散は，

$$\sigma^2 = (m-n)^2 = \frac{1}{N} \sum_{i=1}^{N} (m_i - n)^2 \quad \cdots \cdots (4.17)$$

で表される。したがって標準偏差は，

$$\sigma = \sqrt{\frac{1}{N} \Sigma (m_i - n)^2} = \sqrt{n} \quad \cdots \cdots (4.18)$$

となる。この場合，真の平均値nを得ることができないので，実際には多数回（$N \leq 30$）の測定から次式を用いて算出すれば，標準偏差は近似的に求められる。すなわち，

$$\sigma = \sqrt{\frac{1}{N-1} \sum_{i=1}^{N} (m_i - \overline{m})^2} \quad \cdots \cdots (4.19)$$

である。上式の分母が N の代わりに $N-1$ を使用しているのは，真の平均値 n の代わりに $\overline{m}$ を使用しているため，測定に基づく標準偏差は本来の標準偏差よりも小さい方に偏る。したがって，N よりも小さい数（自由度が1だけ減少した $N-1$）で除している。

式（4.18）で示すとおり，平均値 n の正規分布における標準偏差は $\sigma=\sqrt{n}$ であるが，1回の測定で n を知ることはできない。しかし，n の代わりに測定値 m が得られたとき，$m \approx n$ とすれば，

$$\sigma=\sqrt{m} \quad \cdots\cdots(4.20)$$

として求められる。一般に表示する場合は［計数値＋標準偏差］の形，すなわち，$m \pm \sqrt{m}$ と記す。例えば，1回の測定で全計数値 $m=10,000$ カウントを得たときの標準偏差は $\sigma=\sqrt{10,000}=100$ カウントであり，$10,000 \pm 100$ と表示する。

測定値の精度を標準偏差で比較する場合，それぞれの平均値が近い値のときはそのまま使用できるが，そうでないときは相対的標準偏差［相対誤差，標準誤差，変動係数（c.v.）などともいう］が使用される。これは，

$$\text{c.v.} = \frac{\sigma}{m} = \frac{\sqrt{m}}{m} = \frac{1}{\sqrt{m}} \quad \cdots\cdots(4.21)$$

で表されるが，一般にはパーセントの形（c.v.×100%）で用いることが多い。

いま，放射線測定で計数の統計誤差（c.v. に同じ）を 0.1% 以下に抑えたいとき，全計数値は少なくても $m=(100/\text{c.v.}\%)^2=(100/0.1)^2=10^6$ カウントを必要とする。

(1) 計数率の標準偏差

測定時間 t での全計数値が N であるとき（計数率 $R=N/t$），標準偏差 σ_R を含む計数率を求めると，

$$R \pm \sigma_R = \frac{N \pm \sqrt{N}}{t} = \frac{N}{t} \pm \frac{\sqrt{N}}{t} = R \pm \sqrt{\frac{R}{t}} \quad \cdots\cdots(4.22)$$

になる。例えば10分間の測定で10,000カウントを得たとき，計数率 $R=10,000/10=1,000$ cpm なので，

$$R \pm \sigma_R = 1,000 \pm \sqrt{\frac{1,000}{10}} = 1,000 \pm 10 \text{ cpm}$$

となる。

(2) 計数値の加減乗除による標準偏差

任意の数の独立した変数 $x, y, z, \cdots\cdots$（標準偏差がそれぞれ $\sigma_x, \sigma_y, \sigma_z, \cdots\cdots$）の関数 $u=f(x, y, z, \cdots\cdots)$ の標準偏差 σ_u は，

$$\sigma_u = \left[\left(\frac{\delta u}{\delta x}\right)^2 \sigma_x^2 + \left(\frac{\delta u}{\delta y}\right)^2 \sigma_y^2 + \left(\frac{\delta u}{\delta z}\right)^2 \sigma_z^2 + \cdots\cdots\right]^{1/2} \quad \cdots\cdots(4.23)$$

により算出できる。この式（誤差の伝搬式）を用いれば，計数値 A および B（標準偏差がそれぞれ σ_A および σ_B）のとき，計数値 A と B の和，差，積，または商に対する各標準偏差は次のようになる。

和：$(A+B) \pm (\sigma_A^2 + \sigma_B^2)^{1/2}$ $\quad\cdots\cdots(4.24)$

差：$(A-B) \pm (\sigma_A^2 + \sigma_B^2)^{1/2}$ $\quad\cdots\cdots(4.25)$

積：$(A \times B) \pm (B^2 \sigma_A^2 + A^2 \sigma_B^2)^{1/2} = (A \times B) \pm (A \times B)\left[\left(\frac{\sigma_A}{A}\right)^2 + \left(\frac{\sigma_B}{B}\right)^2\right]^{1/2}$ ……………(4. 26)

商：$\dfrac{A}{B} \pm \left(\dfrac{\sigma_A^2}{B^2} + \dfrac{A^2 \sigma_B^2}{B^4}\right)^{1/2} = \dfrac{A}{B} \pm \dfrac{A}{B}\left[\left(\dfrac{\sigma_A}{A}\right)^2 + \left(\dfrac{\sigma_B}{B}\right)^2\right]^{1/2}$ …………………(4. 27)

例えば試料の放射能を測定するとき，総計数率 $n_T \pm \sigma_T$ からバックグラウンド（自然）計数率 $n_B \pm \sigma_B$ を差し引いて，正味計数率 $n_N \pm \sigma_N$ を求めるときは式（4. 25）を用いて，

$$n_N \pm \sigma_N = (n_T - n_B) \pm (\sigma_T^2 + \sigma_B^2)^{1/2} \quad \cdots\cdots(4. 28)$$

となる。また，そのときの試料とバックグラウンドの測定時間がそれぞれ t_T, t_B ならば，式（4. 22）から，

$$n_N \pm \sigma_N = (n_T - n_B) \pm (n_T/t_T + n_B/t_B)^{1/2} \quad \cdots\cdots(4. 29)$$

になる。ここで，正味計数率の標準偏差 σ_N を小さくするには測定時間 t_T, t_B を長くとればよいが，しかし，限られた時間内で標準偏差をできるだけ小さく（測定精度を高く）するには，t_T, t_B の時間配分をどのように選べばよいか，その条件を導くと以下のようになる。式（4. 29）で，

$$\sigma_N = \left[\frac{n_T}{t_T} + \frac{n_B}{t_B}\right]^{1/2} \quad \cdots\cdots(4. 30)$$

であり，式（4. 30）の両辺を自乗して微分すると，

$$2\sigma_N d\sigma_N = -\frac{n_T}{t_T^2} dt_T - \frac{n_B}{t_B^2} dt_B \quad \cdots\cdots(4. 31)$$

ここで，$t_T + t_B = C$（一定）であり，$dt_T + dt_B = 0$，また，$d\sigma_N = 0$ とすると，式（4. 31）の左辺は 0 であり，$dn_T = -dt_B$ を右辺に代入して式（4. 31）を整理すると，

$$\frac{t_T}{t_B} = \left(\frac{n_T}{n_B}\right)^{1/2} \quad \cdots\cdots(4. 32)$$

となる。すなわち，測定精度を高める最善の方法は，試料とバックグラウンドの各計数率の平方根に比例した時間配分とすることである。

(3) 計数率計指示値の標準偏差

計数率計の場合は，検出器に入射する放射線の統計変動以外に，積分回路の時定数（RC）が関係する。計数率 n(cps) のとき，時定数 RC(sec) の計数率計が平衡状態にあれば，パルス当たり与えられる電荷を Q とすると標準偏差 σ_E は，3. 3. 6での式（3. 19）で示したとおり，

$$\sigma_E = Q\left(\frac{nR}{2C}\right)^{1/2} \text{ であり，また，}$$

出力回路の平均電圧は $E = nQR$ であり，相対的標準偏差（σ_R/E）は，式（3. 20）のとおり，

$$\frac{\sigma_E}{E} = \left(\frac{1}{2nRC}\right)^{1/2}$$

で表される。時定数 RC を大きくとれば相対的標準偏差は小さくなるが，計数の時間的変化が大きい測定の場合は，平衡状態に達するまでの時間が長くなり，忠実な応答が得られなくなるので注意が必要である。

(4) 電離箱による標準偏差

電離箱を積分形検出器として使用する場合は，入射放射線数の統計変動は考慮しないでよい。一定時間に生じる全電荷を Q，入射放射線ごとに生じる電荷を $q(=J\times e)$ とすれば，入射放射線数 N は，

$$N=Q/q=Q/(J\times e) \quad\quad\quad (4.33)$$

となる。ここに，J は入射放射線ごとに生じる平均イオン対数，e は素電荷である。

したがって，標準偏差は $\sigma_N=\sqrt{N}=\sqrt{Q/q}$ で表される。相対的標準偏差は，

$$\sigma_N/N=1/\sqrt{q/Q} \quad\quad\quad (4.34)$$

となる。以上のことから，測定誤差の大きさは q/Q に依存するが，一般には $q\ll Q$ のため，ほとんど無視できる。むしろ，測定器の系統誤差の方が問題である。

(5) 繰り返し測定値の標準偏差

同一試料の放射能を繰り返し測定するなど，独立した計数を多数回（N 回）測定した場合の平均値 $\bar{x}$ の予想標準偏差 $\sigma_{\bar{x}}$ は，

$$\sigma_{\bar{x}}=\sqrt{\bar{x}/N} \quad\quad\quad (4.35)$$

となる。すなわち，任意の 1 回の計数値 x_i に対する予想標準偏差 σ_{xi} は，式（4.20）で示したとおり，$\sigma_{xi}=\sqrt{x_i}$ であるが，個々の独立した計数 $x_i\fallingdotseq\bar{x}$ なので，N 回の独立した計数に基づく平均値の予想標準偏差は $1/\sqrt{N}$ だけ小さくなる。したがって，測定精度を 2 倍に高めるためには，測定時間を最初の 4 倍にする必要がある。

第5章 放射線の測定技術

5.1 放射能の測定

　試料中に含まれる放射能を測定する方法として，絶対測定と相対測定がある。前者は計測値から放射能を算出するもので，使用する測定器の検出効率，すなわち，単位放射能（Bq＝dps; decays per second）当たり測定される計数率（cps; counts per second）を，あらかじめ求めておく必要がある。しかし，検出効率を求めるには幾つかの因子について検討しなければならず，簡単ではない。また，後者は未知試料と同じ形状の既知（標準）線源を使用し，両方の計数値の比較により求めるもので，測定は比較的容易である。

5.1.1 GM計数管・比例計数管による放射能測定

　GM計数管の動作原理，計数特性等および比例計数管の構造，電圧特性等については第3章（3.1.1）で説明してあるので，ここでは放射能の測定法を中心に述べる。

(1) GM計数管の検出効率

　現在利用されているGM計数管の多くは端窓形と考えられるが，このGM計数管を用いてβ線の絶対測定を行う場合は，その計数管の検出効率による補正を必要とする。測定で得られる正味計数率 B（cps）は試料中の未知放射能 A（dps）に幾つかの補正係数（検出効率 η）を乗じたもので，

$$B = A \cdot \eta \quad \cdots\cdots\cdots\cdots\cdots\cdots\cdots\cdots\cdots\cdots\cdots\cdots\cdots\cdots\cdots\cdots\cdots\cdots\cdots\cdots (5.1)$$

である。しかし，検出効率 η は幾つかの因子が関与しており，簡単に得ることは難しい。すなわち，

$$\eta = G \cdot f_w \cdot f_b \cdot f_s \cdot f_\tau \cdot \varepsilon_B \cdot f_M \quad \cdots\cdots\cdots\cdots\cdots\cdots\cdots\cdots\cdots\cdots (5.2)$$

ここに，G：計数管の幾何学的条件による補正係数
　　　　f_w：計数管窓および空気の吸収に対する補正係数
　　　　f_b：線源支持台の後方散乱に対する補正係数
　　　　f_s：線源の自己吸収に対する補正係数
　　　　f_τ：計数管の分解時間による補正係数
　　　　ε_B：計数管内部での計数効率
　　　　f_M：多重計数に対する補正係数

である。このうち，G から f_τ までの5因子は重要と考えられる。ε_B と f_M は1と見なしてもあまり影響はない。

(a) 計数管の幾何学的効率（G）について：図5.1は端窓形GM計数管の窓と（点）線源位置の幾何学的関係を示すが，このときの立体角に基づく幾何学的効率は，

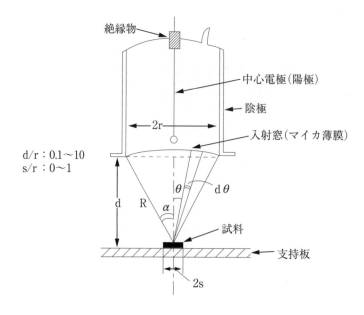

図5.1 端窓形GM計数管と試料の幾何学的配置

$$G = \frac{1}{4\pi R^2}\int_0^\alpha 2\pi R\sin\theta \cdot Rd\theta = \frac{2\pi R^2}{4\pi R^2}[-\cos\theta]_0^\alpha = \frac{1}{2}(1-\cos\alpha)$$

$$= \frac{1}{2}\left[1-\frac{d}{R}\right] = \frac{1}{2}\left[1-\frac{d}{\sqrt{d^2+r^2}}\right] \quad \cdots\cdots (5.3)$$

となる。点線源でない場合, $d > 4r$ あるいは線源直径が $\leq 0.2r$ であれば, 線源の大きさは無視してもよい。それ以外の場合, 例えば円板線源 (直径 $2s$) では s/r に対する補正係数 A のグラフ (**図5.2**) から A を G に乗ずる方法がある。

また, 式 (5.3) で計数管の内径 $2r$ を正確に求めることは難しく, これを避けるために GM 計数管の前面に絞りを設けて測定する方法が一般に行われる。

(b) 計数管窓および空気層での吸収補正 (f_w) について：線源からの β 線は計数管の窓およびその間の空気層により一部吸収される。吸収の程度は β 線エネルギーによって変わるので, 測定核種についての実測が必要である。

まず, Al 吸収板を使用して吸収曲線を作成する。**図5.3** の横軸は Al 板の厚さ (mg/cm^2) を, 縦軸は対数目盛りによる測定計数率を示すが, Al 板の厚さ 0 から窓厚および空気層に相当する Al 板厚分 (0 から左側厚さ d_a (mg/cm^2)) まで外挿する。Al 板厚 0 での計数率 n_0, 外挿によって求まる計数率 n_e とすると,

$$f_w = n_0/n_e = \exp[-\mu_m d_a] \quad \cdots\cdots (5.4)$$

により求まる。ここに, μ_m は Al 板の質量減弱係数 (cm^2/mg) である。

(c) 線源支持台の後方散乱補正 (f_b) について：β 線源を固定して測定するため, 一般に支持台を使用するが, 計数管と反対方向に放射される一部 β 線は支持台に衝突し, その後方散乱により再び

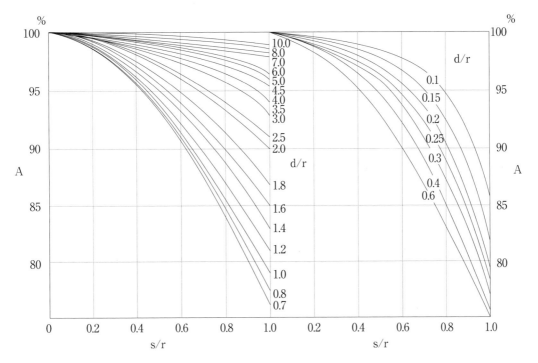

図5.2 円板線源のときの補正係数(A)

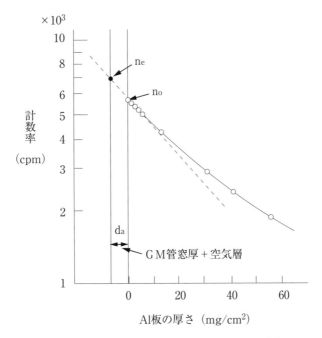

図5.3 Al板によるβ線の吸収曲線

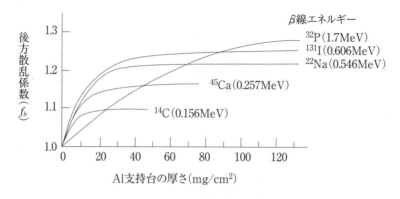

図5.4 Al支持台の厚さと後方散乱係数

計数管窓の方向へ進み入射する。この支持台（散乱体）がない状態での計数率 n_0 に対する支持台を使用したときの計数率 n_s の比を後方散乱係数（f_b：BF $= n_s/n_0$）という。後方散乱係数は支持台の厚さ，材質（原子番号），β線エネルギー等により変化するが，大体2以下である。支持台の厚さを増すと f_b は増大するが，ある厚さ以上で飽和状態となりほぼ一定の f_b になる（図5.4）。これはβ線の飛程によるためで飽和厚は大体その物質中での最大飛程の1/5程度と考えられる。この飽和厚における後方散乱係数を飽和後方散乱係数と呼ぶ。後方散乱の影響を避けるには f_b が無視できるぐらい薄い支持体（例えばマイラーフィルム）を用いるか，あらかじめ実験で求めた飽和厚以上の支持台による f_b を用いれば補正は容易である。図2.14でβ線エネルギーの違いによる支持台の原子番号と後方散乱係数の関係を示してある。また，β線の最大エネルギーと飽和後方散乱係数の関係は図2.15に示してある。

(d) 線源の自己吸収補正（f_s）について：β線源を含む試料がある厚さを有する場合，そこから放射されるβ線は吸収・散乱を受けるため，測定計数値は変化する。いま，試料の厚さを t，β線に対する試料の吸収係数を μ とするとき，試料中の任意深さ x における厚さ dx 中から放射されるβ線（単位時間当たりの放射数を S_0 とする）が試料外へ放出されるβ線数 dS は，試料中での散乱を無視すれば，

$$dS = \frac{S_0 \exp[-\mu x]}{t} dx \quad \cdots\cdots (5.5)$$

で表される。式（5.5）を積分して試料外に放出されるβ線数 S を求めると，

$$S = \int_0^t \frac{S_0 \exp[-\mu x]}{t} dx = \frac{S_0}{\mu t}(1-\exp[-\mu t]) \quad \cdots\cdots (5.6)$$

となる。したがって，自己吸収の割合，すなわち補正係数 f_s は，

$$f_s = \frac{S}{S_0} = \frac{1}{S_0}\left[\frac{S_0}{\mu t}(1-\exp[-\mu t])\right] = \frac{1}{\mu t}(1-\exp[-\mu t]) \quad \cdots\cdots (5.7)$$

により求まる。自己吸収を少なくするためには試料の厚さを無視できる程度にできるだけ薄くすることであるが，それが難しい場合は逆にβ線の最大飛程に相当する厚さ以上にして計数率を飽和状態で測定するとよい。図5.5実線はは比放射能一定の試料について厚さを変化させたときの計数

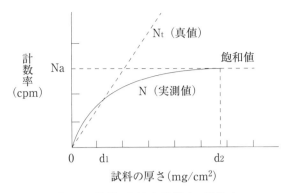

図5.5 試料の厚さと見掛けの計数率

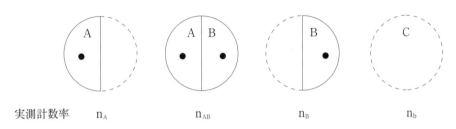

図5.6 2線源法による分解時間の測定

率の増加傾向を示したもので,ある厚さ以上で計数率の飽和を認める。波線は線源での自己吸収,散乱がないときの関係である。

(e) 計数管の分解時間による補正（f_τ）について：GM計数管の分解時間については3.1.1(3)で説明したが,高計数率の線源を測定する場合は,特に数え落としが増大するので補正が必要になる。分解時間の測定には2線源法がよく用いられる。

[2線源法]：放射能が同程度のβ線源を2個（AとBとする）用意する（**図5.6**）。まず線源Aを計測して計数率n_A(cps)を得る。線源Aはそのまま動かさないで隣に線源Bを置き,線源A＋Bで同じく計数率n_{AB}(cps)を得る。次に線源Aだけを取り除き線源Bだけの計数率n_B(cps)を得る。さらに,線源A,Bを全部取り除いた状態で自然計数率（background count-rate）n_b(cps)を得る。これらの実測計数率に対する真の計数率をそれぞれN_A, N_B, N_{AB}そして自然計数率をN_bとすると,$(N_A - N_b) + (N_B - N_b) = (N_{AB} - N_b)$より,

$$N_A + N_B = N_{AB} + N_b \quad \cdots\cdots\cdots(5.8)$$

であり,式(3.13)を上式に当てはめると,

$$\frac{n_A}{1-n_A\tau} + \frac{n_B}{1-n_B\tau} = \frac{n_{AB}}{1-n_{AB}\tau} + \frac{n_b}{1-n_b\tau} \quad \cdots\cdots\cdots(5.9)$$

ここで,n_bは通常小さい値なので,

$$\frac{n_b}{1-n_b\tau} \fallingdotseq n_b \quad \text{また,} \quad \frac{n}{1-n\tau} \fallingdotseq n(1+n\tau)$$

として近似すれば，$n_A(1+n_A\tau)+n_B(1+n_B\tau)=n_{AB}(1+n_{AB}\tau)+n_b$ より，

$$\tau = \frac{n_A+n_B-n_{AB}-n_b}{n_{AB}^2-n_A^2-n_B^2} \quad\quad\quad\quad\quad\quad (5.10)$$

によって，分解時間が求められる。

分解時間がわかれば真の計数率が得られるので，補正係数は $f_\tau = n/N$ で算出できる。

(f) **計数管内での計数効率（ε_B）および多重計数（f_M）について**：GM 計数管内での計数効率は β 線に対してほぼ 100% を有するが，γ 線に対しては主として計数管の壁との相互作用で生ずる二次電子による電離であり，計数効率は 1% 程度に過ぎない。

また，多重計数は真の計数率と一次放電数の比で表され，ほぼ 1 として差し支えない。ただ，クエンチガスが減り寿命が短くなった計数管の場合，管内での放電消滅が不十分となり，わずかに増加傾向を示す。

(g) **既知標準線源による放射能の相対測定**：前節による絶対測定の方法は幾つかの補正を必要とし，結果を得るまでかなりの労力を要し面倒な方法である。それゆえ，一般には相対測定の方法が行われている。これは未知放射能 S_u(Bq) の試料と同一核種で，既知放射能 S_0(Bq) の標準線源（形状が同じならさらによい）を用意し，それぞれの線源を同一条件で測定する。測定条件等一部が異なる場合は，それらの項目について補正を加える必要がある。いま，標準線源を測定して計数率 n_0(cpm) を，また，同一条件で未知試料を測定して計数率 n_u(cpm) をそれぞれ得たとき，自然計数率を n_b(cpm) とすると未知試料の放射能は，

$$S_u = \frac{n_u-n_b}{n_0-n_b}S_0 \quad\quad\quad\quad\quad\quad (5.12)$$

により算出できる。しかし，この方法でも未知試料と同一核種の標準線源が入手できるとは限らないので，その場合は放出する β 線エネルギーが近い核種を選び，できるだけ誤差を小さく抑えることである。

(2) 比例計数管による放射能測定

GM 計数管と異なり，パルスの時間分解能が短く（数 μs 程度），かつ放射線のエネルギー分析が可能である。計数管内にガスを封じ込んだものと，ガスを連続して流入するガスフロー形（2π または 4π）とあるが，後者は測定試料を直接計数管内に挿入して行うもので，計数管窓や空気層による吸収補正（f_w），幾何学的補正等不要で低エネルギー β 線あるいは α 線放出核種の絶対測定に適している。ただ，計数管内に挿入する試料の形状によっては自己吸収の補正（f_s），また後方散乱の補正（f_b）を考慮しなければならない。

5.1.2 シンチレーションカウンタによる放射能測定

シンチレーション検出器の特性等についてはすでに 3.2.1 で説明しているので，ここでは代表

注）τ を厳密に求めるには式 (5.9) を展開して τ についての二次式の根を計算すればよい。すなわち，$[n_A n_B(n_{AB}+n_b)-n_{AB}n_b(n_A+n_B)]\tau^2-2[n_A n_B-n_{AB}n_b]\tau+(n_A+n_B-n_{AB}-n_b)=0$

$$\tau = \frac{Q(1\pm\sqrt{1-R})}{P} \quad\quad\quad\quad\quad\quad (5.11)$$

ここに，$P=n_A n_B(n_{AB}+n_b)-n_{AB}n_b(n_A+n_B)$，$Q=n_A n_B-n_{AB}n_b$，$R=P(n_A+n_B-n_{AB}-n_b)/Q^2$ である。

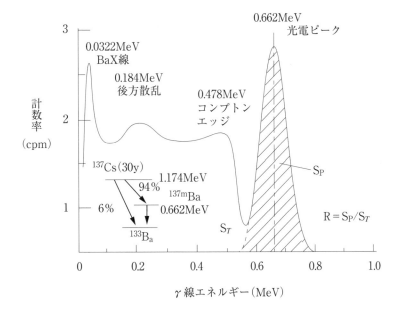

図5.7 ^{137}Csのγ線スペクトル

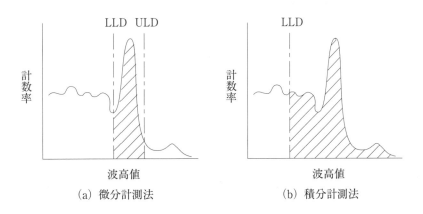

図5.8 γ線の計測方法

的な NaI(Tl) 結晶を用いたシンチレーションカウンタおよび液体シンチレーションカウンタによる放射能測定で検討を要する因子について述べる。

(1) γ線の測定法

NaI(Tl) シンチレータに単一エネルギーのγ線が入射した場合，その内部でコンプトン散乱，エスケープ放射線等が生じ，得られるγ線の波高分布，すなわち，エネルギースペクトルは線スペクトル（単一ピークの波高分布）にはならない。図5.7に ^{137}Cs のγ線スペクトルの測定例を示すが，全エネルギー（吸収）ピーク［光電（吸収）ピークともいう］以外にコンプトン散乱部がはっきり認められる。この場合，光電ピーク部分のパルスのみを測定する微分計測法（図5.8 a）と，あ

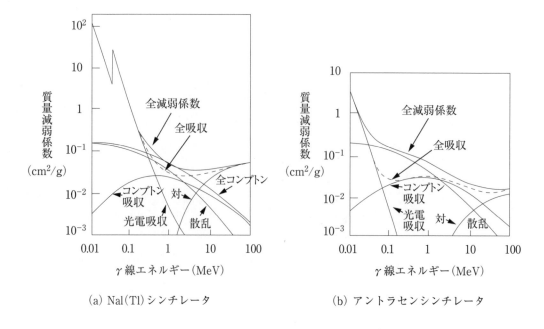

図5.9 NaI(Tl)およびアントラセンの質量減弱係数

る波高値以上のパルスをすべて測定する積分計測法（**図5.8b**）とがある。S-N比は一般に前者の方が小さいが，正味計数率も小さいため，統計変動を小さく抑えるには計測時間を長くしなければならない。

(2) NaI(Tl)シンチレーションカウンタの検出効率

シンチレーション検出器の検出効率は α 線・β 線等の荷電粒子と X 線・γ 線等の光子では大いに差がある。すなわち，線源と検出器間に荷電粒子を吸収する物質が存在せず，シンチレータの厚さがその中での荷電粒子の飛程より大きければ，荷電粒子エネルギーはシンチレータ内でほぼ100%吸収すると考えられる。したがって，検出効率は幾何学的効率と線源の自己吸収だけが関係する。線源の自己吸収が無視できるくらい薄ければ，検出効率は幾何学的効率のみで決まる。荷電粒子でも β 線のように軽い粒子の場合は制動放射によるエネルギー損失，あるいは後方散乱による β 線の増加があり，検出効率は変化する。一方，光子の場合は物質との相互作用の確率が光子エネルギー，物質の原子番号により大きく変化するため，幾何学的効率以外に測定 γ 線エネルギーおよび使用するシンチレータの種類が検出効率に関係する。したがって，γ 線に対するシンチレーション検出器には一般に NaI(Tl)，BGO など比較的原子番号の高いシンチレータが使用される。

いま，NaI(Tl)シンチレータに入射する γ 線数を N_0，シンチレータ中で吸収される γ 線数を dN とすると，

$$dN = N_0 - N_0 \exp[-\mu t] = N_0(1 - \exp[-\mu t]) \quad \cdots\cdots(5.13)$$

である。ここに，μ：シンチレータの線減弱係数（cm^{-1}），t：シンチレータ中に入射する γ 線の全行路長（cm）である。μ，t が既知であれば，dN を測定することにより N_0 が求められる。**図5.**

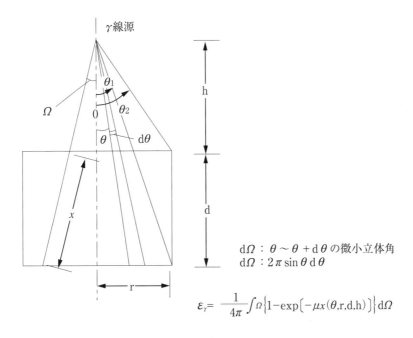

図5.10 点線源による検出効率算出のための
NaI(Tl)結晶の幾何学的条件

9にNaI(Tl)およびアントラセンの各質量減弱係数のグラフを示す。例えば、γ線エネルギー100keV以下の場合、質量減弱係数$\mu/\rho \geq 1.5$でNaI(Tl)結晶の密度$\rho = 3.67\mathrm{g/cm^3}$とすると、$\mu \geq 5.5$となり、$t=1\mathrm{cm}$では$\exp[-\mu t] \fallingdotseq 4 \times 10^{-3}$なので、$dN \fallingdotseq N_0$と見なすことができる。

(a) 点線源での検出効率：さて、GM計数管の場合と同様、NaI(Tl)結晶による測定正味計数率B(cps)は未知放射能A(dps)にその検出効率ηを乗じたもので、ηが既知であれば正味計数率から未知放射能を知ることができる。ηに関係する因子は幾つかあるが、特に幾何学的効率f_Gおよび吸収比率f_Aは重要な因子である。そこで、図5.10に示すようなシンチレータと点線源の位置関係における$f_G \cdot f_A (= \varepsilon_T)$を求めると、

$$\varepsilon_T = \frac{1}{4\pi} \int \Omega \left(1 - \exp[-\mu x(\theta, r, d, h)]\right) d\Omega \quad \cdots\cdots(5.14)$$

となる。ここに、$d\Omega$はθから$\theta + d\theta$までの微小立体角で、$d\Omega = 2\pi \sin\theta d\theta$であり、

$$\varepsilon_T = \frac{1}{2} \Big[\int_0^{\theta_1} (1 - \exp[-\mu\, d\sec\theta]) \sin\theta d\theta + \int_{\theta_1}^{\theta_2} (1 - \exp[-\mu(r\sec\theta - h\sec\theta)]) \sin\theta d\theta \Big] \quad \cdots\cdots(5.15)$$

となる。これは点線源から4π立体角中に放射されるγ線数のうち、シンチレータ中に吸収されるγ線数の割合を示すもので、シンチレータの半径r、高さdを定めれば、μ（γ線エネルギーの関数）、h（線源・シンチレータ間距離）の関数となる。式(5.14)により検出器の大きさ（直径×高さ）

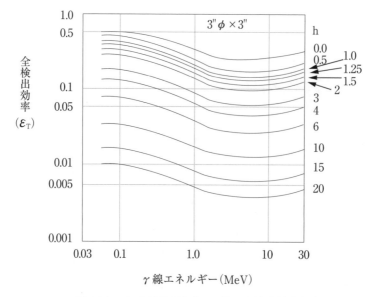

図5.11　NaI(Tl)結晶(3″φ×3″)の全検出効率(ε_γ)

によるNaI(Tl)結晶の検出効率が計算され，グラフに示されている．**図5.11**は3″φ×3″結晶の全検出効率の場合である．このようにして計算される全検出効率は0からピークを含むγ線エネルギーによる全スペクトル下の面積に相当する効率（全検出効率）である．しかし，実際の測定では主γ線エネルギーによるピークスペクトル下の面積に相当するピーク効率が必要になる．例えば図5.7は単色γ線のエネルギースペクトルであるが，ピーク下の面積S_pと全スペクトル下の面積S_Tの比R（$=S_p/S_T$：ピーク・トータル比という）を求めれば，$\varepsilon_p = R \cdot \varepsilon_T$によりピーク効率を算出できる．なお，スペクトル中に特性X線，後方散乱γ線が存在するときは，これらによる面積を差し引かねばならない．また，放射線源から複数エネルギーのγ線が放出されている場合はそれぞれの放出割合を考慮して放射能を算出する必要がある．

(b) 面（円板）線源での検出効率：GM計数管の検出効率（5.1.1）で触れたとおり，点線源の代わりに円板線源を使用する場合は補正を必要としたが，シンチレーション検出器の場合も点線源に対する全効率ε_Tの式（5.14）に補正を加えて，円板線源（半径R）に対する全効率ε_{TC}を求める．すなわち，

$$\varepsilon_{TC} = \varepsilon_T - \frac{L}{2}\left(\frac{R}{r}\right)^2 + \frac{M}{3}\left(\frac{R}{r}\right)^4 \quad\cdots\cdots(5.16)$$

ここに，LおよびMはγ線エネルギーと線源距離hにより決まる補正値である．また，円板線源でのピーク効率は$\varepsilon_{pC} = R \cdot \varepsilon_{TC}$により算出できる．

(c) 体積線源での検出効率：点線源・面線源に対し，体積線源の場合は線源の自己吸収による減弱があるため，一般には一定条件下での全検出効率ε_{TV}が算出されている．一例として，**図5.12**に示す3″直径×3″高さのNaI(Tl)シンチレータによる円柱状体積線源（内径3″φ×厚さh cmの水溶液）での全効率ε_{TV}を**図5.13**に掲げておく．この場合のピーク効率も$\varepsilon_{pV} = R \cdot \varepsilon_{TV}$から算出で

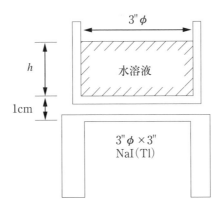

図5.12　3"φ×3"NaI(Tl)結晶と円柱状容積線源
　　　　（3"φ）の配置

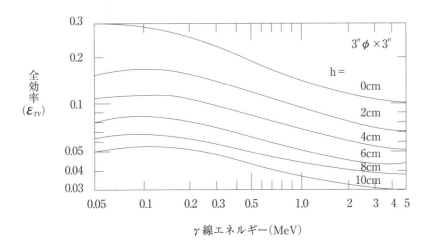

図5.13　3"φ×3"NaI(Tl)結晶の水溶液（内径3"φ）に対する
　　　　全検出効率（$\varepsilon_{\gamma T}$）

きる。体積線源をより効率的に測定するために，マリネリビーカを使用する方法がある。これは**図5.14**に示すような逆ウエル形容器を使用して水溶液試料を測定するもので，特定の幾何学的条件に対する全効率，ピーク効率が計算されている（**図5.15**）。

(3) 井戸（ウエル）形シンチレーションカウンタによる試料測定

　NaI(Tl)シンチレータによりγ線試料を効率よく測定するために，既述のマリネリビーカとは逆で検出器をウエル形にして，線源を検出器の中央部に挿入する方法が採られている。医療面でのRI試料（血液・ひ尿等）の測定，すなわち，インビトロ検査に広く利用されている。これは試験管内のRI試料を図3.28に示したウエル形シンチレータに入れて計数率を求めるが，その場合試験管内の放射能が一定でも液量（体積）が増加すると，測定計数率は**図5.16**曲線Aのような減

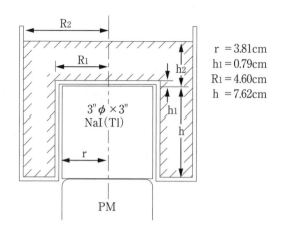

図5.14 マリネリビーカの寸法

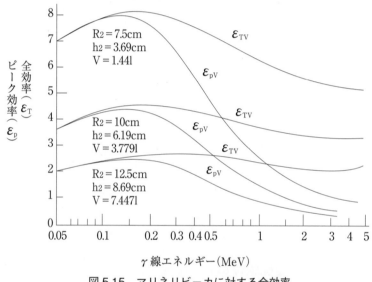

図5.15 マリネリビーカに対する全効率，ピーク効率（3"φ×3"NaI(Tl)）

少が見られる．また，同一比放射能で液量だけを増加させた場合は図5.16曲線Bのようにある液量以上では直線から外れて計数率は低下する．この種の測定は多くの場合相対測定が行われるので，測定試料の液量はできるだけ一定になるよう揃える必要がある．γ線の測定には微分計測法あるいは積分計測法が使用されている．

(4) 液体シンチレーションカウンタによるβ線試料測定

特に，^3H（β_{max}：18keV），^{14}C（β_{max}：156keV）等軟β線放出核種の測定に適しているが，もちろん他のβ線放出核種（例えば^{32}P, ^{33}P等）の測定にも利用される．液体シンチレータは無機シンチレータに比較して発光効率が低く，かつ軟β線の場合は低エネルギーのため，できるだけ雑音を

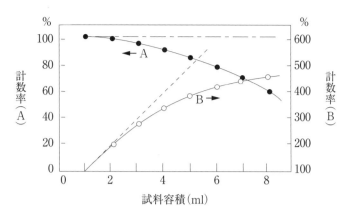

図5.16 ウエル形シンチレーションカウンタによる試料容積と計数率の関係

減らしS-N比を高くした測定が望まれる。そのため，熱雑音の少ない光電子増倍管，同時計数回路などが使用されている。古くから使用されていた光電子増倍管（Cs-Sb）は熱電子の影響による暗電流の増加で雑音が大きくなるのを防ぐため，低温に冷却して使用されてきた。しかし，現在は光電面をバイアルカリ（Cs-K-Sb）にした光電子増倍管の採用により冷却しなくても十分使用できる室温形が多い。また，特殊な用途には恒温形も使われている。これは検出部分を低温にして測定するもので，熱雑音を抑えて蛍光効率を少し高める効果と，室温変動の影響を受けずに，かつRI試料を低温状態のままで測定できる点で有利である。

　図5.17に液体シンチレーションカウンタの回路構成の一例を示すが，検出器部，高速同時計数回路，サンプルチェンジャ機構，外部標準線源，計測器部，記録表示部等からなる。測定試料（バイアル入り）を対向する2本の光電子増倍管で挟み，それぞれの出力パルスを同時計数する方法がとられている。

(a) **液体シンチレータ**：対向する光電子増倍管からの出力パルスは加算回路を経て増幅され，波高分析器へ導かれる。測定試料は液体シンチレータと共に標準バイアル（口径20mmφ，体積20ml）に入れて測定するが，わが国では使用済み有機廃液の減容という点から，ミニバイアル（口径13mmφ，体積7〜8ml）も使用されている。また，バイアルの材質としてガラス（低カリウムのほう硅酸ガラス），ポリエチレン（溶媒透過性に注意），石英（高価），ナイロン（水溶性試料に不適，高価），テフロン（高価）などあるが，ガラス，ポリエチレンが一般的である。

　液体シンチレータは有機溶媒と溶質（蛍光体主成分ならびに波長シフタ）からなるが，さらに界面活性剤を加えたものもある。有機溶媒にはトルエン，キシレン，ジオキサンなど使用されるが（表3.6），トルエン，キシレンは疎水性試料に適し，水溶液などの極性試料には不適である。トルエンは早くから使用されてきた溶媒であるが，最近は高純度キシレンの入手が容易となり，①計数効率が高い，②毒性が少ない，③蒸気圧が低い，④引火点が高いなど，優れた特性を有するキシレンが使われている。また，ジオキサンは水溶性試料（含水量20%まで）の測定に使用されてきた溶媒であるが，乳化シンチレータ（含水量50%まで可能）の出現後はあまり使われていない。

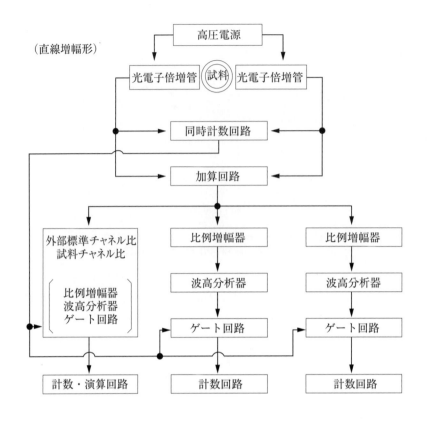

図5.17 液体シンチレーションカウンタの基本構成

　一方，溶質は第1溶質（蛍光体主成分）と第2溶質（波長シフタ）に分けられるが，現在よく使用されているのは第1溶質では PPO, butyl-PBD, 第2溶質では DMPOPOP, bis-MSB である（表3. 6）。PPO はトルエン，キシレンによく溶け，化学的にも安定で水溶性試料の測定に適するなどの点で優れており，今日，広く利用されている第1溶質である。butyl-PBD は高い蛍光効率を有する PBD の欠点である溶解度を高めたもので，蛍光効率は PBD よりわずか劣るが，PPO よりは高く微量放射能の測定に適する。第2溶質の POPOP は古くから使用されてきたが，DMPOPOP に比べて溶解度が低く，現在はあまり用いられていない。bis-MSB の特徴は POPOP，DMPOPOP よりも蛍光減衰時間が短く（1.3ns），溶解度が大きいことである。蛍光減衰時間が短いことは後述のクエンチングの影響を小さくする点で有利である。界面活性剤は乳化シンチレータに使用するもので，水溶性試料の測定には効果的である。

　さて，液体シンチレータは放射線エネルギーを光のエネルギーに変換するもので，その発光スペクトルは光電子増倍管の分光感度分布と一致することが望ましい。現在使用されているバイアルカリ光電面の光電子増倍管は 360～400nm 付近に最高感度を有するが，第1溶質に使用する PPO の発光スペクトルは 360～370nm 付近に最大発光ピークを持ち，両方のピークが比較的近い位置にある。このような場合，第2溶質である波長シフタは使用しなくてもよい。ただ，測定試料が後述の色クエンチングを生ずる場合は，第2溶質を加えて色クエンチングによる吸収スペクトル領域を第

1溶質による発光スペクトル領域から移すことで，計数効率を少し高めることができる。

(b) クエンチング（消光作用）：液体シンチレーションカウンタで試料中の放射能を測定する場合，クエンチングが起こると計数効率を低下させるため，十分考慮する必要がある。これは測定試料中に含まれる不純物，添加物，RI物質自身等により起こすもので，①化学クエンチング，②色クエンチング，③酸素クエンチング，④濃度クエンチング，などがある。このうち，①と②のクエンチングは特に重要である。

クエンチングによる計数効率低下の補正方法として，

1) 内部標準（線源）法
2) 試料チャネル比法
3) 外部標準（線源）法：ESC法
4) 2)と3)の併用　　　：ESCR法

がある。

1) 内部標準法：最初に考案された方法で，測定試料を計数後，同一核種でクエンチングを起こさない既知量（これを標準線源とする）を測定試料に加えて再度計数し，次式から計数効率を求める方法である。

$$計数効率 = \frac{（測定試料＋内部標準線源）のcpm －（測定試料）のcpm}{（内部標準線源）のdpm} \quad \cdots\cdots(5.17)$$

標準線源として加えるRIは比較的高い放射能濃度（$10^4 \sim 10^5$ dpm/ml 程度）がよい。

2) 試料チャネル比法：クエンチングによりβ線の出力波高が低い側に移行するので，2つの異なるチャネル幅A，B（図5.18a）に入る計数をそれぞれ測り，それらの計数比（R）から計数効率を求める方法である。2つのチャネルA_{CH}，B_{CH}の設定には図5.18bに示すような幾つかの選び方がある。試料チャネル比Rは，

$$R = \frac{B_{CH}(cpm)}{A_{CH}(cpm)} \quad \cdots\cdots(5.18)$$

で算出する。この方法は数種の標準クエンチング試料を用いて，試料チャネル比と計数効率ε_βの関係を求めたクエンチング補正曲線（図5.19）をあらかじめ作成しておく必要がある。補正曲線の作成は，まず数種の各標準クエンチング試料について，チャネルA_{CH}のcpmとその放射能（dpm）の比から計数効率は，

$$\varepsilon_\beta = \frac{A_{CH}(cpm)}{放射能(dpm)} \quad \cdots\cdots(5.19)$$

により求める。次に，チャネルA_{CH}，B_{CH}の各cpmによる試料チャネル比Rと計数効率の関係をグラフ（図5.19）にすればよい。未知試料の測定は標準試料と同様に，チャネルA_{CH}，B_{CH}での各cpmからRを求め，補正曲線を利用して計数効率を読み取ればよい。

3) 外部標準法：試料バイアルの外部にγ線源をおいて試料を照射する方法である。γ線と試料との相互作用のうち，主としてコンプトン散乱*によりコンプトン電子が生ずる。この電子は最大

注* 光電効果は通常のγ線エネルギー領域では原子番号の4〜5乗に比例した確率で，電子対生成は1.02MeV以上で原子番号の2乗に比例した確率で起こる。液体シンチレータは低原子番号のため，両方ともほとんど無視できる。

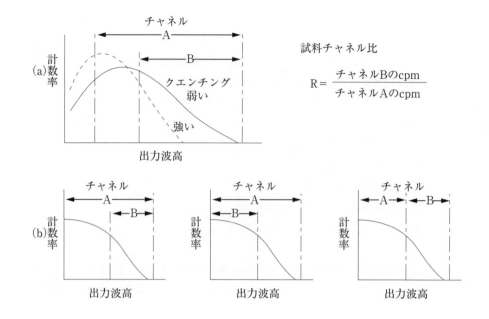

図5.18 クエンチングによるβ線スペクトルの移行と試料チャネル

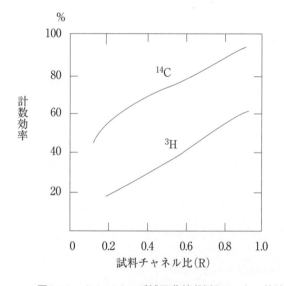

図5.19 クエンチング補正曲線(試料チャネル比法)

エネルギー $E_{max}=2E_r^2/(2E_r+0.511)$MeV から0まで連続したエネルギー分布を示し,発光に寄与する。そして,当然クエンチングの影響を受けるので,出力波高は図5.20に示すとおり低い側にずれる。この方法は2つの手法があり,1つはこの外部標準計数法(ESC:external standard counts)であり,他は4)の外部標準チャネル比法(ESCR:external standard channel ratio)である。いずれも2)と同じように,標準試料によりクエンチング補正曲線を作成するが,ESC法は

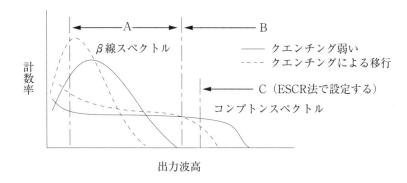

図5.20 試料のβ線スペクトルとコンプトンスペクトル
(A, B, Cは各チャネル幅の設定)

図5.20でチャネル A_{CH}, B_{CH} を設定し，チャネル B_{CH} での cpm（= ESC）を求めて ESC と計数効率を補正曲線から読み取る方法である。

4) ESCR 法：2) と 3) の併用で，チャネル A_{CH}, B_{CH} のほかにチャネル C_{CH} をそれぞれ設定し，外部標準チャネル比を次式から求め，同様にして ESCR と計数効率の補正曲線から読み取る方法である。

$$\text{ESCR} = \frac{C_{CH}(\text{cpm})}{B_{CH}(\text{cpm})} \quad \cdots\cdots(5.20)$$

外部標準線源として使用されるγ線放出核種は長半減期のものが望ましく，^{133}Ba（半減期7.2年），^{137}Cs（半減期30年），^{226}Ra（半減期1600年）などあるが，現在は ^{137}Cs の使用がほとんどである。放射能は 0.74～1.11MBq 程度の密封小線源を内蔵している。

5.1.3　β-γ同時計数法による放射能測定

試料中の RI が1崩壊当たり2個以上の放射線をほぼ同時に放出する場合の測定法に同時計数法がある。γ-γ，γ-X，α-X 等の同時計数法もあるが，ここでは代表的なβ-γ同時計数法について説明する。図5.21に示す回路構成の装置で RI 試料を測定する場合，上部検出器（GM 計数管）によりβ線を，そして下部検出器（NaI(Tl)シンチレーションカウンタ）によりγ線を同時に測定する。いま，単一崩壊する RI 試料の放射能（崩壊率）が N(dps) のとき，それぞれの計数率が N_β, N_γ, 同時計数での計数率が N_C であるとすると，

$$N_\beta = \varepsilon_\beta N, \quad N_\gamma = \varepsilon_\gamma N, \quad N_C = \varepsilon_\beta \varepsilon_\gamma N \quad \cdots\cdots(5.21)$$

となる。ここに，ε_β, ε_γ は GM 計数管と NaI(Tl) 検出器の各検出効率である。

式(5.21)から　$N = N_\beta \cdot N_\gamma / N_C$, $\varepsilon_\beta = N_C / N_\gamma$, $\varepsilon_\gamma = N_C / N_\beta$　……(5.22)

となり，3種の計数率測定から RI 試料の放射能 N および各検出器の検出効率 ε_β, ε_γ を算出することができる。この方法による測定では，もちろん自然計数率を差し引いた正味の計数率で計算する必要があるが，GM 計数管はβ線の他γ線にも感ずるため，これを補正するのに吸収板を使用してγ線だけの計数率を求め，差し引かねばならない。その他，高計数率の場合は偶発同時計数の起こる確率が高まるので，各検出器の分解時間による補正も加えなければならない。

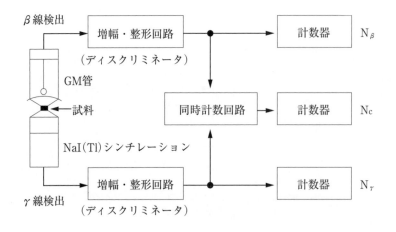

図5.21　β-γ同時計数法の基本構成

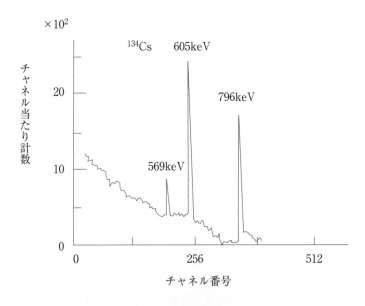

図5.22　^{134}Csのγ線スペクトル

5.1.4　半導体検出器による放射能測定

　半導体検出器の特性等については3.1.2(2)で説明しているとおり，エネルギー分解能が優れており，複数の核種が混在しているとき，あるいはエネルギーの厳密な評価が要求されるときなどには都合がよい。特にγ線放出核種の場合は原子番号の大きいGe(Li)あるいは高純度Geの半導体検出器が用いられる。100keV以下のX，γ線の場合は光電吸収の割合が増加するのでSi(Li)検出器でも使用できる。ただ，あまり大きな検出器が得られないので，検出効率は一般に低い。半導体検出器はエネルギー分解能がよく，γ線に対し散乱線寄与の少ない鋭い光電ピークが得られる

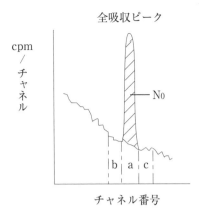

図5.23 光電吸収ピーク中の計数算出

ため，このピークの計数と検出効率から放射能は算出できる。しかし，複数エネルギーのγ線放出核種では光電ピーク中にコンプトン散乱による計数が加わるため，その影響を除かなければならない。**図5.22**はGe(Li)半導体検出器による^{134}Csのγ線スペクトルで，0.605MeV（98%），0.796MeV（85%），0.569MeV（15%）等，複数の光電ピークを認めるが，低エネルギー側光電ピークの計数を求める場合は，例えば**図5.23**においてピーク両側の計数値の平均を差し引く方法が行われる。すなわち，光電ピークの正味計数N_oおよびその標準偏差σ_{No}は，

$$N_o = N_a - \frac{1}{2}\left(\frac{a}{b}N_b + \frac{a}{c}N_c\right) \quad \cdots\cdots(5.23)$$

$$\sigma_{No} = \left\{N_a + \frac{1}{4}\left[\left(\frac{a}{b}\right)^2 N_b + \left(\frac{a}{c}\right)^2 N_c\right]\right\}^{1/2} \quad \cdots\cdots(5.24)$$

となる。ここに，a, b, cは各領域のチャネル幅，N_a, N_b, N_cはそれら各領域での全計数である。また，光電ピーク検出効率は標準線源を使用し，測定試料と同じ幾何学的条件であらかじめ測定しておく必要がある。

5.2 放射線エネルギーの測定

　放射線量あるいは放射能の測定と同じように，放射線エネルギーを測定することはその大きさを識別できる形に変換することである。その測定方法は放射線の種類によっても異なるが，一般には①放射線検出器からの出力波高の測定，によることが多い。その他，②β線・電子線では吸収物質による吸収曲線（飛程）の測定，③X(γ)線では減弱係数の測定，④荷電粒子での磁場の利用・チェレンコフ効果の利用，等々挙げられる。ここでは放射線エネルギー測定の代表例について以下説明する。

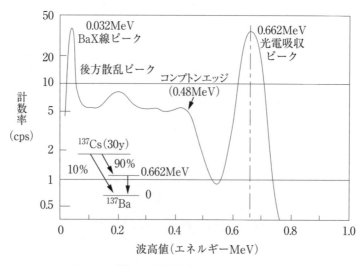

図5.24 ^{137}Csのγ線エネルギースペクトル

5.2.1 γ(X)線エネルギーの測定

RIから放出されるγ線は単一エネルギーの光子であり，物質との相互作用により光電子，コンプトン反跳電子あるいは陰・陽電子にエネルギーを与えるが，検出器はこの電子のエネルギーに比例した発光量，イオン対数等の出力測定からγ線エネルギーを求めるものである．ただ，前記相互作用の起こる確率がγ線エネルギーの大きさ，物質の原子番号等により異なるため，使用する検出器の種類・形状によって当然単一エネルギーの電子だけでなく，連続したエネルギーの電子も含まれ，また一部の放射線が検出器から逃げそのエネルギーが吸収されなかったりするため，γ線エネルギーの測定で得られるスペクトルは複雑になる．光電吸収の起こる確率は原子番号の増加と共に急激に増加し（K軌道電子の光電吸収断面積はすべての光子エネルギーに対しZ^5に比例），また，光子エネルギーEの増加と共に急激に減少するが，原子番号が小さく，光子エネルギーが比較的低いときは単位質量当たりの光電吸収全断面積は$Z^3 \cdot E^{-3}$に比例する．入射γ線エネルギーが光電吸収を起こすときよりも高くなると，コンプトン散乱によりエネルギーを失う割合が大きくなる．電子に対する散乱断面積はZに依存しないが，原子当たりコンプトン散乱が起こる確率はその吸収物質のZに比例して増加する．入射γ線エネルギーが1.02MeVより大きくなると電子対生成が起こるが，この起こる確率，すなわち，原子当たりの全断面積はZ^2に比例する．

(1) シンチレーション検出器によるγ線スペクトル

γ線のエネルギースペクトル測定ではNaI(Tl)シンチレータが一般によく用いられる．これはNaI(Tl)結晶中の沃素の原子番号が53と比較的高く，光電効果の起こる確率が大きいためである．この結晶にγ線が入射すると，光電子の運動エネルギーに比例した出力波高が観測される．**図5.24**はNaI(Tl)検出器で測定した^{137}Csのβ崩壊で生ずる^{137m}Baのγ線スペクトルであるが，0.662MeVγ線（90%）に相当する出力波高にピークを認める．これは光電(吸収)ピーク（あるいは全エネルギー(吸収)ピーク）で，光電ピークより低い側に連続したスペクトルを観測する．これは結晶内でのコンプトン散乱の結果，入射γ線エネルギーの一部を反跳電子に与え，自らは散乱γ

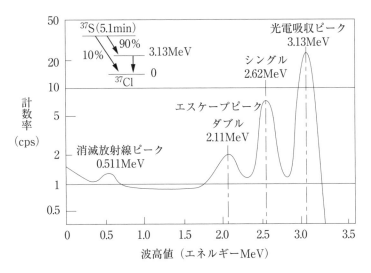

図5.25 ^{37}Sのγ線エネルギースペクトル

線となって再び光電吸収を繰り返すか，あるいは一部のγ線が結晶から逃げ出すこともある。反跳電子はあらゆる角度に散乱され，そのエネルギーは式（2.19）に示す最大エネルギー $[h\nu/(1+m_0c^2/2h\nu)]$ から0まで連続した分布を示し，それに相当する波高分布が得られている。この最大エネルギー（0.48MeV）に相当する波高値の部分をコンプトン端（Compton edge），連続した分布位置をコンプトンテール（Compton tail）と呼ぶ。コンプトンテール部に見られる小さなピークは後方散乱ピークで，線源から検出器と反対方向に出たγ線が背後で散乱して，特定散乱角の散乱線のみが検出器に入った場合に現れる。最も低波高部分に見られるピークは ^{137m}Ba の内部転換（10%）によって生ずるK特性X線による光電ピークである。**図5.25** は ^{37}Sのγ線スペクトルで，3.13MeVのγ線（90%）に相当する光電ピークが認められる。入射γ線エネルギーが1.02MeV以上になると電子対生成が起こるため，陰陽電子に与える運動エネルギーは 3.13−1.02＝2.11MeV となる。そして，陽電子が運動エネルギーを失うとき付近の電子と結合して消滅するが，そのとき0.511MeVの消滅放射線が2本放出される。この消滅放射線が2本とも結晶中で吸収されれば，2.11＋1.02＝3.13MeVの光電ピークとなるが，1本が結晶から外へ逃げた場合は 2.11＋0.511＝2.62MeV に，2本とも外へ逃げた場合は 2.11MeV にそれぞれ光電ピークが現れる。したがって，このように一部のエネルギーが検出器から外へ逃げてできるピークをエスケープピークと呼ぶ。エスケープピークは電子対生成による以外に，光電吸収による光電子放出後に生ずる特性X線の場合でも現れる。また，γ線が検出器以外の物質中で電子対生成を行った場合，その陽電子による消滅放射線の1本（2本は互いに180°反対方向に放射するため）が検出器に入射すれば，0.511MeVに相当する光電ピークも現れる。その他，検出器の時間分解能が悪いとか高計数率γ線などの場合，2本のγ線を分別できずに，2本のγ線エネルギーの和に相当する光電ピークを観測することがある。このピークをサムピークと呼ぶが，2本以上のγ線放出RIのエネルギースペクトル測定で経験することがある。例えば，^{60}Coは β^- 崩壊で1.17と1.33MeVの2本のγ線をカスケードで放出するが，そのエネルギー

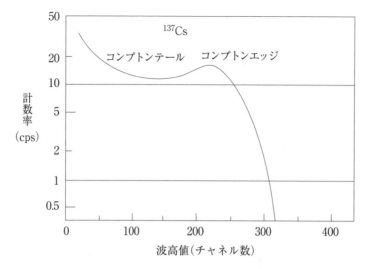

図5.26　プラスチックシンチレータによる^{137}Cs γ 線エネルギースペクトル

の和 2.50MeV に相当する光電ピークを見ることがある。
　一方，有機シンチレータによる γ 線スペクトルの測定は，無機シンチレータの構成元素のように高原子番号ではなく，光電吸収ピークはほとんど認められない。多くはコンプトン電子に基づく波高分布を示し，コンプトンエッジ，コンプトンテールのスペクトル（図5.26）しか得られないため，γ 線エネルギー分析には適さない。

(2) 半導体検出器による γ 線スペクトル

　半導体は電子・正孔対を生成するのに要するエネルギーが Ge で 2.8eV, Si で 3.6eV 程度と小さく，他の検出器に比べると優れたエネルギー分解能を持っている。特に，Ge は γ 線エネルギーの分析で，NaI(Tl) シンチレータとは比較にならないほどの威力を発揮する。図5.27 に高純度 Ge 半導体検出器（HPGe）と NaI(Tl) シンチレータによる ^{241}Am の γ 線および X 線のスペクトルを比べてあるが，低エネルギー X 線部のピークの分離で両者に明かな差を認める。59.5keV に相当する光電ピークでのエネルギー分解能は NaI(Tl) の約 13% に対し，HPGe は約 0.8% と1桁以上良い性能を有する。高エネルギー γ 線の測定には HPGe または Ge(Li) 検出器が，低エネルギー X(γ) 線の場合は Si(Li) 検出器が一般に利用されているが，Ge と Si の原子番号が 32 と 14 であり，高エネルギー γ 線に対しては Ge の方が効率がよく適している。したがって，Si(Li) 検出器は低エネルギー X(γ) 線の測定に限られるが，効率を上げるために検出器前面（窓）の吸収ができるだけ少ない薄い材質（50～100 μm 厚 Be）を選ぶ必要がある。

(3) X 線の線質

　X 線は γ 線と違って連続エネルギー分布を示すため，単一エネルギーによる表示は難しく，電子の加速電圧，半価層，実効エネルギー（実効電圧）等，幾つかの表示法が行われている。
(a) 半価層：X 線の線質表示法のひとつで，測定器に散乱線が入らない条件で X 線を測定し，減弱板によって空気衝突カーマ率（旧照射線量率）が最初の 50% になる厚さで表す。連続スペクト

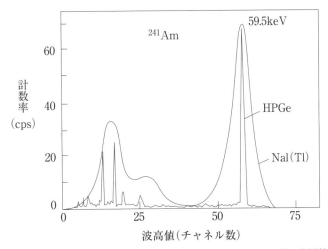

図5.27 NaI(Tl)検出器とHPGe検出器によるエネルギー分解能

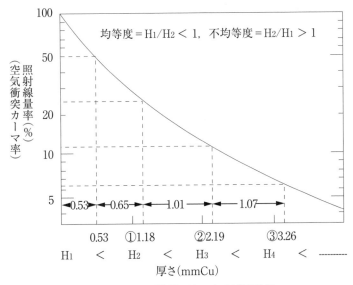

図5.28 不均等X線による減弱曲線

ルのため空気衝突カーマ率が最初の1/2になる厚さ H_1（第1半価層）と，さらにその1/2になる厚さ H_2（第2半価層）は等しくならない（**図5.28**）。これら半価層の比 $H_1/H_2 < 1$ を均等度と呼び，また，$H_2/H_1 > 1$ は不均等度という。X線の半価層測定はその幾何学的配置により，細い線束法，外挿法，補正法がある。

①細い線束法：**図5.29**に配置例を示すが，焦点〜線量計間距離（*FCD*）60cm以上（通常，100cm），焦点〜減弱板間距離（*FFD*）30cm（通常50cm）以上，減弱板位置での照射野直径1〜2.5cmφ（または正方形1×1〜2.5×2.5cm²）程度とし，減弱板からの散乱線が線量計に入らないような配置で測定する。

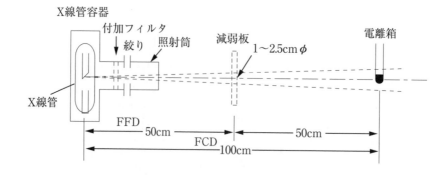

図5.29 X線による半価層測定での配置図

②外挿法：$FCD = 2FFD$ として減弱板位置での照射野直径の大きさ（正方形照射野では1辺を1.122倍）と半価層の変化率 k_1 の関係を求め（**図5.30 a**），照射野直径0cmに外挿して真の半価層を得る．図5.30 a の横軸を照射野直径の代わりに照射野面積で表すと，直線にならないのでよくない．k_1 の値はX線の線質に依存する．

③補正法：任意の FCD，FFD，そして照射野で測定した半価層 H_m を補正して真の半価層 H_0 を求める．

$$H_0 = \frac{H_m}{1 + k_1 \cdot k_2 \cdot k_3} \quad \cdots\cdots\cdots (5.25)$$

ここに，k_2 は減弱板位置による半価層測定値の補正係数で（**図5.30 b**），照射野の大きさにわずかに依存するが，線質（HVLで3mmAl〜4mmCu程度）には依存しない．k_3 は $FCD = 2FFD$ の配置により FCD を変化させたときの補正係数で（**図5.30 c**），照射野，線質には依存しない．

半価層を測定する場合は，①エネルギー依存性の少ない電離箱線量計を使用する．②使用減弱板（フィルタ）の適用範囲（実用範囲）はそれぞれ Al で 10〜200kV（10〜120kV），Cu で 35kV〜8MV（0.12〜3.5MV），Pb で 350kV〜50MV（1〜50MV）の各エネルギー範囲に適用される．③減弱板の材質は，50〜150kV では Al，200〜400kV では Cu，500kV 以上では Pb とする．④減弱板は化学的純度が 99.2%（Cu），99.8%（Al），99.9%（Pb）以上で，均一厚さのものを選ぶ．

(b) 実効エネルギー：連続X線の半価層と等しい半価層を持つ単一エネルギーX線のエネルギー値を，電圧の値（通常 kV）で示したものをその連続X線の実効電圧（これをエネルギーの単位(keV)で表すと実効エネルギー）という．

(c) 半価層と実効エネルギー：第1半価層から実効線減弱係数 μ_{eff}，実効質量減弱係数 $_m\mu = \mu_{eff}/\rho$ は，$I = I_0 \exp(-\mu_{eff} x)$ で，$I = I_0/2$ のとき $x = H_1$ であり，$\mu_{eff} \times H_1 = \ln 2 = 0.693$ より $\mu_{eff} = 0.693/H_1$ が求まる．実効線減弱係数と同一の線減弱係数を持つ単一エネルギーX線のエネルギー V_{eff}(keV) あるいは波長 λ_{eff}（Å：$1Å = 10^{-10}$m）は次式から求められる（**図5.31**）．

$$\lambda_{eff} \times V_{eff} = 12.4 \quad \cdots\cdots\cdots (5.26)$$

なお，放射線の遮蔽計算で半価層（HVL）に対して 1/10 価層（TVL）がしばしば使用されるが，$I = I_0/10$ とすると，$\mu_{eff} \cdot H_{10} = \ln 10 = 2.303$ より $\mu_{eff} = 2.303/H_{10}$ が求まる．したがって，半価層と

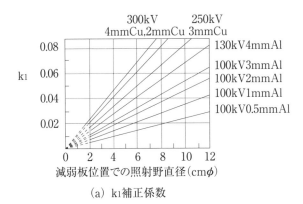

(a) k_1補正係数

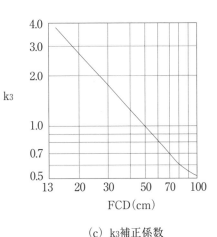

(b) k_2補正係数　　　　(c) k_3補正係数

図5.30　測定半価層から真の半価層を得るための係数

1/10価層との間には TVL/HVL＝2.303/0.693＝3.3 の関係がある。

(d) X線スペクトル：半価層，実効エネルギー等によるX線の線質表示は便宜的な方法で，厳密に表示するにはやはりX線の波長あるいはエネルギーに対するエネルギーフルエンスの分布を求める必要がある。このスペクトル分布は，①固有濾過（X線管壁，絶縁油層等），②付加濾過板（Al，Cu，Sn等），③管電圧波形および波高値，④ターゲットの種類（W，Mo等の特性X線）によって変化する。X線スペクトルは光子エネルギーとエネルギーフルエンス，波長とエネルギーフルエンス，光子エネルギーと光子数等の曲線で表される（図5.32）。

5.2.2　β線（電子）エネルギーの測定

RIから放出されるβ線エネルギーは最大エネルギーから0まで分布しており，連続スペクトルを示す。そのため，一般にはエネルギースペクトルあるいは最大エネルギーを測定する方法が行われている。

(1) β線のエネルギースペクトル測定

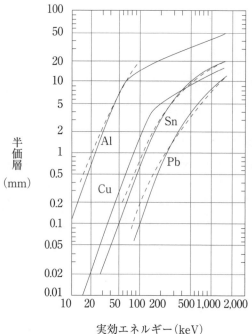

図5.31　実効エネルギーと半価層の関係

　β線スペクトル測定用検出器として，シンチレーション検出器および半導体検出器があるが，原子番号の低い有機シンチレータ（アントラセン，スチルベン等），プラスチックシンチレータ，また低エネルギーβ線（例えば ^{3}H, ^{14}C）に対しては液体シンチレータが，そして，半導体では Si(Li) 検出器がよく用いられる。原子番号の高い物質（検出器）は内部での電子散乱の確率を増し，かつ制動放射の発生を増大させ，分解能を低下させるため，β線エネルギーの測定には適当でない。高エネルギーβ線の測定に大形のプラスチックシンチレータが使用されるが，その厚さはβ線の最大飛程以上でなければならない。その他，微量放射能のβ線スペクトルを測定するのに，プラスチックシンチレータとGM計数管を組み合わせたβ-β同時計数形スペクトロメータがある。これは**図5.33**に示すようにプラスチックシンチレータ中央のくぼみ部分に両側薄窓のガスフロー形GM計数管を配置してあり，両検出器が同時計測した出力信号のみを波高分析するもので，β線エネルギー分析，核種分析（**図5.34**）等の他，微量試料の定量に利用されている。また，半導体検出器を使用する場合は，エネルギー分解能の優れた Si(Li) 検出器を用いると，内部転換電子のスペクトルが測定できる。**図5.35**は ^{137}Cs によるβ線の連続スペクトルと内部転換電子（656keV, 624keV）の線スペクトルであるが，内部転換電子の鋭いピークを示しており，電子のエネルギー校正に利用できる。β線の最大エネルギーを求める場合は，高エネルギー曲線部を外挿して横軸との交点を求めて決定する。

(2) β線の吸収曲線から最大エネルギー測定

　β線源と検出器（端窓形GM計数管）の間に吸収物質（Al板）を挿入し，Al板の厚さ（g/cm²）

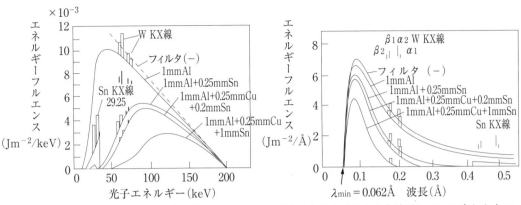

(a) 200keV 加速電子によるエネルギースペクトル　(b) (a)のスペクトルを波長について表したもの

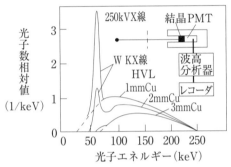

(c) 250kVX 線の半価層(HVL)によるスペクトル変化

図5.32　各種のX線エネルギースペクトル

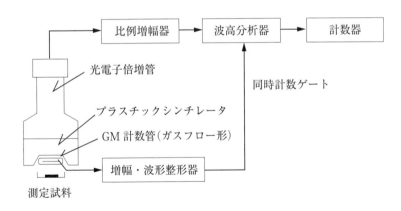

図5.33　同時計数形β線スペクトロメータ

に対するβ線の計数率を測定して，**図5.36**に示すような吸収曲線を作成する。β線は連続したエネルギー分布で質量が小さく，ジグザグ運動して進むが，物質中での吸収はほぼ指数関数に近い曲線が得られる。図5.36の縦軸は吸収板0での計数率n_0に対する百分率を対数表示したもので，曲線終端部に制動放射によるX線（γ線の放出が伴うときはそれも含む）の寄与が認められ，緩

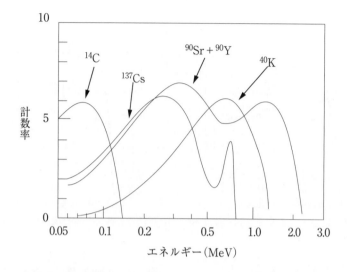

図5.34　同時計数形β線スペクトロメータによるβ線スペクトル

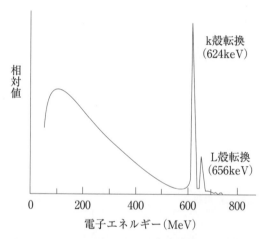

図5.35　Si(Li)検出器による^{137}Csのβ線スペクトルと内部転換電子の線スペクトル

やかな減少を示している。そのため，外挿飛程（これが最大飛程となる）R_0 はβ線の外挿曲線（点線）とX(γ)線の外挿直線の交点を求めて得られる。外挿飛程 R_0 はグラフの外挿により推定する他，より正確に求める方法として，1) フェザー法 (Feather method) および 2) ハーレイ法 (Harley method) がある。

(a) フェザー法：これはβ線の最大エネルギーが異なる2種のRIについて吸収曲線を比較した場合，最大飛程の大きさは異なるが，その形が互いに相似していることを利用している。標準β線試料（^{32}P, RaE 等）の吸収曲線と未知β線試料の吸収曲線を同一条件で測定し，標準試料の吸収曲線から Feather analyzer（一種の物差し）を作成する（図5.37）。これを未知試料の吸収曲線縦

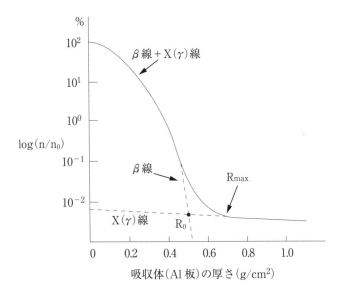

図5.36 β線の吸収曲線（Al吸収板使用）

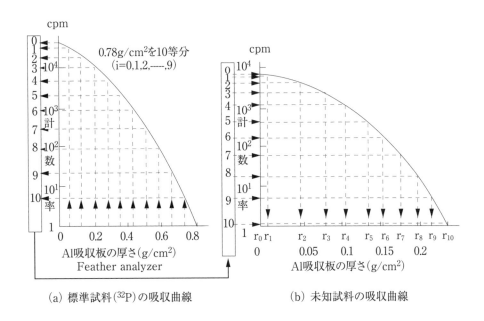

(a) 標準試料(^{32}P)の吸収曲線　　(b) 未知試料の吸収曲線

図5.37　Feather法による飛程の求め方
（Feather analyzerの作成）

軸に当てはめ，それら目盛りに相当する吸収体の各厚さ（横軸 mg/cm^2）からそれぞれ飛程 $R_i = r_i \cdot (10/i)$ を算出し，図5.38を作成する．この図でi=10に相当する最大飛程を外挿により求める方法である．標準β線試料として使用される核種の最大エネルギー（および Al による最大飛程）

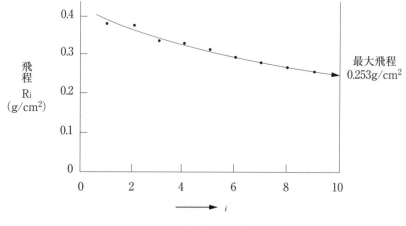

図5.38 飛程を求める方法

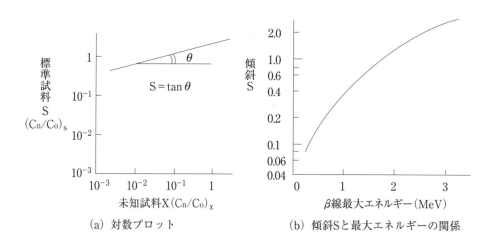

(a) 対数プロット　　(b) 傾斜Sと最大エネルギーの関係

図5.39 Harley法による飛程の求め方

を示すと，^{32}P：1.70MeV（780mg/cm^2），RaE：1.17MeV（510mg/cm^2），UX$_2$：2.31MeV（1105mg/cm^2）である。

(b) ハーレイ法：この方法はフェザー法の繁雑さを改めた簡便法であり，精度はやや劣る。標準試料Sと未知試料Xの吸収曲線を試料以外はすべて同一の状態で測定する。吸収板なしのときの計数率 C_0 に対する吸収板 n のときの計数率 C_n の比 $(C_n/C_0)_S$，$(C_n/C_0)_X$ を両対数方眼紙にプロットするとほぼ直線上にのることを利用するもので（**図5.39 a**），その直線の傾斜 $S(=\tan\theta)$ を求め，グラフ（**図5.39 b**）から β 線最大エネルギーを得る方法である。図5.39 a でプロットが直線にならないときは β 線が複数存在しているためである。

(c) 最大飛程と最大エネルギーの関係：Al 中での最大飛程 R(g/cm^2) と β 線最大エネルギー E(MeV) に関する実験式として次に示す Glendenin の式がある。すなわち，

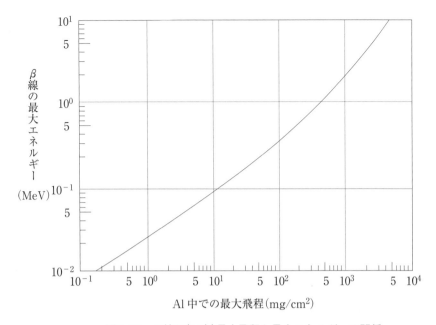

図5.40 β線の(Al中)最大飛程と最大エネルギーの関係

$$R = 0.407E^{1.38} \qquad 0.15\text{MeV} < E \leq 0.8\text{MeV}$$
$$R = 0.542E - 0.133 \qquad 0.8\text{MeV} < E < 3\text{MeV} \qquad \cdots\cdots\cdots\cdots (5.27)$$

である。これらの関係を図5.40に示すが，R を g/cm² で表しており，Al以外の吸収物質に対してそのまま利用しても差し支えない。ただし，放射損失が衝突損失よりも大きくなるような電子エネルギーの領域では成立しない。

5.2.3 α線エネルギーの測定

核種がα崩壊すると単一エネルギーのα粒子が放出されるが，そのエネルギーは大部分10MeV以下である。重荷電粒子のため質量が大きく，原子の軌道電子と衝突しても1回の衝突で失うエネルギーは小さい。その進路は曲げられずに直線状に進むが，多数回の衝突により最後にそのエネルギーを失って止まる。α粒子のエネルギーがすべて正確に等しければ，ある飛程に至るまでα粒子数は一定に進み，飛程に達した時点で0になるはずである。実際には衝突によって失うエネルギーが，すべての粒子に対して同一ではなく"ゆらぎ"のため，飛程の終端部で曲線となる（図2.1参照）。また，α粒子のエネルギー（速度）が大きい間は比電離（媒質中単位長さ当たりのイオン対数）はあまり変化しないが，エネルギーが小さく（1MeV以下に）なると急速に増大する。空気中での比電離の最大値は飛程終端部の手前約3mm付近にあり，そこでのα線の速度，エネルギーはそれぞれ約 4.8×10^6 m/s，0.37MeVである（図2.23参照）。なお，α粒子の質量は，電子に比べ著しく大きいので制動放射は無視できる。

α線は以上のような性質を有するため，他の放射線検出器に比べ考慮しなければならない点がある。例えば，α線は飛程が短いので，検出器に入射するまでのエネルギー損失をできるだけ小さく

する必要がある。そのため，測定試料を検出器内に入れて測定できるガスフローカウンタ，グリッド付パルス電離箱（3.1.1（1）参照）等が用いられるが，エネルギー分解能の点からはグリッド付パルス電離箱の方が優れている。また，シンチレーション検出器ではCsI(Tl)シンチレータ，ZnS(Ag)シンチレータ，液体シンチレータ等を利用する方法もある。有機シンチレータは蛍光効率が低いのであまり使用されない。シンチレーションカウンタを使用する場合は特に，低エネルギー領域でα線のエネルギーと出力波高の直線関係が悪くなるので注意が必要である。エネルギー分解能は5〜15%程度とやや劣る。

　エネルギー分解能が優れている検出器として半導体検出器が挙げられる。中でも，表面障壁形Si半導体は入射窓（不感層）が非常に薄く作られ，空乏層も100μm程度の厚さであまり厚くないが，十分測定可能である。エネルギー5〜6MeV程度のα線放出核種で，約0.2%のエネルギー分解能が得られており，パルス電離箱よりかなり良いことがわかる。

　α線の測定で注意することは，①できるだけ薄く試料を作製する，②測定試料と検出器間に空気層がないような測定（真空槽に収めるなど），③散乱線が混入しない形での測定，などである。

5.2.4　加速器放射線エネルギーの測定

　医療面では高エネルギー放射線治療に加速器が使用されているが，中でも直線加速器（リニアックまたはライナック）は最も多く利用されている。ベータトロンも一時期よく利用されていたが，現在はごくわずかの施設で使われているに過ぎない。最近はベータトロンに代わってマイクロトロンが使われている。これら電子加速装置による電子線およびX線のエネルギー測定法について述べる。

（1）電子線エネルギー測定

　高エネルギー電子線は加速器の出口（窓）直前ではほぼ単一エネルギーと考えられるので，これは電子線の加速エネルギーE_aに相当する。医用加速器では図5.41aに示すように，出口の窓，散乱箔（スキャタリングフォイル），ミラー，モニタ電離箱等，さらに空気層を経て人体（あるいはファントム）に入射する。そのため，電子線のエネルギーは物質中で少しずつ失われ，かつ，エネルギー損失の不揃いにより，ファントム表面および深部（深さZ）におけるエネルギーは図5.41bのグラフのように低エネルギー側に広がりをもつ分布となる。したがって，電子線は体内に深く入るほど，幅広いエネルギー分布を示すので，電子線エネルギーの表示法として最大エネルギーE_{max}，最頻エネルギーE_p，そして平均エネルギーE_m等あるが，ファントム表面に入射する電子線の大部分はE_p付近に分布するので，1つのエネルギーで代表するならばE_pが最適と考えられる。

　電子線エネルギーの測定法として，

　　　　　①加速電子の磁場による偏向を利用する。
　　　　　②制動放射による光核反応（γ, n）を利用する。
　　　　　③加速電子の吸収曲線から飛程を求める。
　　　　　④シンチレーション検出器による測定。
　　　　　⑤半導体検出器による測定。
　　　　　⑥チェレンコフ放射を測定。

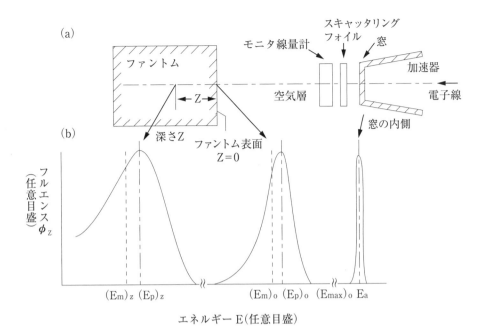

図5.41 測定位置の違いによる電子線のエネルギー
スペクトル測定

などがある。

(a) 加速電子の磁場による偏向：電子線のエネルギースペクトルを精度よく測定するのに磁場中に電子を入れ，その電子運動による軌道の曲率半径から求める電磁スペクトロメトリの方法である。電子の運動エネルギー T_e は，

$$T_e = 3 \times 10^{-4} H \times r - 0.511 \text{(MeV)} \quad \cdots\cdots\cdots (5.28)$$

ここに，H は磁場の強さ（ガウス），r は電子の曲率半径（cm）である。電子エネルギーを誤差 0.1% 程度で測定できるが，装置が大がかりで簡単に使用できないのが難点である。

(b) 光核反応：5〜30MeV 程度の電子線エネルギーを測定する方法として，電子線による核反応 (e, e'n) 反応あるいは制動放射による (γ, n) 反応の利用がある。これらの反応はあるしきいエネルギー E_{th} 以上で起こり，それにより放射性核種が生成される。電子線のエネルギーを変え，同一フルエンスの電子線を照射する。そのつど生成した放射性核種による放射線の計数率を測定，計数率が 0 になるエネルギーを外挿してしきい値とする。電子による核反応断面積が小さいため，制動放射による光核反応が一般に利用される。主な (γ, n) 反応のしきいエネルギー生成核種は表 3.10 に示してあるが，図 5.42 は $^{16}O(\gamma, 2n)^{14}O$ 反応の場合である。$^{16}O(\gamma, n)^{15}O$ 反応が重なるため，その分を差し引いてしきいエネルギーを求める必要がある。

(c) 加速電子の飛程：媒質（ファントム）中に電子線を入射させ，各深さにおける線量から深部量曲線（図 5.43）あるいは深部電離量曲線を求める。この曲線の下降部分を直線外挿し，制動放射による裾の部分（バックグラウンド相当部分）の外挿直線との交点での深さ R_p を実用飛程とする。電子線エネルギー E_a(MeV) に対し，水中での実用飛程 R_p は，

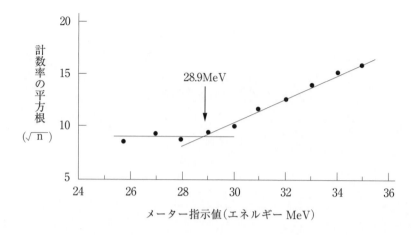

図5.42　電子線エネルギーの校正例[^{16}O(γ, 2n)^{14}O反応を利用した場合]

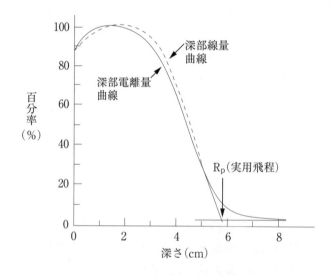

図5.43　電子線ビームでの深部線量，深部電離量の各百分率曲線

$$R_p = 0.52E_a - 0.3 \quad (\text{cm}) \quad 5\text{MeV} < E_a < 50\text{MeV} \qquad (5.29)$$

の実験式で近似できる。しかし，スキャタリングフォイルを透過し，ファントム表面における入射電子線エネルギー $(E_p)_0$ に対しては，

$$R_p = 0.53(E_p)_0 + 0.2 \quad (\text{cm}) \qquad (5.30)$$

の近似式が成立する。式 (5.29)，(5.30) から電子線エネルギー (MeV) の 1/2 が水中でのおおよその電子線実用飛程 (cm) と見なすことができる。また，吸収物質として Al を使用した場合の電子線の最大飛程 R_0(cm) とエネルギー E_a(MeV) の間に，

$$R_0 = 0.246 E_a \quad (\text{cm}) \qquad (5.31)$$

の関係があるので，実用飛程から電子線エネルギーが求まる。加速器の場合は電子線出力が著しく

表5.1 水に対する他のファントムの実効深係数

物質名	質量密度g/cm^3	電子密度	実効深係数
水	1	1	1
MixDP	1	—	1.01
ポリスチレン	1.04	1.01	0.99
アクリライト	1.18	1.15	1.13

大きいので，空洞電離箱でも十分対応して測定できる。もちろん，ここで吸収曲線を求める場合は電離箱の壁厚を使用吸収物質（Al）の厚さに換算する必要がある。吸収曲線から最大飛程を求める場合，考慮しなければならないのは最大飛程終端部における評価の方法である。なお，ファントム材料として水以外の固体物質を使用するときは実効深係数（**表5.1**）を乗じて補正する必要がある。この方法で正確な電子線エネルギーを評価することは難しいが，概略値を知る上では実際的である。

なお，高エネルギー電子線加速器による放射線治療で，電子線が人体あるいはファントムに入射したときの平均エネルギー $\overline{E}_0$(MeV) を決定するのに，電子線の深部量百分率における深部量半価深 R_{50}(cm) から実験式，

$$\overline{E}_0 = 2.33 R_{50} \qquad (5.32)$$

により算出する方法がある。ただ，深部量半価深 R_{50} を求めるには電離量を吸収線量に変換する必要があるため，電離量半価深 I_{50} をそのまま使用して算出するには問題がある。しかし，幸いなことに，

$$\overline{E}_0 \leq 12\text{MeV}\ (I_{50} \leq 5.1\text{cm})\ \text{では，}\ R_{50} = I_{50}$$

$12\text{MeV} < \overline{E}_0 \leq 30\text{MeV}\ (I_{50} > 5.1\text{cm})$ では

$$R_{50} = -5.4719 + 11.886 I_{50} - 0.1872 I_{50}^2 + 0.008114 I_{50}^3 \qquad (5.33)$$

により R_{50} が得られるため，式（5.32）から電子線の入射平均エネルギーを知ることができる。実用飛程 R_p(cm) 既知の場合は $I_{50} \fallingdotseq 0.8 R_p$ によりおおよその電離量半価深が求められる。

(d) **シンチレーション検出器**：電子は物質中で散乱されやすく，特に原子番号の大きい物質（例えばNaI(Tl)結晶）ほどその確率が大きく，エネルギーの一部が散乱によって失われたり，また，制動放射の発生確率が高くなる。そのため，電子線エネルギーの測定に使用するシンチレーション検出器は原子番号の小さい材質が選ばれる。したがって，高エネルギー電子線に対しては有機シンチレータ（アントラセン，スチルベン等），プラスチックシンチレータが使用される。この場合のエネルギー分解能は0.6MeV単色電子線で，10～15%程度である。ただ，加速器からの電子線エネルギーの測定では粒子フルエンス率が非常に大きいため，直接検出器で測定することは難しい。このようなときは電子を散乱させて一定散乱角における散乱電子エネルギーを測定し，入射電子線エネルギーを求めることである。

(e) **半導体検出器**：Si半導体を用いて加速器からの電子線を直接測定することは，シンチレーション検出器の場合と同様難しく，散乱エネルギーを測定するか，なんらかの方法で粒子フルエンス率を下げて測定するしかない。Si半導体検出器として表面障壁形（室温で使用），またはSi(Li)半導体（液体窒素で冷却使用）が使われるが，エネルギー分解能は約0.6MeV電子線に対し前者で3%程度，後者は1%以下と優れた性能を有する。

(f) チェレンコフ放射：高エネルギー荷電粒子が誘電体中を通過するとき，媒質分子に作用して分極の発生・消失を起こすが，その際，チェレンコフ光を放射するのでこの光を光電子増倍管により測定する。適当な媒質を選ぶことにより特定エネルギー以上の粒子だけを測定できる。

(2) X線エネルギー測定

電子加速器からのX線ビームエネルギーはターゲット物質に入射する加速電子ビームのエネルギーによって決まるが，そのX線エネルギーを測定する方法は，前記（1）の電子線エネルギーの測定により特定できる。しかし，実用的なのはX線の深部線量を測定する方法である。標準測定法01では水ファントムを用い，照射野 $10\times10\mathrm{cm}^2$ に対するTPR（組織ファントム線量比）を測定し，$\mathrm{TPR}_{20,10}$（深さ20cmと10cmでのTPRの比）を求め，X線の線質表示として用いることを推奨している。

第 6 章　線量計測

　これまでの章では，放射線の線質を評価するためのエネルギーおよびエネルギースペクトル，また放射線場および放射能を評価するためのフルエンス，エネルギーフルエンスなど放射線計測に関わる量とその計測法について学習してきた。本章では放射線防護や放射線治療の分野で物質あるいは生体に与えられるエネルギーを評価するための照射線量，カーマ，吸収線量など，線量計測（dosimetry）について説明する。線量は直接計測だけでなく，エネルギー，フルエンスなど放射線計測量と相互作用係数によって間接的にも評価できるので，これらの関係についても本章で解説する。

6．1　照射線量

　放射線の発見当時，2枚の金属箔の開きの変化を観察する箔検電器によって放射能や放射線場の強さを測定した。これは放射線照射で空気が電離することによって2枚の金属箔間の電気斥力が減少することを利用している。このように空気の電離は線量計測でよく利用される現象であり，照射線量の定義となっている。

　照射線量（exposure）X は，光子によって放出されたすべての電子が乾燥空気中で完全に停止するまでに発生させた正か負一方の符号のイオンの全電荷の絶対値 dq を，乾燥空気の質量 dm で除した商と定義されている。

$$X = \frac{dq}{dm} \quad \cdots\cdots (6.1)$$

つまり照射線量は，放射線の種類として光子（X線およびγ線），対象とする物質は乾燥空気に限定された線量で，その単位は $C\,kg^{-1}$ である。ただし，乾燥空気と異なる物質中における照射線量や照射線量率という表現が可能で，たとえば水ファントム内のある点での照射線量ということができる。式（6.1）中の dq には励起された原子から放出される電子による電離電荷は含まれるが，制動X線，特性X線などの放射過程で放出された光子による電離電荷は含まれない。しがって，エネルギー E の光子のフルエンス分布 Φ_E とその光子に対する乾燥空気の質量エネルギー転移係数 μ_{tr}/ρ，または質量エネルギー吸収係数 μ_{en}/ρ から，次式で算出することができる。

$$X = \frac{e}{W_{air}}\int \Phi_E E \frac{\mu_{tr}}{\rho}(1-g)\,dE = \frac{e}{W_{air}}\int \Phi_E E \frac{\mu_{en}}{\rho}\,dE = \frac{e}{W_{air}}\int \Psi_E \frac{\mu_{en}}{\rho}\,dE \quad \cdots\cdots (6.2)$$

注）ICRUでは荷電粒子による線量の一つとしてシーマ（cema）が定義されている。しかし，シーマについては日常的に利用されることがないため本章では説明を省略した。
　照射線量の旧単位としてR（レントゲン）が使用されることがある。
　　　$1\,R = 2.58 \times 10^{-4}\,C\,kg^{-1}$
　である。

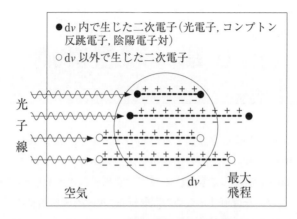

図6.1 照射線量の概念の説明図

ここで，e は電気素量，W_{air} は空気中で1イオン対を作るのに要する平均エネルギー，g は光子によって放出された電子の運動エネルギーに対する空気中での放射過程によって失われたエネルギーの割合，Ψ_E はエネルギー E の光子のエネルギーフルエンス分布である。

6.1.1 荷電粒子平衡（電子平衡）

図6.1に示すように光子線を照射すると，密度 ρ の空気中の体積 dv（質量 $dm = \rho dv$）の微小な領域に光電子，コンプトン反跳電子，電子対生成による陰・陽電子などの二次電子が放出される。二次電子は空気分子を電離することによってエネルギーを消費しながら進み，最終的にその全ての運動エネルギーを失って静止する。二次電子が進むことができる最大の距離（最大飛程）は運動エネルギーに依存するので dv 内に留まらず進むことがある。dv 内で二次電子が作るイオン対の一方の符号の電荷を全部収集できるとしても dv 外で生じた電荷までは収集できない。一方，dv 外で生じた二次電子も dv 内に進みイオン対を作るが，その電荷を分離して測定することはできない。これは電子平衡（electron equilibrium）により解決される。図6.2aに示すように空気を層に分割し，相互作用が生じても各層での光子数の減少がないと仮定する。空気層1の中央で光子Aとの相互作用によって放出された二次電子は，その最大飛程である空気層4の中央まで到達する。この二次電子の移動の間，電離作用によって各空気層でイオン対2組ずつが生成されるとする。同様に，空気層2の中央で光子Bとの相互作用によって放出された二次電子が空気層5の中央まで移動し，その間にイオン対2組ずつが各空気層で生成されるとする。以下，光子C，D，E，F，……についても同様な現象が生じると，空気層の通過距離と各空気層で生じる正電荷（または負電荷）の合計との間には図6.2bに示すような関係が得られる。すなわち，空気層1から3では生成電荷は増加傾向にあるが，空気層4以降は一定となる。これは，空気層4以降では最大飛程を越えたことによって二次電子が減少することと，新たな相互作用によって二次電子が放出されることが同時に起こり，平衡状態となって生成されるイオン対数が一定となるためである。この状態を電子平衡と呼ぶ。光子以外でも同様な現象があるので，電子を含め荷電粒子全般について同様の平衡状態を荷電粒子平衡（charged particle equilibrium; CPE）と呼んでいる。また，通過距離が長くなるほど相互

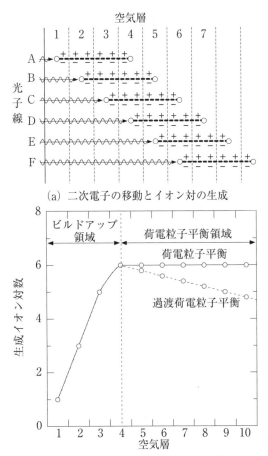

(a) 二次電子の移動とイオン対の生成

(b) 空気層の通過距離による生成イオン対数の変化

図 6.2 荷電粒子平衡(電子平衡)の説明

表 6.1 空気中における電子の平均飛程と飛程通過後の X 線の減弱率

X線エネルギー (MV)	二次電子の平均エネルギー (MeV)	空気中での飛程 R ($g\,cm^{-2}$)	R 通過後の減弱率 (%)
0.1	0.014	0.0005	0.007
0.2	0.043	0.0038	0.05
0.5	0.17	0.04	0.35
1.0	0.44	0.17	1.1
2	1.05	0.53	2.3
3	1.77	0.92	3.1
5	3.02	1.7	4.5
10	5.91	3.3	6.5
20	11.4	6.2	10
50	26.7	13.8	20
100	51.6	25	34

作用によって光子数が減少していく場合を過渡荷電粒子平衡(transient charged particle equilibrium; TCPE)と呼ぶ.

表 6.1 に X 線エネルギーに対する二次電子の平均エネルギー, 二次電子の空気中での飛程, お

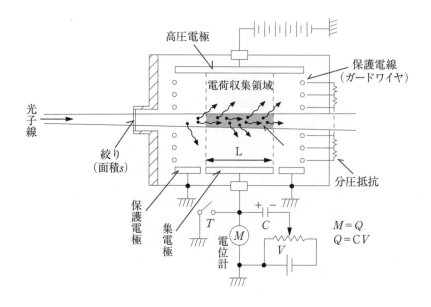

図6.3　平行平板形自由空気電離箱の構造の概要

よび飛程通過後のX線の減弱率を示す。照射線量の計測では荷電粒子平衡が成立している必要がある。また，荷電粒子平衡が成立するためには飛程Rに対して光子の減弱が十分に小さくなければばらない。

6.1.2　自由空気電離箱

自由空気電離箱（free air chamber）を用いることで定義に基づく照射線量の絶対量の計測ができる。わが国では国立研究開発法人産業技術総合研究所（AIST）計量標準総合センター（NMIJ）が10 kV以上40 kV未満，および40 kV以上300 kV未満の実効エネルギー範囲の照射線量の標準器として平行平板形自由空気電離箱を指定している。

照射線量計測では乾燥空気の単位質量当たりに生ずる一方の符号の電荷を測定する必要がある。このため，以下の条件を満たす自由空気電離箱が必要となる。
① 電荷収集領域で荷電粒子平衡が成立する。
② 電荷収集領域の体積を決定できる。
③ 入射光子だけを測定できるよう入射口，出射口以外は遮蔽されている。
④ 空気以外からの二次電子が混入しないよう入射光子が電極等に衝突しない構造である。
⑤ X線束の端から電極までの間隔が二次電子の最大飛程以上である。
⑥ 電離箱内空気の温度，気圧，湿度を測定できる。
⑦ 電離箱内での入射光子の減弱を補正できる。
⑧ 高圧—集電極間に飽和電圧を印加できる，またはイオン再結合の補正ができる。

表6.1から0.17 MeVの二次電子で空気中の最大飛程が30 cm以上になることが読み取れ，上

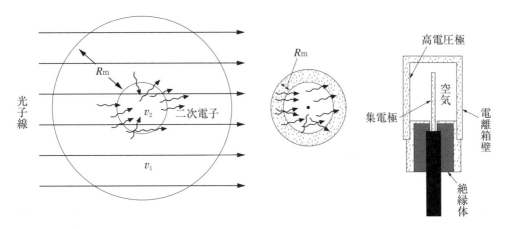

(a) 空気中での電離と二次電子　(b) 空気等価固体壁での電離と二次電子　(c) 空洞電離箱の構造

図6.4　空洞電離箱の原理の説明と構造

の条件を満たすには 300 kV 程度の X 線が自由空気電離箱での測定の上限となる。

図6.3に平行平板形自由空気電離箱の構造の概要を示す。高圧電極には正の電位が印加され，集電極は電位計を経て接地されている。電極間の電位差を 1000 から 2000 V とすると電場の強さは約 50～100 V cm^{-1} となる。集電極の両側に保護電極（ガード電極）を設けそれぞれ接地し，高圧―集電極間に等間隔の保護電線（ガードワイヤ）を篭状に張って各電線間を分圧抵抗で繋いでいる。これらによって高圧―集電極間の電気力線は直線で，かつ両電極に直交するように保たれるので電荷収集領域の体積，すなわち空気の質量を明確に決定できる。自由空気電離箱では絞りの位置での照射線量を計測することになる。これは点線源からの光子は距離とともに広がり，絞り通過後の線束の断面積は距離の 2 乗に比例して拡大するが，空気との相互作用による光子の減弱がないとすればフルエンスは距離の 2 乗に逆比例して減少し，結局は断面を通過する光子数に変化はないためである。したがって絞り位置での照射線量 X(C kg^{-1}) は，絞りの断面積 s(m^2)，電荷収集領域の長さ L(m)，空気の密度 ρ (kg m^{-3})，および収集電荷 q(C) から次式で求められる。

$$X = \frac{q}{s\,L\rho} \quad\quad\quad\quad\quad\quad\quad\quad\quad\quad\quad\quad (6.3)$$

6.1.3　空洞電離箱

前述の自由空気電離箱は大形で，かつ 300 kV 程度の X 線が測定の上限となっている。小形で日常的に使用でき，300 kV 以上の X 線にも利用できる電離箱として開発されたのが空洞電離箱(cavity chamber) である。**図6.4 a** において体積 v_1 の空気に光子線を均一に照射したとき，その中の体積 v_2 近傍で荷電粒子平衡が成立するためには二次電子の最大飛程 R_m に相当する空気の存在が必要となる。光子エネルギーが大きく R_m が大きい場合には電離箱の体積を大きくしなければならない。

このとき,「空気と組成が同じで密度 ρ のみが異なる固体で作られた空気壁を仮定する。空気壁の単位体積から発生する二次電子は密度 ρ に比例する。一方,二次電子の飛程は空気の密度に逆比例するので空気壁の密度が異なっても空洞内に入る二次電子束は同じである。」というファノ (Fano) の定理が適用できる。つまり,空気層 R_m の密度を 1000 倍にすると v_1 中での電子の飛程は 1/1000 となり,空洞内に入る二次電子数は空気の密度にかかわらず同じになると考えることができる。空気と元素組成,実効原子番号が同じで,密度だけが大きく光子との相互作用が等価な固体に置き換えることができれば,図 6.4 b に示すような小形の電離箱となる。実際には図 6.4 c に示すような円筒形の構造で,小さい体積の空気をグラファイト,空気等価プラスチック,PMMA など空気の実効原子番号に近い材質の壁で囲んで空洞を形成しているので空洞電離箱と呼ばれている。空洞電離箱の壁の内面は導電性で高電圧が印加され,中心部の細い集電極で電荷を収集する。NMIJ では ^{137}Cs および ^{60}Co γ線による照射線量の標準器としてグラファイト壁の空洞電離箱を指定している。

電離箱壁と空気との等価性は,i 番目の元素の原子番号 Z_i と全体の電子数に対するその元素に属する電子数の割合 f_i から,次式で実効原子番号 Z_{eff} を算出して判断することができる。

$$Z_{eff} = \sqrt[m]{\sum f_i Z_i^m} \quad\quad\quad (6.4)$$

ここで,空気や人体組織に近い物質に対しては $m=3.5$ が用いられ,f_i は元素の原子量 A_i とその元素の重量比 w_i から次式で算出する。

$$f_i = \frac{w_i Z_i}{A_i} \frac{1}{\sum \frac{w_i Z_i}{A_i}} \quad\quad\quad (6.5)$$

上式で算出すると空気の実効原子番号は 7.8 になる。次に空洞電離箱で考慮すべき項目を挙げる。

(1) 壁の厚さ

図 6.2 b で示したように,通過する厚さが増すと生成イオン対数は増加し荷電粒子平衡に到達する。荷電粒子平衡がちょうど成立する厚さは二次電子の最大飛程に相当する厚さで平衡厚と呼ばれている。それ以上の厚さでは相互作用によって厚さが増すほど入射光子数は減少するため過渡電子平衡状態となって生成イオン数は指数関数的に減少していく。したがって,壁厚が平衡厚以上の場合は光子の減弱の補正が必要となるため,空洞電離箱の壁厚は光子のエネルギーに応じて平衡厚とする必要がある。図 6.5 に X 線エネルギーと平衡厚,および平衡厚通過後の X 線減弱率の関係を示す。X 線エネルギーに比例して平衡厚,減弱率とも増大し,数 MV 以上の X 線では壁厚による減弱補正が難しくなるため照射線量計測の不確かさが増加することが理解できる。

(2) 電離体積

二次電子により生成されるイオン対数は空洞の体積,すなわち空気の質量によって変化する。空洞電離箱は自由空気電離箱と違って,空洞の体積を厳密に決定することは難しいので,照射線量の絶対量を決定するためには後述する校正が必要となる。また,防護レベルの低線量 (率) では大きい電離体積,線量 (率) が大きい場合や厳密な測定位置の決定が必要な場合には小さい電離体積の

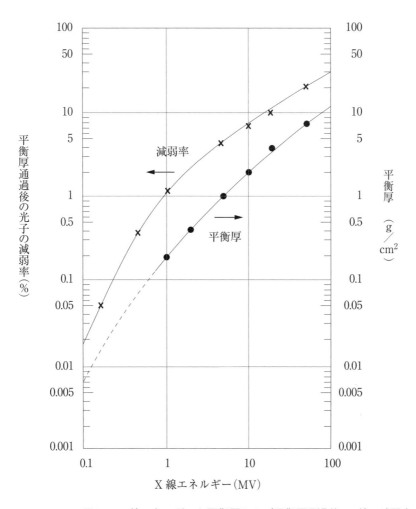

図6.5　X線エネルギーと平衡厚および平衡厚通過後のX線の減弱率

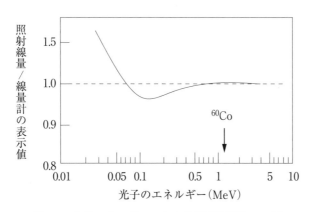

図6.6　光子エネルギーによる線質補正係数の一例

空洞電離箱を選択する必要がある。

(3) エネルギー特性

空洞電離箱は自由空気電離箱と同様，原理的に照射線量の絶対量の計測ができるはずである。しかし，特定の光子エネルギーのみで校正を行ったとしても壁材質および中心電極の空気等価性，壁厚による減弱などの理由によって応答が変化する。このため，光子エネルギーによる電離箱の応答の変化を補正するための線質補正係数が必要となる。図6.6に ^{60}Co γ 線で校正した電離箱線量計の表示値に対する照射線量の比の光子エネルギーによる変化を示す。コンプトン散乱は原子番号に依存しないため1 MeV以上では線質補正係数はほぼ1で一定であるが，1 MeV以下では徐々に1より減少し，さらに低エネルギー領域では1を超えて増大する傾向を示している。この例では壁材質が空気の実効原子番号より大きいため1 MeV以下で光電吸収の割合が増すと真の照射線量より大きい数値が表示され，さらに低エネルギーでは壁厚による減弱が大きくなり表示値が減少することが原因と考えられる。

6.2　カーマ

非荷電粒子である光子や中性子が物質にエネルギーを付与する場合，非荷電粒子がそのエネルギーを荷電粒子の運動エネルギーに転移する第一過程と，その荷電粒子が物質にエネルギーを付与する第二過程に分けて考えることができる。カーマ (<u>k</u>inetic <u>e</u>nergy <u>r</u>eleased per <u>mass</u>; kerma) は，この第一過程を表す量である。質量 dm の物質中で非荷電粒子によって放出されたすべての荷電粒子の初期運動エネルギーの総和が dE_{tr} であるとき，カーマ K は次式で定義される。

$$K = \frac{dE_{tr}}{dm} \tag{6.6}$$

ここで，dE_{tr} には壊変または励起された原子から放出される荷電粒子の運動エネルギーが含まれる。また，カーマの単位は $J\ kg^{-1}$ で，単位の固有の名称はグレイ，記号は Gy である。線量計算においてエネルギー E の非荷電粒子に対する物質の質量エネルギー転移係数が μ_{tr}/ρ，そのフルエンス分布が Φ_E，またはそのエネルギーフルエンス分布が Ψ_E である場合のカーマ K は次式で求められる。

$$K = \int \Phi_E E \frac{\mu_{tr}}{\rho} dE = \int \Psi_E \frac{\mu_{tr}}{\rho} dE \tag{6.7}$$

非荷電粒子によって放出された荷電粒子は衝突損失と放射損失によってそのエネルギーを失う。したがって，カーマ K は，衝突損失によるカーマ K_{col}（衝突カーマ）と放射損失によるカーマ K_{rad}（放射カーマ）に分けることができる。

$$K = K_{col} + K_{rad} \tag{6.8}$$

衝突カーマ K_{col} は，物質の質量エネルギー吸収係数 μ_{en}/ρ，および放射過程によって失われるエネルギーの割合の平均 $\bar{g}$ から，次式で求めることができる。

$$K_{col} = \int \Phi_E E \frac{\mu_{en}}{\rho} dE = \int \Phi_E E \frac{\mu_{tr}}{\rho}(1-\bar{g}) dE = K(1-\bar{g}) \tag{6.9}$$

6.2.1 空気カーマ，空気衝突カーマと照射線量

光子による空気カーマ K_{air} は，式（6.6）の定義により自由空気電離箱あるいは空洞電離箱を用いて電離体積内の質量 dm の空気に生成される電離電荷 dq を測定し，単位電荷当たり消費されるエネルギー W_{air}/e を乗じて算出することができる。

$$K = \frac{dq}{dm} \frac{W_{air}}{e} = X \frac{W_{air}}{e} \quad \cdots\cdots (6.10)$$

すなわち，カーマは照射線量 X に W_{air}/e を乗じることで求められることになる。このことからNMIJでは標準器として 300 kV 以下の X 線には自由空気電離箱，^{137}Cs および ^{60}Co γ 線には空洞電離箱を指定している。光子のエネルギーが 1 MeV 以上では放射過程によって失われるエネルギーの割合 が無視できなくなるので，空気衝突カーマ K_{air}^{col} を次式で算出する。

$$K_{air}^{col} = X \frac{W_{air}}{e}(1-\bar{g}) = K_{air}(1-\bar{g}) \quad \cdots\cdots (6.11)$$

カーマを表現する場合，自由空間中あるいは異なる物質中における任意の物質のカーマという表現ができる。たとえば，水ファントム中のある点の空気カーマということができる。

6.3 吸収線量

吸収線量（absorbed dose）D は，質量 dm の物質への平均付与エネルギー d$\bar{\varepsilon}$ から，次式で定義されている。

$$D = \frac{d\bar{\varepsilon}}{dm} \quad \cdots\cdots (6.12)$$

単位は J kg^{-1} であり，単位の固有の名称であるグレイ（単位記号 Gy）を使用する。吸収線量は前述の照射線量，カーマと異なり，すべての放射線，すべての物質に適応できる線量である。非荷電粒子を照射して荷電粒子平衡が成立している点の吸収線量 D は，次式のとおり衝突カーマで近似できる。

$$D \approx K_{col} = \int \Phi_E E \frac{\mu_{en}}{\rho} dE = \int \Psi_E \frac{\mu_{tr}}{\rho}(1-\bar{g}) dE = K(1-\bar{g}) \quad \cdots (6.13)$$

また，荷電粒子のフルエンス分布 Φ_E が既知の点であれば，物質の質量阻止能 S/ρ から次式から吸収線量 D を算出することができる。

$$D = \int \Phi_E \frac{S}{\rho} dE \quad \cdots (6.14)$$

以上の理論を利用して直接的あるいは間接的に吸収線量計測が行われている。

6.3.1 カロリメータ

放射線によって付与されたエネルギーによる物質の温度上昇を直接計測できるカロリメータ（calorimeter, 熱量計）は吸収線量の原理的な計測器である。生体と等価な物質である水の吸収線量計測では，水を吸収体にした水カロリメータ，あるいは水とほぼ等しい放射線特性をもち炭素単

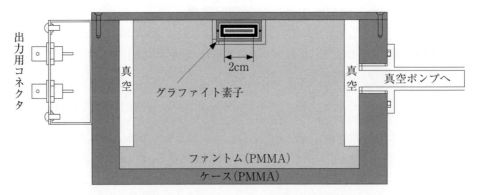

(a) グラファイトカロリメータ全体の断面図

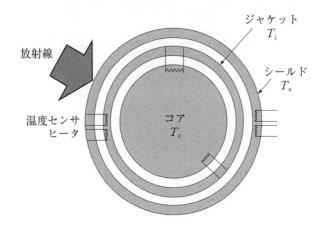

(b) グラファイト素子部の拡大図

図6.7　グラファイトカロリメータの構造と動作の説明図

体の鉱物であるグラファイトを使用したグラファイトカロリメータが候補としてあげられる。水カロリメータの比熱容量は 4.18×10^3 J kg^{-1} ℃$^{-1}$ でグラファイトの 0.71×10^3 J kg^{-1} ℃$^{-1}$ に対して約6倍である。すなわち1 Gy照射した場合，グラファイトでは 1.41×10^{-3} ℃の温度上昇が得られるのに対して，水ではわずかに 0.24×10^{-3} ℃と温度上昇が小さい。さらに水カロリメータでは化学変化による熱欠損の補正が必要となる，液体であるため対流を抑制する温度コントロールが要求される，などの理由から日本を含む多くの国で吸収線量の標準器としてグラファイトカロリメータが採用されている。

図6.7 aにグラファイトカロリメータ全体の断面図を示す。カロリメータには真空ポンプが接続され真空が保たれている。カロリメータの大部分はPMMAであり，その中に熱量を測定するためのグラファイト素子が埋め込まれている。**図6.7 b**にグラファイト素子部の拡大図を示す。グラファイト素子の一番中心にコアがあり，それを取り囲むように円筒形のジャケット，さらにその外側を円筒形のシールドが囲み，それぞれの素子間の小さな間隙によって熱の交換がないような構

造となっている．コア，シールド，ジャケットにはそれぞれ温度センサとヒータが取り付けられている．温度センサとして抵抗 2 kΩ，温度係数 75 Ω ℃$^{-1}$ のサーミスタを用いた場合，1 Gy の吸収線量で 0.1 Ω の抵抗の変化が生じる．このわずかな抵抗の変化をブリッジ回路で検出して温度変化を測定している．カロリメータでは次に説明する（1）定温度法，または（2）準断熱法で吸収線量計測を行っている．

（1）定温度法

定温度法ではコア，ジャケット，シールドのそれぞれの温度 T_c，T_j，T_s，および室温 T_r を常に一定の温度差で，$T_c > T_j > T_s > T_r$ を維持するようそれぞれのヒータに供給される電力を PID 制御しておく．十分な時間をかけてコアに供給される電力 P_{off} が一定な状態となった後，放射線を照射する．照射によってコアにエネルギーが付与されるため T_c が上昇し始めるが，T_c を一定に保つ制御のためヒータに供給される電力は P_{on} まで減少することになる．すなわち，照射時間 t によって質量 m_c のグラファイトコアへ与えられる吸収線量 D_{gr} は次式で算出できる．

$$D_{gr} = \frac{(P_{off} - P_{on})t}{m_c} \quad \cdots\cdots(6.15)$$

定温度法ではコア各素子間の温度差が常に一定で安定していることが必要であるため，^{60}Co などの放射性同位元素を線源として線量率が一定である場合に適用される．線量率が変動するような加速器を線源とする場合は次の準断熱法が適応される．

（2）準断熱法

準断熱法ではシールドの温度 T_s を室温 T_r よりわずかに高く一定温度になるように制御して室温の変動による温度変化を遮断する．同様にジャケットの温度 T_j がコアの温度 T_c と常に同じになるようにジャケットのヒータ電力を制御してコアを断熱状態にする．この状態で照射による温度変化 ΔT_c，およびグラファイトの比熱容量 C から吸収線量 D_{gr} は次式で求められる．

$$D_{gr} = \frac{\Delta T_c \, C}{m_c} \quad \cdots\cdots(6.16)$$

6.3.2 空洞理論

物質に付与されたエネルギーを熱として検出するカロリメータと異なり，空洞電離箱による吸収線量計測では物質中に設けた空洞に生じる電離電荷を収集して周囲の物質の吸収線量を求める．空洞電離箱による吸収線量計測は汎用的に行われているが，この計測法の基本的な理論がブラッグ（Bragg）とグレイ（Gray）による空洞理論である．

（1）Bragg・Gray の空洞理論

図 6.8 a において，フルエンス Φ の荷電粒子が媒質 m と g の境界を通過するとき媒質 m の境界付近の吸収線量 D_m，および媒質 g の境界付近の吸収線量 D_g は式（6.14）から，

$$D_m = \Phi \left(\frac{S}{\rho}\right)_m, \quad D_g = \Phi \left(\frac{S}{\rho}\right)_g \quad \cdots\cdots(6.17)$$

で求められる．境界の前後でのエネルギー，フルエンスとも変化が無視できると仮定できるならば，境界付近の媒質 m と g の吸収線量の比 D_m/D_g は，

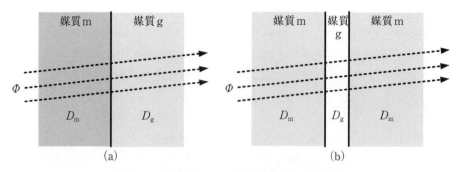

図6.8 空洞理論による吸収線量計測の説明図

$$\frac{D_m}{D_g} = \frac{(S/\rho)_m}{(S/\rho)_g} = (S/\rho)_{m,g} \quad \cdots\cdots (6.18)$$

となり，媒質 g に対する媒質 m の質量阻止能の比となる．次に図 6.8 b において，フルエンス Φ の荷電粒子が媒質 m に挟まれた媒質 g の薄い層を通過するとする．このときもやはり境界の前後でエネルギー，フルエンスとも変化が無視できると仮定できるならば，境界付近の媒質 m と g の吸収線量比 D_m/D_g は式（6.18）で表すことができる．媒質 g を気体として，薄い層を電離空洞とするならば，電離空洞内の質量 m (kg) の気体 g に生じた電離電荷 q (C) から次式で気体の吸収線量 D_g を求めることができる．

$$D_g = \frac{q}{m}\frac{W_g}{e} \quad \cdots\cdots (6.19)$$

ここで，W_g は気体 g 中で 1 イオン対生成に費やされる平均エネルギー，e は電気素量である．さらに式（6.18）から，媒質 m の吸収線量 D_m は次式で求めることができる．

$$D_m = \frac{q}{m}\frac{W_g}{e}\left(\frac{S}{\rho}\right)_{m,g} \quad \cdots\cdots (6.20)$$

このブラッグ・グレイの空洞理論を利用して，媒質の吸収線量を評価するためには次の条件が満たされていなければならない．

(ⅰ) 空洞が存在する領域で荷電粒子平衡が成立していること．
(ⅱ) 空洞によって荷電粒子のフルエンス，エネルギースペクトルおよび方向が擾乱されないこと．
(ⅲ) 空洞内で発生する荷電粒子が無視できる程度であること．

(2) Spencer・Attix の空洞理論

ブラッグ・グレイの空洞理論では，空洞を通過する荷電粒子は "ソフト" な多数回の衝突によって連続的に減速され，電離された電子のすべての運動エネルギーは空洞内に付与されると仮定している．しかし，図 6.9 に示すように十分な運動エネルギーをもった電子，すなわち δ 線が放出されるような "ハード" な衝突が起こると空洞を越えた位置にもエネルギーが付与される．このことから Spencer と Attix は，半径方向への投射飛程が空洞の半径と一致するような電子の運動エネルギーをカットオフエネルギー Δ として設定し，

(ⅰ) Δ 以下ならば，そのすべての運動エネルギーは空洞内に付与される．

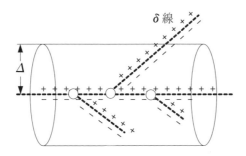

図6.9 δ線とカットオフエネルギーΔの説明図

(ii) Δを超えるならば,空洞外に到達するため空洞内に付与されるエネルギーは減少する。として阻止能を見直し,制限質量衝突阻止能(restricted mass collision stopping power)を導入した。現在では放射線治療領域の光子線および電子線に対して,式(6.20)の質量衝突阻止能比 $(S/\rho)_{m,g}$ に替えて空気に対する水の制限質量衝突阻止能比 $(L/\rho)_{w,air}$ を使用して吸収線量の評価を行っている。実際には,評価点の電子のエネルギースペクトルから次式で平均制限質量衝突阻止能比 $(\bar{L}_\Delta/\rho)_{w,air}$ を算出している。

$$\left(\frac{\bar{L}_\Delta}{\rho}\right)_{w,air} = \frac{\left\{\int_\Delta^{E_{max}} \Phi_E [L_\Delta(E)/\rho] dE + \Phi(\Delta)[S_{col}(\Delta)/\rho]\right\}_w}{\left\{\int_\Delta^{E_{max}} \Phi_E [L_\Delta(E)/\rho] dE + \Phi(\Delta)[S_{col}(\Delta)/\rho]\right\}_{air}} \quad \cdots\cdots (6.21)$$

ここで,Φ_E は運動エネルギー E をもつ電子のフルエンス,$L_\Delta(E)$ は E の電子に対するカットオフエネルギーΔでの制限質量衝突阻止能,$\Phi(\Delta)$ はΔの電子のフルエンス,$S_{col}(\Delta)$ はΔの電子に対する質量衝突阻止能である。

6.3.3 空洞電離箱の校正

同じ形式の電離箱を同じ放射線場に設置しても電離箱ごとに応答が異なる。このため,正しい吸収線量の評価のためには個々の電離箱に対する校正(calibration)が必須となる。図6.10に示すように,一次線量標準機関である国際度量衡局BIMPと日本の計量標準総合センターNMIJは定期的な国際比較によって相互に線量標準を維持している。一方,JCSS(Japan calibration service system)認定を受けた校正事業者は定期的にNMIJで電離箱の校正を行い,国家標準とのトレーサビリティを確保した状態で電離箱校正サービスを提供している。したがって,ユーザ施設が国家標準との間でトレーサビリティを成立させるためには,JCSS認定校正事業者で校正された電離箱を使用する必要がある。

空洞内の空気の質量が m の電離箱を水中に設置して電離電荷 q が得られ,空気に対する水の質量阻止能比が $(S/\rho)_{w,air}$ であるとき,式(6.20)のブラッグ・グレイの空洞理論から水吸収線量 D_w (Gy) は次式で求めることができる。

$$D_w = \frac{q}{m} \frac{W_{air}}{e} \left(\frac{S}{\rho}\right)_{w,air} \quad \cdots\cdots (6.22)$$

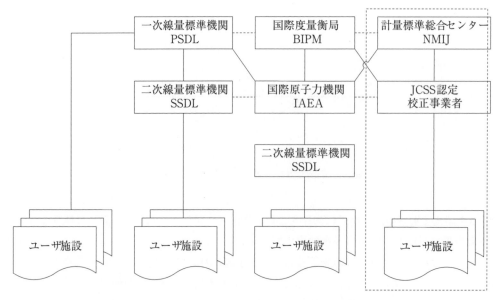

図6.10 線量に関する国際計量システムと日本の線量校正体系

W_{air}, e, $(S/\rho)_{w,air}$ は定数として与えられるので，正しい水吸収線量評価のためには空洞内の空気の質量 m を正しく決定する必要があるが，測定によって得ることは難しい。このため，水吸収線量標準 D_w^{std} (Gy) の場に電離箱を設置して，電離電荷 q (C) 当たりの水吸収線量を表す水吸収線量校正定数 $N_{D,w}$ (Gy C^{-1}) を個々の電離箱に校正の結果として与える。

$$N_{D,w} = \frac{D_w^{std}}{q} = \frac{1}{m} \frac{W_{air}}{e} \left(\frac{S}{\rho}\right)_{w,air} \quad \cdots \cdots (6.23)$$

上式が示すように，校正の意義の一つは空洞内の空気の質量 m を決定することである。コバルト校正定数 N_C（照射線量校正定数），空気カーマ校正定数 N_K も同様な意義を持っている。

6.3.4 空洞電離箱による吸収線量計測

吸収線量計測は，生体と等価な物質である水に対する吸収線量，すなわち水吸収線量の評価に応用されることが多いため，ここでは空洞電離箱を使用する新旧の水吸収線量計測法について説明する。

(1) コバルト校正定数による水吸収線量計測

1970年代から2011年までは，照射線量標準で校正された電離箱を使用した水吸収線量計測法が採用されていた。ファントム中に設置した電離箱線量計の表示値が M (rdg)，コバルト校正定数が N_C であるとき，水吸収線量 D_w (Gy) は，

$$D_w = M N_C C_Q \quad \cdots \cdots (6.24)$$

で評価した。ここで C_Q は吸収線量変換係数とよばれていて，次式で算出していた。

$$C_Q = \frac{W_{air}}{e} \frac{(S/\rho)_w}{(S/\rho)_{air}} \quad \cdots \cdots (6.25)$$

式 (6.24) では，M(rdg) にコバルト校正定数 N_C (C kg^{-1} rdg^{-1}) を乗じて媒質中での空気の質量当たりの電離電荷（C kg^{-1}）を求め，W/e (J C^{-1}) を乗じて空気の吸収線量（J kg^{-1}）に変換し，さらに空気に対する水の質量衝突阻止能比 $(S/\rho)_\mathrm{w,air}$ を乗じることによって空気吸収線量から水吸収線量へ変換している。この計測方法については Bragg-Gray から Spencer-Attix の理論への変更，各種補正係数の採用や見直しが行われた。しかし，N_C 校正は空中でビルドアップキャップを装着して行うため，電離箱壁およびビルドアップキャップの吸収および散乱に対する補正係数 k_att，空気との不等価性の補正係数 k_m，さらに W_air など不確かさが大きいという問題があった。

(2) 水吸収線量校正定数による水吸収線量計測

水吸収線量の国家標準が確立され，2011 年から水吸収線量校正定数 $N_{\mathrm{D,w},Q_0}$ による校正サービスがスタートした。このため，電位計の表示値 M_Q，$N_{\mathrm{D,w},Q_0}$，そして校正での線質 Q_0 と測定対象の線質 Q での電離箱の応答の変化を補正する線質変換係数 k_{Q,Q_0} から，水吸収線量 $D_{\mathrm{w},Q}$ を次式で評価する計測法が現在は採用されている。

$$D_{\mathrm{w},Q} = M_Q N_{\mathrm{D,w},Q_0} k_{Q,Q_0} \quad\quad\quad\quad (6.26)$$

また，上式において測定環境が校正時と異なることに対する補正のため，次式のよう補正前の電位計の表示値の平均 $\overline{M}_Q^\mathrm{raw}$ に電位計校正係数 k_elec，温度気圧補正係数 k_TP，イオン再結合補正係数 k_s，および極性効果補正係数 k_pol を乗じて M_Q を求める必要がある。

$$M_Q = \overline{M}_Q^\mathrm{raw} k_\mathrm{elec} k_\mathrm{TP} k_\mathrm{s} k_\mathrm{pol} \quad\quad\quad\quad (6.27)$$

放射線治療における光子線，電子線，陽子線および炭素線の空洞電離箱による水吸収線量計測については次の第 7 章で詳細に説明する。

6.3.5 空洞電離箱の補正係数

空洞電離箱を使用する場合，電位計の表示値に対して種々の補正を行う必要がある。ここでは，空洞電離箱に対する各種の補正係数について説明する。

(1) 線質変換係数

線質変換係数 k_{Q,Q_0} は，基準線質 Q_0 と異なる線質 Q で照射されたことによる空洞電離箱の応答の変化を補正するため係数である。図 6.11 に電子のエネルギーによる空気に対する水の質量衝突阻止能比 $(S_\mathrm{col}/\rho)_\mathrm{水,空気}$ の変化を例として示す。網掛けで示された 1 MeV 以上のエネルギーでは，$(S_\mathrm{col}/\rho)_\mathrm{水,空気}$ の変化が急でありエネルギーによって応答が変化することが理解できる。さらに同じ電離電荷を得ても，線種，電離箱の構造や材質によって水吸収線量が異なる。このことから，k_{Q,Q_0} は線質 Q_0 での $N_{\mathrm{D,w},Q_0}$ に対する線質 Q での $N_{\mathrm{D,w},Q}$ の比として次式で定義される。

$$k_{Q,Q_0} = \frac{N_{\mathrm{D,w},Q}}{N_{\mathrm{D,w},Q_0}} = \frac{D_{\mathrm{w},Q}/M_Q}{D_{\mathrm{w},Q_0}/M_{Q_0}} \quad\quad\quad\quad (6.28)$$

しかし，すべての線質について水吸収線量標準を確立することは困難なことから線量計の表示値 M_{Q_0} および M_Q が等しい場合の水吸収線量の比 $N_{\mathrm{w},Q}/N_{\mathrm{w},Q_0}$ から次式で計算によって算出している。

$$k_{Q,Q_0} = \frac{N_{\mathrm{D,w},Q}}{N_{\mathrm{D,w},Q_0}} = \frac{[(S_\mathrm{col}/\rho)_\mathrm{w,air} W_\mathrm{air} P_\mathrm{wall} P_\mathrm{cav} P_\mathrm{dis} P_\mathrm{cel}]_Q}{[(S_\mathrm{col}/\rho)_\mathrm{w,air} W_\mathrm{air} P_\mathrm{wall} P_\mathrm{cav} P_\mathrm{dis} P_\mathrm{cel}]_{Q_0}} \quad\quad\quad\quad (6.29)$$

ここで，P_wall は電離箱壁および防浸鞘と水との不等価性に対する壁補正係数、P_cav は電離空洞と水

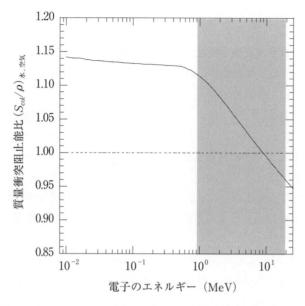

図6.11 電子のエネルギーによる空気に対する水の質量衝突阻止能比$(S_{col}/\rho)_{水,空気}$の変化

との相違による電子フルエンスの変化に対する空洞補正係数、P_{dis}は電離空洞の幾何学的中心と測定の実効中心との変位に対する変位補正係数、そしてP_{cel}は円筒形電離箱における中心電極と空気との不等価性に対する中心電極補正係数である。また、光子線と電子線に対しては質量衝突阻止能比$(S_{col}/\rho)_{水,空気}$は制限質量衝突阻止能比$(L/\rho)_{水,空気}$に置き換えて算出する。

(2) 電位計校正定数

電位計が表示する単位がたとえ'C'であっても、正しい電荷が表示されているという保証はない。このため、電位計について電荷の校正サービスが提供されている。電位計校正定数k_{elec}は、電位計の表示値を真の電荷に換算する校正定数であり、単位はC 'C'$^{-1}$あるいはC rdg^{-1}である。電離箱と電位計が接続された状態の一体校正で電離箱の校正が行われた場合は、電位計校正定数k_{elec}を1とする。

(3) 温度気圧補正係数

空気の密度は温度と気圧によって変化する。温度気圧補正係数はボイル・シャルルの法則を応用して、電離箱内の空気の質量を基準条件の密度に換算するための補正係数である。基準条件の温度t_0(℃)、気圧p_0(kPa)に対する温度t、気圧pでの温度気圧補正係数k_{TP}は次式で算出する。

$$k_{TP} = \frac{273.2+t}{273.2+t_0} = \frac{p_0}{p} \quad \cdots\cdots(6.30)$$

ただし、密封型の電離箱では空洞内の空気の質量に変化はないので、温度気圧補正を行う必要はない。

(4) イオン再結合補正係数

電離箱で電離電荷を測定する場合、問題となるのは生成されるイオン対のすべての電荷を収集で

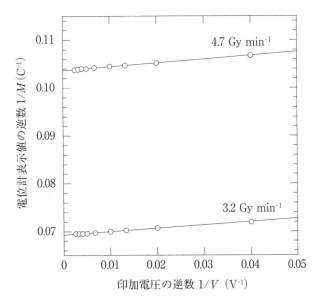

図6.12 印加電圧による収集電荷の変化の一例（Jaffeプロット）

きないことである。図6.12に印加電圧 V による電位計の表示値 M の変化の一例を，Jaffe プロットという方法で示す。この図では，印加電圧が大きく $1/V$ が小さいほど $1/M$ は小さい値，すなわち M が大きくなることを示し，印加電圧無限大の $1/V$ が 0 近傍で飽和電離電荷が得られることを示している。この原因は初期再結合と一般再結合の二つの再結合で説明されている。初期再結合は，1つの飛跡に沿って生成された正負のイオン同士が再結合する現象である。線量率には依存せず，飛跡上のイオン密度に依存することから高 LET の重荷電粒子で初期再結合に対する補正が必要になる。初期再結合では飽和電離電荷が M_s であるとき，印加電圧 V とその電圧での電荷 M との関係は次の直線関係で表すことができる。

$$\frac{1}{M} = \frac{1}{M_s} + \frac{c}{V} \quad \cdots\cdots\cdots\cdots\cdots\cdots\cdots\cdots\cdots\cdots\cdots\cdots\cdots\cdots\cdots (6.31)$$

ここで，c は定数である。したがって，初期再結合に対するイオン再結合補正係数 k_s^{ini} は次式で求めることができる。

$$k_s^{ini} = \frac{M_s}{M} = 1 + \frac{c}{V}\frac{M_s}{} \quad \cdots\cdots\cdots\cdots\cdots\cdots\cdots\cdots\cdots\cdots\cdots\cdots\cdots (6.32)$$

一方，一般再結合はイオンが電界によって集電極に移動する過程において異なった飛跡で生成された正負のイオン同士が再結合する現象である。したがって，体積内に生成されるイオン対数，すなわち線量率に依存することになる。リニアックが発生するパルス放射線ではパルス当たりの線量率が非常に大きく，一般再結合に対する補正が必要となる。この場合，2点電圧法によるイオン再結合補正係数 k_s が推奨されている。この方法では，通常印加する電圧 V_1 と，V_1 の2分の1以下の電圧 V_2 の2つの電圧を電離箱に印加して測定を行う。印加電圧 V_1 および V_2 での線量計の表示値

がそれぞれ M_1 および M_2 であるとき，k_s は次式で求められる．

$$k_s = a_0 + a_1 \left(\frac{M_1}{M_2}\right) + a_2 \left(\frac{M_1}{M_2}\right)^2 \quad \cdots\cdots(6.33)$$

ここで，a_0，a_1 および a_2 は定数で，V_1 と V_2 の比に対する値が与えられている．放射性同元素からの連続放射線に対しては，次式で k_s を算出する．

$$k_s = \frac{(V_1/V_2)^2 - 1}{(V_1/V_2)^2 - (M_1/M_2)} \quad \cdots\cdots(6.34)$$

イオン収集効率を上げる（k_s を 1 に近づける）ことを目的に印加電圧を定格の電圧以上にすることは，電離イオンによる二次電離（ガス増幅）や絶縁破壊を引き起こす可能性があるので避けなければならない．印加電圧を切り替える場合，表示値が安定するまで時間を要することがあり，2 点電圧法が採れないような場合には Boag の方法でイオン再結合補正を行うこともできる．パルスあたりの電離密度 q (C m^{-3} pulse^{-1}) は，空気の密度 ρ_{air} (kg m^{-3})，電離体積内の空気の質量当たりの電離電荷 M (C kg^{-1})，パルスの繰返し周波数 n (pulse s^{-1})，照射時間 t (s) から次式で求められる．

$$q = \frac{\rho_{air} M}{n t} \quad \cdots\cdots(6.35)$$

再結合補正係数 k_s は，パルスあたりの電離密度 q，印加電圧 V および電極間隔 d (m) により決まるパラメータ v から算出することができる．

$$v = \frac{3.00 \times 10^{10} q \, d^2}{V} \quad \cdots\cdots(6.36)$$

$$k_s = \frac{e^v - 1}{v} \quad \cdots\cdots(6.37)$$

なお，式 (6.36) において平行平板形では d は実際の電極間隔とするが，空洞の半径 a (m)，中心電極の半径 b (m) である円筒形では，d を次の d_{cyl} に置き換えて計算する必要がある．

$$d_{cyl} = (a - b) \sqrt{\frac{(a/b + 1)}{(a/b - 1)} \frac{\log_e(a/b)}{2}} \quad \cdots\cdots(6.38)$$

（5）極性効果補正係数

極性効果は，集電極に印加する電位が正で負のイオンを収集するか，負を印加して正のイオンを収集するかによって電位計の表示値が変化する現象である．集電極近傍に流入あるいは流出する正と負のイオン数が異なる場合に生じる現象である．極性効果が有意である場合は，正および負それぞれの印加電圧での電位計の表示値 M_{raw}^+ および M_{raw}^- の絶対値の平均を M として採用し，極性効果補正係数 k_{pol} を 1 とする．どちらか一方の極性だけで測定する場合は k_{pol} を次式で算出して，通常使用する極性での表示値 M_{raw} の補正を行う．

$$k_{pol} = \frac{|M_{raw}^+| + |M_{raw}^-|}{2|M_{raw}|} \quad \cdots\cdots(6.39)$$

印加電圧の極性によって電位計の表示値が変化するかどうかは，線質ごと，電離箱ごとに確認しておく必要がある．光子線の場合は極性効果を無視できることがあるが，荷電粒子の場合，特に電子線では極性効果が顕著に現れることがある．

表6.2 フリッケ溶液の放射線化学収量 $G(Fe^{3+})$

線質	$G(Fe^{3+})$ ($\times 10^{-6}$ mol Gy^{-1})
$^{137}Cs\gamma$線	1.59 ± 0.03
2 MV X線	1.60 ± 0.03
$^{60}Co\gamma$線	1.61 ± 0.02
4–33 MV X線	1.61 ± 0.03
3–35 MeV 電子線	1.61 ± 0.03

表6.3 標準フリッケ溶液の成分

成分	量	
硫酸第一鉄（$FeSO_4 \cdot 7H_2O$）または	278.1 mg	0.001 mol L^{-1}
硫酸アンモニウム鉄（$(NH_4)_2Fe(SO_4)_2 \cdot 6H_2O$）	392.2 mg	0.001 mol L^{-1}
塩化ナトリウム（NaCl）	58.5 mg	0.001 mol L^{-1}
硫酸（H_2SO_4）	22 mL	400 mol L^{-1}
脱イオン後2回蒸留した精製水（H_2O）	800 mL	
フリッケ溶液	全量 1000 mL	ρ=1.024 g cm^{-3} (0.8 N 空気飽和)

6.3.6 化学線量計による測定

化学線量計は原理的に吸収線量の絶対量の計測が可能な線量計であり，化学的に注意深く製造して使用すれば性能は安定している．代表的な化学線量計としてフリッケ線量計およびセリウム線量計が挙げられる．

(1) フリッケ線量計

フリッケ線量計は，放射線照射によって硫酸第1鉄溶液中の第1鉄イオン Fe^{2+} が第2鉄イオン Fe^{3+} に酸化する量を分光光度計により測定するものである．この酸化反応は次のような過程で説明されている．

$$H_2O \longrightarrow H_2O^+ + H_2O^*$$
$$H_2O^* \longrightarrow H + OH$$
$$Fe^{2+} + OH \longrightarrow Fe^{3+} + OH^-$$
$$H + O_2 \longrightarrow HO_2$$
$$Fe^{2+} + HO_2 \longrightarrow Fe^{3+} + HO_2^-$$
$$HO_2^- + H^+ \longrightarrow H_2O_2$$
$$Fe^{2+} + H_2O_2 \longrightarrow Fe^{3+} + OH^- + OH$$

フリッケ線量計の特性として，①溶液の主成分が水であることから水中での放射線場の擾乱が小さい，② 2×10^6 Gy s^{-1} 以下では線量率依存性がない，③ $^{60}Co\gamma$線，4～35 MV X線，および1～30 MeV 電子線での放射線化学収量 $G(Fe^{3+})$ が一定である（**表6.2**），④ 1 cm 厚セルの使用で30～400 Gy の範囲の吸収線量計測が可能である，⑤ LET 依存性がある，⑥ 化学的純度が分析級または試薬特級の試薬を使用する必要がある，⑦ 調製あるいは照射容器に化学的清潔さが求められる，などが挙げられる．

表 6.3 に標準フリッケ溶液の成分を示す。具体的な調製法は，脱イオン水を 2 回蒸留した精製水 800 mL に 22 mL の硫酸（H_2SO_4）を加え良く撹拌する。この 0.8 N の希硫酸溶液に硫酸第一鉄（$FeSO_4 \cdot 7H_2O$）278.1 mg またはモール塩（$(NH_4)_2Fe(SO_4)_2 \cdot 6H_2O$）392.2 mg，有機不純物による影響除去のため塩化ナトリウム（NaCl）58.5 mg を添加して良く撹拌した後，精製水を加え全量 1000 mL とする。直前に調整した，あるいは冷暗所に保管したフリッケ溶液を，よく洗浄した容器に移し照射する。照射後は石英ガラスセルに移して分光光度計で測定する。Fe^{3+} イオンは 224 nm と 304 nm の波長に吸光のピークをもつ。304 nm の吸光度は 224 nm の吸光度のおよそ半分であるが，不純物の影響などを考慮して 304 nm の波長での吸光度を測定する。

放射線を照射しない場合でも酸化するので，非照射溶液と照射溶液の吸光度の差 ΔA_t から次式でフリッケ溶液の吸収線量 D_F (Gy) を求める。

$$D_F = \frac{\Delta A_t}{G(Fe^{3+})(\varepsilon_m)_t \rho l} \quad \cdots\cdots\cdots (6.40)$$

ここで，ρ はフリッケ溶液の密度 1024 kg m^{-3}，l はセルの光路長（m）である。また，ε_m は Fe^{3+} イオンの 304 nm の波長に対する分子吸光係数（m^2 mol^{-1}）で，温度 t（℃）での $(\varepsilon_m)_t$ は 25 ℃ における分子吸光係数 $(\varepsilon_m)_{25}$ = 219.6 m^2 mol^{-1} から次式で求めることができる。

$$(\varepsilon_m)_t = (\varepsilon_m)_{25}[1 + 0.007(t - 25)] \quad \cdots\cdots\cdots (6.41)$$

水吸収線量 D_w を求めるためには，光子線ではフリッケに対する水の質量エネルギー吸収係数比 $(\mu_{en}/\rho)_{w,F}$，電子線では質量衝突阻止能比 $(S_{col}/\rho)_{w,F}$ を D_F に乗じなければならない。しかし，^{60}Co γ 線以上のエネルギーの光子線または電子線では $(\mu_{en}/\rho)_{w,F}$，または $(S_{col}/\rho)_{w,F}$ を 1 としても不確かさは小さい。

（2）セリウム線量計

セリウム線量計は，次に示すような溶液中の Ce^{4+} イオンから Ce^{3+} イオンへの還元反応を利用する。

$$H + O_2 \rightarrow HO_2$$
$$Ce^{4+} + H \rightarrow Ce^{3+} + H^+$$
$$Ce^{4+} + HO_2 \rightarrow Ce^{3+} + H^+ + O_2$$
$$Ce^{3+} + OH \rightarrow Ce^{4+} + OH^-$$
$$Ce^{4+} + H_2O_2 \rightarrow Ce^{3+} + H^+ + HO_2$$

硫酸第二セリウムアンモニウム 2 水塩（$Ce(SO_4)_2 \cdot 2(NH_4)_2SO_4) \cdot 2H_2O$ を 0.8 N の希硫酸に溶解した溶液などが使用される。放射化学収量 $G(Ce^{3+})$ は約 0.25×10^{-6} mol J^{-1} とフリッケ線量計に比べて小さい。$10 \sim 10^5$ Gy 程度の吸収線量測定が可能であり，線量率依存性は小さい。Ce^{4+} イオンが最大吸収を示す光の波長は 320 nm であり，この波長では Ce^{3+} イオンによる吸収がないため Ce^{4+} イオンの吸光度の減少から吸収線量を求めることができる。

6.3.7 蛍光ガラス線量計

銀活性化リン酸塩ガラスは放射線照射により電子および正孔が生成され，構造中の Ag^+ は電子を捕獲して Ag^0 になる。一方，正孔は時間とともに Ag^{2+} に移行し，Ag^0 および Ag^{2+} がともにラジオフォトルミネセンス（radiophoto luminescence; RPL）中心を形成する。RPL 中心は吸収線量

表 6.4 主な蛍光ガラスおよび熱ルミネセンス線量計の元素組成

素子	密度 (g cm^{-3})	元素組成（重量比）
蛍光ガラス	2.61	O (0.5116), Na (0.1100), Al (0.0612), P (0.3155), Ag (0.0017)
LiF	2.64	Li (0.2676), F (0.7324)
BeO: Na	3.02	Be (0.3533), O (0.6363), Na (0.0058)
CaSO$_4$: Tm	2.96	Ca (0.2943), S (0.2355), O (0.4700), Tm (0.0003)
Li$_2$B$_4$O$_7$: Cu	2.2	Li (0.0820), B (0.2556), O (0.6620), Cu (0.0002)
Mg$_2$SiO$_4$: Tb	2.6	Mg (0.3452), Si (0.1994), O (0.4544), Tb (0.0010)

に比例して生成され，紫外線を照射すると赤橙色に発光する．この発光量を測定することで吸収線量計測が可能なことから蛍光ガラス線量計（radiophotomuminescent glass dosimeter; RGD）として利用されている．蛍光ガラス線量計は，①小形・軽量である，②RPL 中心が安定でフェーディングがほとんどない，③読み取りで RPL 中心が変化しないので反復して読み取りができる，④ 1 つの素子で 10 μGy～10 Gy 程度の広い範囲の吸収線量を測定できる，⑤線量率依存性がほとんどない，⑥繰り返し使用できる，⑦読み取り時に素子の傷や汚れに注意をはらう必要がある，などの特性をもっている．

(1) 蛍光ガラス素子

アメリカの Schulman らが最初に試みた蛍光ガラス素子の組成（重量比）は KPO$_3$(0.25), Ba(PO$_3$)$_2$(0.25), Al(PO$_3$)$_2$(0.50) の基体ガラスに AgPO$_3$(0.08) を加えた銀活性化燐酸ガラスであった．これは放射線未照射でも発光するプレドーズ（predose）があり低線量の測定が困難，Ba を含むため線質依存性が大きいという欠点があった．横田らが K, Ba の代わりに Li, B を使用した LiPO$_3$(0.50), Al(PO$_3$)$_2$(0.50) の基体ガラスに AgPO$_3$(0.07) を添加し，プレドーズ，線質依存性および線量 - RPL 量特性が改善された蛍光ガラス素子を開発した．現在では表 6.4 に示すような元素組成の素子が利用されている．蛍光ガラス素子の形状にはプレート形とロッド形の 2 種があり，ホルダに入れて，あるいは直接ファントム等に挿入して使用する．個人被ばくモニタにはプレート形，放射線治療での線量測定には 1.5 mmϕ×8.5 mm あるいは 1.5 mmϕ×12 mm のロッド形が使用されている．

(2) エネルギー特性

図 6.13 に蛍光ガラス線量計のエネルギー特性を示す．光子に対しては，20～40 keV 付近で質量エネルギー吸収係数比 $(\mu_{en}/\rho)_{物質, 水}$ が 4 を超えて最大を示し，200 keV～3 MeV の範囲ではほぼ 1 で一定，3 MeV を超えると再び増加傾向を示している．電子に対してはエネルギーが増加すると質量衝突阻止能比 $(S_{col}/\rho)_{物質, 水}$ もほぼ直線的に増加傾向を示している．以上は，生体の吸収線量を蛍光ガラス線量計で評価する場合には，線質とエネルギーによる応答の補正が必須であることを示している．

(3) 蛍光の読み取り

蛍光ガラスには，放射線照射後の経過時間と共に蛍光量の増加するビルドアップ現象が見られる．蛍光量は照射直後から増加し始め，室温では 24 時間で約 15 ％ 増加してほぼ飽和値に達する．飽和時間はガラス中の銀含有量に依存し，また高温ほど短時間で飽和値に達する．このビルドアップ

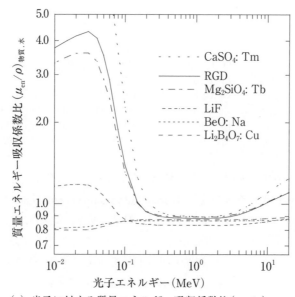

(a) 光子に対する質量エネルギー吸収係数比 $(\mu_{en}/\rho)_{物質,水}$

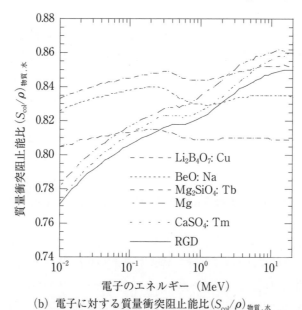

(b) 電子に対する質量衝突阻止能比 $(S_{col}/\rho)_{物質,水}$

図6.13 主な蛍光ガラスおよび熱ルミネセンス線量計のエネルギー特性

の影響を避けるため，読み取り前に70℃で30分のプレヒートを行っている。

図6.14に蛍光ガラス線量計の読み取り装置の概要を示す。励起用紫外線源として窒素ガスレーザ発振装置を使用し，蛍光ガラス素子にパルス状の紫外線を短時間，繰り返し照射する。紫外線の入射方向に対して直角方向に赤橙色の蛍光（ピーク波長615 nm）が放射されるので赤色フィルタを介した後，光電子増倍管でその蛍光量を測定する。1回のRPL量読み取りはパルス照射開始後，

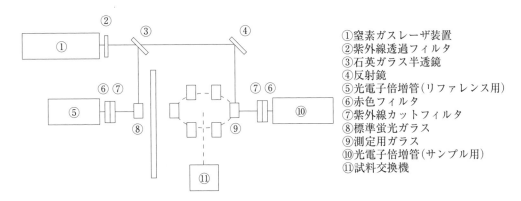

図6.14 蛍光ガラス線量計読み取り装置の概要

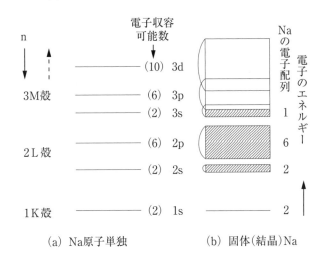

図6.15 原子内電子のエネルギー準位

汚れによる蛍光が減衰する 2-7 μs 後から 40-45 μs までの間を積分して RPL 量としている。

400 ℃, 30 分のアニール処理を行うことによって蛍光ガラス素子を繰り返し使用することができる。なお，素子を高湿度中に長時間放置すると表面が白濁するので，デシケータ等で保存する必要がある。

6.3.8 熱ルミネセンス線量計

一般に無機結晶内では個々の原子内電子のエネルギー準位が離散的であるものと，ある範囲にわたり連続的ともいえる状態をもつものがある。各原子が単独で存在する場合と，結晶内で相互に接近している場合とでは電子のエネルギー準位はおのずと異なる。結晶内ではひとつの原子に属する電子が接近する他の原子内に入り位置を占有する可能性がある。このこととパウリの排他律から，結晶全体としてある広がりを持ったエネルギー帯（バンド）を考えなければならない。図6.15 a は一般に用いられている原子内電子のエネルギー準位で主量子数 n (= 0, 1, 2, …, 7) に対し内

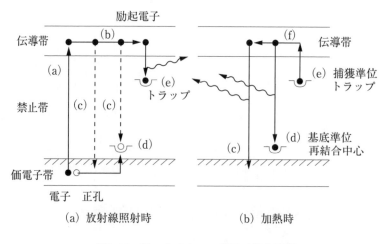

(a) 放射線照射時　　(b) 加熱時

図6.16　熱ルミネセンス素子の発光原理

殻（K殻）から最外殻（Q殻）までで，各殻には最大 $2n^2$ 個の電子を収容することができる。しかし，結晶の場合は図6.15bに示すようにエネルギー準位が密に詰まったバンドを作る。無機結晶の場合は一般に図6.16に示すようなエネルギーバンド構造を考えると都合がよい。最外殻の閉殻外に存在し原子価電子が存在するバンドを一般に価電子帯といい，電子によって完全に満たされている場合は充満帯ともいう。その上に電子の占めるべきエネルギー準位のない領域，すなわち禁止帯がある。この数eVのエネルギー幅をエネルギーギャップともいう。さらに，その上に電子が入り得るエネルギー準位の領域，伝導帯がある。この結晶にわずかな不純物の混入（これを活性化物質という），格子欠陥等があると，結晶格子内に特別な位置を作り純粋結晶の正常エネルギーバンドの構造を少し変形させる。その結果，禁止帯内に価電子帯への電子の遷移が可能な新しいエネルギー状態を形成する。このエネルギー幅はエネルギーギャップよりも小さい。

　図6.16aで，ある種の結晶に放射線を照射した場合，(a) 価電子帯の電子は励起され，伝導帯に持ち上げられる。伝導帯に上がった電子は，(b) バンド内を移動して，(c) 再度価電子帯あるいはそれよりも高いエネルギー準位の (d) 再結合中心に戻る。このような過程では照射とほぼ同時に発光現象が見られる。一方，活性化物質の励起準位である (e) 捕獲中心にトラップされた場合は外部から十分なエネルギーを与えられないかぎり捕獲中心から抜け出すことができず，準安定状態を長時間維持することになる。図6.16bにおいて，加熱によってエネルギーを与えられ電子は伝導帯に上がり，(f) その中を移動して，(d) 再結合中心や価電子帯に戻る。これらの遷移が蛍光を伴う場合を熱ルミネセンス（thermoluminescence）と呼び，このような特性を熱ルミネセンス線量計（thermoluminescence dosimeter; TLD）として利用している。熱ルミネセンス線量計は，①小形・軽量である，②1つの素子で広い範囲の吸収線量を測定できる，③線量率依存性がほとんどない，④アニール処理を行うことで繰り返し使用できる，⑤一回の照射での読み取りは一回のみである，⑥フェーディングを考慮する必要がある，⑦高線量では超直線性を示す素子がある，⑧機械的刺激によって発光するトリボルミネセンスを示す素子がある，などの特性をもっている。吸収線量 D，捕獲中心にトラップされる電子数 N_e，電子を捕獲する確率を P とすると，蛍光量 F

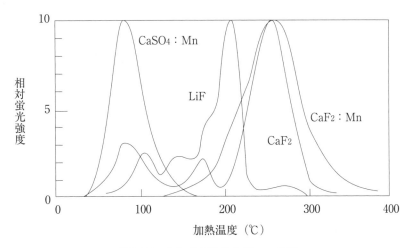

図6.17 主なTLD素子のグロー曲線

は次式で与えられる。

$$F = k N_e P D \quad \cdots\cdots (6.42)$$

ここで，k は定数である。上式から明かなとおり蛍光量 F は線量 D と比例関係にあるので，この蛍光量を測定することで吸収線量を評価できる。加熱によって与えられるエネルギーと蛍光量の関係を，加熱する温度 T (K) と捕獲電子が単位時間当たりに放出される確率 p_t で表すと，

$$p_t = \nu \ e^{-E/(\kappa T)} \quad \cdots\cdots (6.43)$$

が与えられる。ここで，ν は定数，E は捕獲中心の深さに相当するエネルギー，κ はボルツマン定数である。上式から加熱温度 T が高いほど捕獲中心からの電子放出の確率 p_t は大きいので，結果として蛍光量は増大することになる。そこで，加熱温度と蛍光量の関係を求めると**図6.17**に示すような曲線が得られる。これをグロー曲線という。TLD素子の種類によってピークの蛍光強度を示す温度に差が見られる。温度の上昇と共に電子放出は急激に増加するが，ある温度以上になると残存する捕獲電子数の減少が始まり，捕獲電子が全部遷移した時点で蛍光の放出は終わる。グロー曲線の積分値をとって発光量としている。

(1) TLD素子

現在市販されているTLD素子には，LiF，BeO:Na，$CaSO_4$:Tm，Mg_2SiO_4:Tb などがある。表6.4に主なTLD素子の元素組成と重量比を，**表6.5**に各素子の特性をまとめて示す。素子の形状は粉末（ガラス管封入），棒状，円板状，薄膜などあり，目的に応じて使い分けられる。TLD素子として多くの物質が知られているが普通はこれらに微量の活性化物質を加えて特性を改善している。一部，LiF，BeO，CaF_2 のような素子では活性化物質を添加していないが，それらは結晶内に固有の不純物，格子欠陥などを有し，トラップを形成している。

(2) エネルギー特性

図6.13に熱ルミネセンス線量計のエネルギー特性を示す。光子に対する質量エネルギー吸収係数比 $(\mu_{en}/\rho)_{物質，水}$ は，200 keV 以上のエネルギー範囲ではいずれの素子もほぼ1で水と等価であるが，100 keV 以下では実効原子番号が 11.1 の Mg_2SiO_4:Tb，15.4 の $CaSO_4$:Tm の質量エネルギー吸

表6.5 TLD素子の特性

素子の種類	密度	実効原子番号	発光スペクトル波長領域(nm)	最大発光強度の波長(nm)	主グローピーク温度(℃)	*相対応答 ^{60}Co γ線	フェーディング(長期)	光の影響
$Li_2B_4O_7$:Mn	2.3	7.3	300 — 460	368	205	0.3	10%／月	なし
MgB_4O_7:Tb	—	8.4	—	—	190	—	—	
BeO:Na	3.01	7.9	220 — 500	330	180	—	9%／月	
BeO:Li	3.01	7.9	220 — 500	330	180	—	9%／月	
LiF	2.64	8.2	350 — 600	400	195	1.0	5%／年	なし
Mg_2SiO_4:Tb	—	11.1	370 — 650	550	200	～100	—	
$CaSO_4$:Tm	2.61	15.4	340 — 540	452	220	～70	1%／月	なし
CaF_2:Dy	3.18	16.3	440 — 610	484, 577	180	～23	—	あり
CaF_2:Mn	3.18	16.3				3		あり

＊LiFを1.0とする相対値

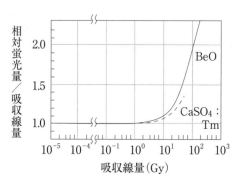

図6.18 TLDの線量‐蛍光量の直線性

収係数比（μ_{en}/ρ）物質,水が急激に増加する。これらの素子は同じ吸収線量でも大きな蛍光量が得られることから低レベルの吸収線量計測や個人外部被ばくモニタの検出器として利用されることがあるが，診断領域のX線による生体の吸収線量を評価する場合にはエネルギー補正が必須であることを示している。

また，電子に対する質量衝突阻止能比（S_{col}/ρ）物質,水のエネルギーによる変化は（μ_{en}/ρ）物質,水ほど大きくはない。しかし，やはり原子番号が大きい Mg_2SiO_4:Tb と $CaSO_4$:Tm ではエネルギーが増すにしたがい（S_{col}/ρ）物質,水が連続的に増大する傾向を示している。

^{6}Li または ^{10}B を含む ^{6}LiF，MgB_4O_7:Dy，MgB_4O_7:Tb は熱中性子の線量計測に利用される。光子に対する応答は同じであるが，^{6}LiF は熱中性子に対して ^{7}LiF の 1000 倍の蛍光量を示すことから中性子と光子による吸収線量の分離計測に利用される。

(3) 線量—蛍光量特性

図6.18に示すように，TLDの吸収線量と蛍光量はある線量範囲で良好な直線性を示す。しかし，高線量域になると吸収線量より蛍光量が高まる超直線性（supralinearity）を示す。超直線性の原因は，図6.19に示すように高線量の照射によってグロー曲線の高温側に新しいピークが現れるためと考えられる。さらに高線量域になると蛍光量は飽和する。この現象は素子の種類や線質により差がある。

(4) 蛍光の読み取り

TLD素子に放射線を照射後しばらく経過した後に測定すると，蛍光量の低下が認められる。こ

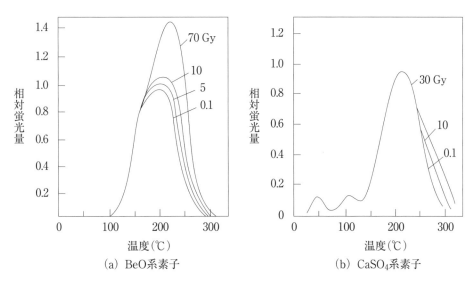

図6.19 線量によるグロー曲線の変化

の現象をフェーディングとよぶ。図6.20 a に CaSO₄:Tm 素子，b に BeO:Na 素子の照射後からの経過時間による蛍光量の変化を示す。一般に照射直後のフェーディングが大きく，保管温度が高温であるほど蛍光量の低下は大きい。また，経過時間が長くなるとフェーディングの進行は緩慢になる。したがって，照射直後の TLD 素子の測定は避け，フェーディングの進行が定常状態になるような時間を求め，測定は常にその時間経過後に行うとよい。図6.20 が示すように，BeO:Na では 1 時間以降，CaSO₄:Tm では 24 時間以降が適当である。このようにフェーディングは素子の種類，保管温度等によって異なる。長期のフェーディングは表6.5 に示すとおり，大きいもので 1 か月当たり 10 % 程度である。TLD 素子を個人モニタとして長期間着用するような場合はフェーディングを考慮しなければならない。その他，可視光に曝すとフェーディングを起こす素子がある。これは熱だけでなく光によっても捕獲電子が放出されるためで，室内灯程度の光による影響は少ないが，直射日光などの強い光，あるいは長時間露光した素子ではフェーディングが大きい。この現象を光フェーディングともいうが，これとは逆に，光に対して応答を示す素子もあるので使用する素子の特性は十分調べておく必要がある。

　図6.21 に熱ルミネセンス素子読み取り装置の概要を示す。素子の加熱方式は高温の熱風加熱式と電熱ヒータ加熱式がある。読み取り時の最高加熱温度は機種により異なり，300〜450 ℃の範囲である。測光部は感度波長範囲が 300〜650 nm の光電子増倍管で，その前面に熱フィルタや色フィルタが設置されている装置もある。蛍光量の測定は積分方式で，グロー曲線を記録できる装置もある。また，測定時間は 10〜20 s 程度であることが多いが，連続可変できる装置もある。

　素子を反復使用するため，読み取り後も捕獲中心にトラップされている電子をすべて追い出させるためアニーリングを行う。アニーリングは測定装置の読み取り加熱温度より高い 400〜500 ℃程度で行う。また，加熱時間は素子の過去の照射歴により一概ではなく，数分から 15 分程度の範囲で行う。アニーリングは専用の加熱装置を用いて行うが，専用装置がない場合は読み取り操作を繰

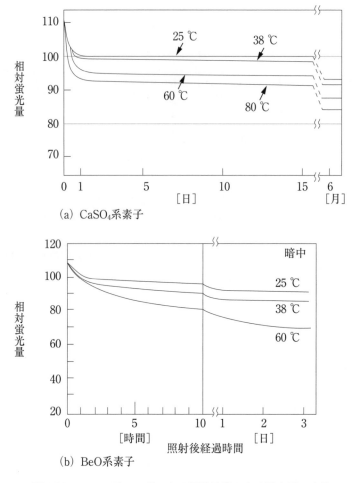

図6.20 フェーディングによる経過時間による蛍光量の変化

り返し行うことでもアニーリングできる。ただ，高線量を照射した素子はアニーリングしたとしても，微小な線量の測定には使用できないことがある。

6.3.9 アラニン線量計

アラニン線量計（Alanine dosimeter）はアミノ酸の一種であるアラニンを吸収線量計測用の素子として用いる。素子はアラニン単独，あるいはアラニンを主成分として不活性なパラフィン等を結合剤として混合した固形で，放射線照射によって吸収線量に比例したラジカルが生成される。磁場の中でマイクロ波を照射し，ラジカル濃度を電子スピン共鳴（Electron Spin Resonance；ESR）信号強度として検出することで吸収線量を評価することができる。$1〜10^5$ Gy の広い吸収線量範囲で利用でき，高い安定性と精度をもつ。このため，取り扱いやすい標準線量計，医療用具の滅菌やポリマー加工などでの品質管理に用いる線量計と，さらに研究機関間で素子を郵送して行う線量相互比較などに用いられている。

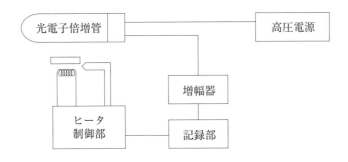

図6.21 熱ルミネセンス素子読み取り装置の概要

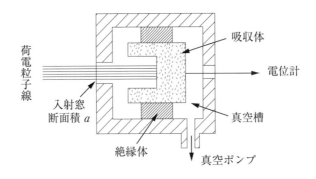

図6.22 ファラデーカップの概略

6.3.10 ファラデーカップ（荷電粒子のフルエンス測定による吸収線量計測）

放射線治療における電子線，陽子線および炭素線の空洞電離箱による水吸収線量計測については次の第7章で詳細に説明するので，本項ではファラデーカップを用いた荷電粒子のフルエンス測定による吸収線量評価について説明する。

荷電粒子による吸収線量 D はフルエンス Φ (m^{-2}) と質量阻止能 S/ρ $(J\,m^2\,kg^{-1})$ から，

$$D = \Phi \frac{S}{\rho} \quad \cdots\cdots\cdots\cdots\cdots\cdots\cdots\cdots\cdots\cdots\cdots\cdots\cdots\cdots\cdots\cdots\cdots\cdots\cdots\cdots\cdots\cdots\cdots\cdots\cdots\cdots\cdots\cdots\cdots (6.44)$$

で求められる。粒子のエネルギーが既知ならば質量阻止能 S/ρ が決定できることから，フルエンス Φ を測定できれば吸収線量 D を評価することができることは上式から理解できる。

ファラデーカップ（Farady cup）は電荷を直接測定して粒子フルエンスを求める検出器である。**図6.22** にその概略を示す。薄膜が張られた断面積 a (m^2) の入射窓から荷電粒子線を入射させる。真空槽内には荷電粒子が完全に停止するだけ十分厚いコップ形状の吸収体が配置されていて，周囲と完全に絶縁された状態で保持されている。この吸収体として，電子では制動 X 線の発生や電子の散乱をできるだけ少なくするため C，Al など低原子番号の材質，重荷電粒子では Cu などを使用する。真空槽内は真空ポンプで 10^{-2} Pa 以下の高真空に保っておく。真空度が低下し気体の残留があると，電離によって発生した δ 線が吸収体に入射することになり，正しいフルエンスを評価でき

ない原因となることがある。

　入射粒子の荷電数を Z，測定された電荷を Q (C)，電気素量を e とすると，入射荷電粒子のフルエンス Φ (m^{-2}) は，

$$\Phi = \frac{Q}{aZe} \quad\quad\quad\quad\quad\quad\quad\quad\quad\quad\quad (6.45)$$

で求められる。このフルエンス Φ を用いて式（6.44）から吸収線量を評価することができる。ただし，質量阻止能 S/ρ は，電子では放射損失を考慮して質量衝突阻止能 S_{col}/ρ に置き換える。

6.3.11 中性子線の吸収線量計測

　中性子は光子と同様に非荷電粒子である。光子では主として原子の軌道電子あるいは原子核のクーロン場との相互作用によって発生させた二次電子が原子を電離，励起することによって物質にエネルギーを付与する。一方，中性子と物質の相互作用は，その種類と断面積が運動エネルギー，物質の原子番号，質量数によって大きく異なる。例えば，高速中性子と水素原子核の弾性散乱では高速の反跳陽子が放出され，重い原子核との非弾性散乱では γ 線が放出される。熱中性子の捕獲反応では（n, p），（n, α）反応によって高速の陽子，α 粒子が放出され，特にホウ素熱中性子捕捉療法における ^{10}B (n, α) ^{7}Li 反応では α 粒子だけではなく相互作用で生成された ^{7}Li が生体にエネルギーを付与する。また中性子による核分裂では核分裂生成物と新たに数個の中性子が放出され，弾性，非弾性，捕獲などの相互作用が連続的に発生してエネルギー付与に貢献することがある。以上を考慮して中性子線の吸収線量計測には，空洞電離箱または比例計数管を利用する，中性子のエネルギースペクトルとそのフルエンスから算出する，二次荷電粒子である α 線による電離を利用する，反跳陽子を測定する，などの方法がある。

（1）空洞電離箱による吸収線量計測

　光子の吸収線量計測と同じように，速中性子の場合もブラッグ・グレイの空洞理論を用いて，媒質中の空洞に生ずる電荷の測定から媒質の吸収線量を求めることができる。ここで，空洞の大きさは二次荷電粒子（ここでは，弾性散乱で生ずる反跳陽子）の飛程に比べ十分小さく，1/10 以下にする必要がある。反跳陽子エネルギーを E (MeV) とすると，101.3 kPa，15 ℃の空気中における飛程 R (cm) は，

$$R = \frac{5}{4}E + E^2 \quad (0.1 \text{ MeV} < E < 10 \text{ MeV}) \quad\quad\quad\quad (6.46)$$

で求めることができる。反跳陽子の平均エネルギーは速中性子のエネルギーの約 1/2 と見なせるので，例えば中性子エネルギー 10 MeV では陽子の飛程は 31.25 cm，2 MeV では 2.25 cm となり，エネルギーによる飛程の変化は大きい。空洞の大きさは反跳陽子の飛程の 1/10 以下に抑える必要があるので中性子エネルギー 2 MeV では空洞の大きさを 2.25 mm 以下にしなければならない。ただし，媒質と空洞気体が同一物質の場合は空洞の大きさを特に小さくする必要はない。

　媒質中の空洞気体の単位質量当たりに生じたイオン対数を J_g (kg^{-1})，気体 g の W 値を W_g (eV)，電気素量を e (C)，気体 g に対する媒質 m の質量阻止能比を $(S/\rho)_{m,g}$ とすれば，媒質の吸収線量 D_m は，

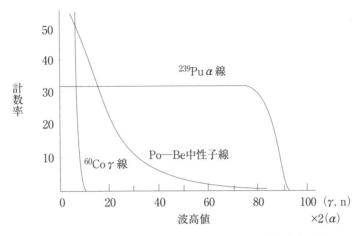

図6.23 Hurst形比例計数管の出力パルス波高分布の例

$$D_{\mathrm{m}} = J_{\mathrm{g}} \frac{W_{\mathrm{g}}}{e} \left(\frac{S}{\rho} \right)_{\mathrm{m,g}} \quad \cdots\cdots (6.47)$$

により求められる．もし，媒質中の空洞気体の質量 m（kg）当たりに生じた電離電荷 q（C）が測定できるならば，式（6.20）で媒質の吸収線量 D_{m} を評価できる．反跳陽子以外の荷電粒子はごくわずかと考え $(S/\rho)_{\mathrm{m,g}}$ は反跳陽子のみの値を使用できる．また，媒質の吸収線量 D_{m} から組織 t の吸収線量 D_{t} は，

$$D_{\mathrm{t}} = \frac{\left(\sum_i N_i \, \sigma_i \, k_i \right)_{\mathrm{t}}}{\left(\sum_i N_i \, \sigma_i \, k_i \right)_{\mathrm{m}}} \quad \cdots\cdots (6.48)$$

から算出できる．ここに，N_i, σ_i, k_i はそれぞれ対象物質中の i 番目の原子の単位質量当たりの原子数，その原子との相互作用断面積，平均のエネルギー損失の割合である．

電離箱の壁材および気体に組織等価物質を使用すれば，空洞の大きさを小さくすることもなく，式（6.47）の $(S/\rho)_{\mathrm{m,g}}$ を1とすることができ，中性子のエネルギー分布が不明でも吸収線量を測定することができる．このような電離箱を組織等価電離箱（tissue equivalent ionization chamber）という．組織等価電離箱の一例として，壁材の元素組成（重量比）H (0.101), N (0.035), C (0.864), 気体（分圧）を CH_4 (0.644), CO_2 (0.324), N_2 (0.032) とした組織等価気体が用いられる．

(2) 比例計数管による吸収線量計測

速中性子線場では γ 線の混在がしばしば認められる．前記の空洞電離箱では中性子と γ 線を区別して測定できない．このため，γ 線混在場で速中性子による吸収線量のみを計測したい場合は，中性子のみを分離測定できる比例計数管を使用する．比例計数管の場合，封入気体中で1つの放射線によって生じるイオン対数と出力波高が比例する．γ 線により生じた電子による出力波高は反跳陽子によるものよりも小さいので，波高弁別レベルを調整することで γ 線によるパルスを除去し，反跳陽子によるパルスだけを検出することができる．この原理で速中性子の吸収線量を測定できる計数管として Hurst 形比例計数管（図3.38）がある．これは計数管内壁にポリエチレン，気体にエ

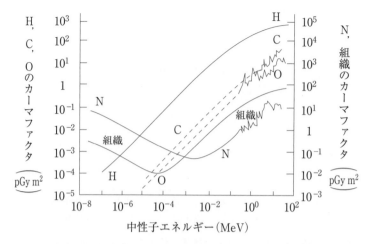

図6.24 中性子エネルギーによるカーマファクタの変化

チレンガスを使用している。中性子が内壁のポリエチレンと相互作用して反跳させた陽子による電離イオンを測定する。これらのポリエチレン，エチレンガスともほぼ組織等価と考えられるので，ブラッグ・グレイの空洞理論から組織の吸収線量を求めることができる。空洞電離箱と比例計数管による測定で異なる点は，前者が生成イオン対数を電荷の積算値の形で測定するのに対し，後者は生成イオン対数をパルスとして測定し，パルス波高を積分して吸収線量を求める点にある。図6.23に出力パルス波高の分布を例として示す。その波高の積分値は各曲線下の面積積分値から求められる。この種の計数管の欠点は構造面から明らかなように方向依存性を示すことである。

（3）フルエンス測定による吸収線量計測

エネルギー E_n の中性子に対する質量エネルギー転移係数 μ_{tr}/ρ であるとき，フルエンス当たりのカーマ，カーマファクタ k_f (Gy cm^2) は次式で与えられる。

$$k_f = E_n(\mu_{tr}/\rho) \quad \cdots\cdots\cdots\cdots\cdots\cdots\cdots\cdots\cdots\cdots\cdots\cdots\cdots\cdots (6.49)$$

図6.24に中性子の運動エネルギーによるH，C，O，Nおよび組織のカーマファクタの変化を示す。高速中性子の場合は弾性散乱が重要な役割を占めるので，核反応で生ずる反跳核が物質に直接エネルギーを付与する。10 MeVの中性子では生体組織からは主に陽子が反跳されるが，その組織中での飛程は1 mm以下である。中性子が組織に付与するエネルギーを知るには各原子核の散乱断面積の他，組織を構成するC，H，O，N等の組成を知る必要がある。一方，エネルギーがkeV以下の低速中性子では同図が示すように，元素によって異なった傾向が見られる。特に，^{14}N(n, p)^{14}C 反応では ^{14}C と陽子の放出によって組織にエネルギー付与するので，Nの存在が重要となる。その他，熱中性子に対する捕獲断面積が大きい核種，たとえば ^{10}B では，^{10}B(n, α)^{7}Li 反応での8 μm の飛程のα粒子と，相互作用で生成された 5 μm の飛程の ^{7}Li がその短い飛程に沿って局所にエネルギーを付与する。また水素の場合は ^{1}H(n, γ)^{2}H 反応による 2.23 MeV の捕獲γ線を放出するので，広い範囲にエネルギーを付与する。

以上のように，中性子のエネルギーと元素組成によって組織へのエネルギー付与は複雑であるが，カーマファクタを利用し，中性子のエネルギーとフルエンス Φ を測定することによって次式でカー

マ K を算出することができるようになる．

$$K = \Phi \, k_f \quad \cdots\cdots\cdots\cdots\cdots\cdots\cdots\cdots\cdots\cdots\cdots (6.50)$$

荷電粒子平衡が成立している場ではカーマと吸収線量は等しくなるので，以下に述べるフルエンス測定によって吸収線量の評価が可能になる．

（a）放射化法

中性子を照射することで核反応によって放射性核種が生成される物質がある．フルエンス率 $\dot{\Phi}$ （$m^{-2}\,s^{-1}$）の中性子を原子核数 N_T のターゲットに微小時間 dt 照射したとき，核反応の発生数 dN は $N_T \dot{\Phi}$ に比例する．すなわち，

$$dN = N_T \, \dot{\Phi} \, \sigma \, dt \quad \cdots\cdots\cdots\cdots\cdots\cdots\cdots\cdots\cdots\cdots\cdots (6.51)$$

となる．ここに，比例定数 σ は核反応の起こりやすさを表すパラメータで，核反応（または放射化）断面積（m^2）という．核反応の発生数 dN は照射時間 dt に比例するので，連続した照射時間 t（s）では全核反応数 $N = N_T \dot{\Phi} \sigma t$ となるが，生成されるのが放射性核種の場合は指数関数にしたがって壊変する．よって放射性核種の全数 N は，

$$N = \int_0^t N_T \, \dot{\Phi} \, \sigma \, \exp(-\lambda t) dt = N_T \, \dot{\Phi} \, \sigma \, \frac{1-\exp(-\lambda t)}{\lambda} \quad \cdots\cdots (6.52)$$

となる．ここで，λ は生成放射性核種の壊変定数（s^{-1}）であり，また，$1-\exp(-\lambda t)$ を飽和係数という．飽和係数は照射時間 t の増大とともに大きくなるが，無限にしても1以上にはならない．照射時間 t が生成放射性核種の半減期 T に等しい場合は飽和係数 $1-\exp(-0.693\,T/T)$ は $1/2$ となるので放射性核種の数も $1/2$ だけ生成される．生成放射性核種の数を1g当たりの放射能 A（$Bq\,g^{-1}$）に換算すると，

$$A = \frac{N_A \, \dot{\Phi} \, \sigma \, \exp(1-\exp(-\lambda t))}{M} \quad \cdots\cdots\cdots\cdots\cdots\cdots\cdots\cdots (6.53)$$

ここに，M はターゲット物質の原子量，N_A はアボガドロ定数 $6.02214086 \times 10^{23}\,mol^{-1}$ である．上式で1g当たりの放射能 A が測定でき，かつ放射化断面積が既知であれば，中性子フルエンス率 $\dot{\Phi}$ を算出できることになる．ただし，照射終了から放射能測定までに時間経過 t' がある場合は，式（6.53）に $\exp(-\lambda t')$ を乗ずる必要がある．熱中性子の場合に使用される箔ターゲットの放射化断面積については表3.13に示してある．

放射化法では，①ターゲット物質が中性子エネルギーと放射化断面積に適応すること，②ターゲット物質には放射化断面積の大きい不純物を含まないこと，③薄い箔を使用するなどにより放射能測定が容易であること，④生成放射性核種の半減期が数年以下で β 線または γ 線を放出すること，などの条件がある．

放射化には特定のエネルギー，すなわち，しきいエネルギー以上が必要である．物質によってしきいエネルギーが異なることを利用したしきい検出器を利用することもできる（表3.11）．また，放射化断面積は中性子エネルギーによって変化するため，そのエネルギースペクトルが明らかでない場合には放射化断面積は利用できない．放射化法により中性子フルエンスを求めることができるが，これは照射時間中のフルエンス率が変化しないという条件がある．フルエンス率が測定時間中に変化している場合には平均フルエンス率を求めることになる．

(b) 二次荷電粒子による電離を利用

二次荷電粒子による電離を利用する方法として，^{10}B(n, α)^{7}Li，^{6}Li(n, α)^{3}H，^{3}He(n, p)^{3}H 等の核反応，および ^{232}U，^{235}U，^{239}Pu，^{209}Bi，^{232}Th，^{231}Pa，^{238}U，^{231}Np 等の核分裂反応を起こす物質を利用する。前者の核反応では，特定エネルギーで特に核反応断面積が大きくなる共鳴吸収はなく，広いエネルギー領域にわたって核反応断面積がエネルギーに逆比例して小さくなる（図2.27）。すなわち，低エネルギー領域の中性子ほど大きな核反応断面積をもつので，これを $1/v$ 法則という。後者の核分裂反応物質について ^{232}U，^{235}U，^{239}Pu の 3 核種は主として熱中性子の測定に，他の 5 核種はそれぞれのしきいエネルギー以上の速中性子測定に利用される。

^{10}B(n, α)^{7}Li 反応：天然ホウ素には ^{10}B と ^{11}B が混在するが，熱中性子に対する核反応断面積が大きいのは ^{10}B（$\sigma = 3840 \times 10^{-28}$ m^2）である。しかし，天然ホウ素中の ^{10}B 含有量は 19.8 % と少ないため一般には約 96 % に高濃縮されたホウ素が使われる。^{10}BF$_3$ ガスとアルゴンガスを封入した比例計数管，あるいは内壁面に固体の ^{10}B を薄く塗布した比例計数管がある。これらの比例計数管は中性子の入射により管内で α 粒子を放出するので，中性子線と γ 線の混在する放射線場でも波高弁別により α 粒子によるパルスだけを計数できる。いま，熱中性子に対する単位フルエンス率当たりの計数率を計数管感度 S とすると，

$$S = \frac{NV\sigma v_0}{v} \quad \cdots\cdots\cdots\cdots\cdots\cdots\cdots\cdots\cdots\cdots\cdots\cdots\cdots\cdots\cdots\cdots\cdots\cdots\cdots\cdots\cdots (6.54)$$

となる。ここで，N は単位体積当たりの ^{10}B の数，V は計数管の有効体積，σ は核反応断面積，v_0 は熱中性子の速度分布で最頻を示す速度（20 ℃で 2200 m s^{-1}，$E_n = 0.0252$ eV），v は平均速度 2482 m s^{-1} である。

^{6}Li(n, α)^{3}H 反応：熱中性子に対する ^{6}Li の核反応断面積は 940×10^{-28} m^2 と ^{10}B に比べ小さい。天然 Li 中の ^{6}Li の存在比は 7.5% で，大部分は ^{7}Li である。それゆえ，一般には濃縮 ^{6}Li が用いられる。比例計数管用の安定な ^{6}Li 含有ガスはないので，^{6}Li 計数管は存在しない。このため，核反応による生成物をシンチレーションにより検出する方法が広く利用されており，^{6}Li を含むシンチレータが作られている。Li は Na と化学的性質が類似しているので LiI 結晶に活性剤としてユーロピウム（Eu）を微量加えたシンチレータ ^{6}LiI:Eu が用いられる。このシンチレータも NaI:Tl 結晶と同様に吸湿性が高いため密封容器に封入する。低速中性子の検出に大きな結晶は必要なく，厚さ 10 mm 程度で十分とされている。その他，^{6}Li の薄膜（フッ化リチウム ^{6}LiF または他の ^{6}Li 含有物質）を半導体ダイオード検出器で挟んだ，いわゆるサンドイッチ形スペクトロメータがあり，中性子エネルギーの測定に用いられる。

^{3}He(n, p)^{3}H 反応：^{3}He ガスを封入した比例計数管も ^{10}B 比例計数管と同様に熱中性子の測定に利用される。熱中性子に対する ^{3}He の核反応断面積は 5330×10^{-28} m^2 と ^{10}B よりも大きいが，やはり中性子エネルギーの増大につれ $1/v$ に比例して減少する（図2.27）。また，He は希ガスのため気体の状態でしか使用できないが，^{3}He ガスの純度が重要であることは他のすべての比例計数管の場合と同じである。

(c) 核分裂計数管

核分裂を起こす物質に中性子が作用して反応生成物ができるが，このとき放出されるエネルギー

表6.6 速中性子に対する核分裂物質のしきいエネルギー

核　種	しきいエネルギー（MeV）
^{238}U	1.45
^{237}Np	0.75
^{232}Th	1.75
^{231}Pa	0.5
^{209}Bi	50

約 200 MeV は核反応に比べると著しく大きく，そのうちの約 80 ％が運動エネルギーとして反応生成物に与えられる。したがって，核分裂性物質を計数管内壁面に塗布して核分裂計数管として使用すれば非常に大きなパルス信号を得ることができ，γ 線の分離測定が容易になる。また，低フルエンス率の中性子の計数も可能である。核分裂性物質はほとんどが α 壊変する放射性核種を含むため常に α 線によるバックグラウンドパルスが計数される。しかし，核分裂生成物のパルスに比べ 1/10 以下と小さいので波高弁別により容易に除去できる。熱中性子の測定に対しては大きな核反応断面積を有する ^{232}U，^{235}U，^{239}Pu 等の核種が用いられるが，速中性子に対しては**表 6．6**に示すしきいエネルギーの核分裂性核種を塗布した計数管を使用する。この場合，しきいエネルギー以下の中性子は除外して測定できるのでいくつかを組み合わせて使用すれば，ある程度のエネルギー分布を知ることもできる。

(d) 固体飛跡検出器

核分裂性物質（ラジエータ）を密着させた絶縁性固体に中性子を照射すると固体中に核分裂生成物あるいは荷電粒子が発生し，その飛跡を測定することにより中性子のフルエンスを求めることができる。この原理を応用したのが固体飛跡検出器である。飛跡は核分裂生成物あるいは荷電粒子によって放射線損傷を受けている部分であり，これを化学薬品で腐食させるエッチング処理を行って，光学顕微鏡により拡大して飛跡として観察する。この方法は 1962 年，Price と Walker により報告されたもので，エッチピット（etch-pit）法ともいう。使用する核分裂性物質は核分裂計数管の場合と同様，熱中性子用には ^{232}U，^{235}U，^{239}Pu 等が，速中性子用にはしきいエネルギーに応じて表 6．6 に示す核種が使われる。絶縁性固体には雲母，ガラス，ポリカーボネート，酢酸セルローズ，硝酸セルローズ等のプラスチック類，また化学薬品には，雲母，ガラスではフッ化水素酸（HF），プラスチックでは水酸化ナトリウム（NaOH）液などが使われる。

飛跡の密度が ρ（m^{-2}）であるとき，核分裂性物質の原子密度 N（m^{-2}），核分裂反応断面積 σ_f（m^2），照射時間 t（s）から，中性子フルエンス率 $\dot{\Phi}$（m^{-2} s^{-1}）は次式で求められる。

$$\dot{\Phi} = \frac{\rho}{k N \sigma_f t} \quad \cdots\cdots (6.56)$$

ここで，k は比例定数である。上式で，ρ と t は直接測定できるので核分裂反応断面積 σ_f が正しく得られれば，中性子フルエンス率 $\dot{\Phi}$ はかなりの確かさで求めることができる。固体飛跡検出器の特徴として，① β 線，光核反応未満のエネルギーの γ 線の影響をほとんど受けない，② 測定エネルギー範囲が広い，③ 検出器が小形で，線量分布等の測定に適する，④ 照射時間等の制約を受けない，⑤ 適当な固体を選べば線量－応答特性が良く個人被ばく線量モニタとして使用できる，等が挙げられる。

(e) 原子核乾板

固体飛跡検出器のひとつに原子核乾板がある。速中性子を照射すると乳剤中に含まれる水素原子との相互作用で反跳陽子を生ずる。この反跳陽子の飛跡の数，長さを測定することによりフルエンス，エネルギーを求めることができる。一方，熱中性子に対しては $^{14}N(n, p)^{14}C$ 反応により生ずる 0.63 MeV の陽子の飛跡（飛程約 7 μm）の数からフルエンスを求めることができる。

第7章 放射線治療での線量計測

　前章では空中あるいは水中での線量計測の理論と基礎について説明したが，本章では放射線治療に関係する線量計測について解説する。放射線治療では，標的である腫瘍と周囲の正常組織を考慮した最適な線量分布で，正確な吸収線量を投与することによって治療成績を高める必要がある。この目的のために，放射線治療装置導入時に線量計測を行って基本的な線量分布を治療計画装置に登録して患者ごとの治療計画に利用する。使用開始後の定期的なQAでは照射ヘッド内のモニタ線量計の応答に変化がないこと確認するための水吸収線量計測，経年変化などが原因で相対的な吸収線量分布に変化がないことなどを確認するため線量分布計測を行っている。以上から，外部放射線治療における水吸収線量の標準計測法，線量分布計測法の順で説明していく。

7.1　水吸収線量

　同じ放射線場であっても照射される物質が異なるとその吸収線量は異なる。人体組織は筋肉，脂肪，骨組織などで構成されていて均質ではないので，放射線治療では水を人体組織を代表する基準物質とし，水吸収線量を評価することが一般的である。これは，水が地球上でどこでも均一な組成であり，入手が容易で安価，そして骨質，脂肪を除き筋肉などの軟部組織がおよそ8割の水を含んでいて等価な放射線特性をもつためである。表7.1に主な人体組織の元素組成，密度 ρ，そして原子量に対する原子番号の比の平均 Z/A を示す。硬い骨質（皮質骨）を除き，筋肉，脂肪は原子番号が8より小さい元素が重量比で99%を占め，水との相違が小さいことが示されている。

表7.1　主な人体組織の元素組成，密度，Z/A

		水	筋肉	脂肪	骨質(皮質骨)	空気
元素組成（重量比）	H	0.112	0.102	0.114	0.034	
	C		0.143	0.598	0.155	0.0001
	N		0.034	0.007	0.042	0.7553
	O	0.888	0.710	0.278	0.435	0.2318
	Na		0.001	0.001	0.001	
	Mg				0.002	
	P		0.002		0.103	
	S		0.003	0.001	0.003	
	Cl		0.001	0.001		
	Ar					0.0128
	K		0.004			
	Ca				0.225	
ρ (g cm^{-3})		1.00	1.05	0.95	1.92	0.0012
Z/A		0.5551	0.5500	0.5558	0.5148	0.4992

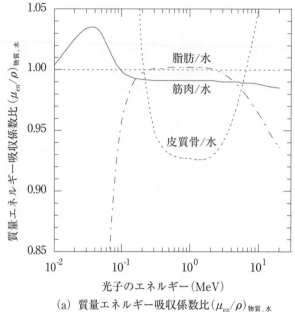

(a) 質量エネルギー吸収係数比 $(\mu_{en}/\rho)_{物質,水}$

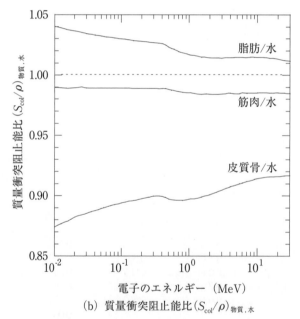

(b) 質量衝突阻止能比 $(S_{col}/\rho)_{物質,水}$

図7.1 光子および電子のエネルギーによる $(\mu_{en}/\rho)_{物質,水}$ および $(S_{col}/\rho)_{物質,水}$ の変化

図7.1aに光子のエネルギーによる水に対する物質の質量エネルギー吸収係数比 $(\mu_{en}/\rho)_{物質,水}$、bに電子のエネルギーによる水に対する物質の質量衝突阻止能比 $(S_{col}/\rho)_{物質,水}$ の変化を示す。放射線治療に使用される光子のエネルギー範囲ではコンプトン散乱が主であり $(\mu_{en}/\rho)_{物質,水}$ はほぼ1に近い値をとり、エネルギーによる変化も小さい。また、電子でも同様にほぼ1に近い値をとり、エ

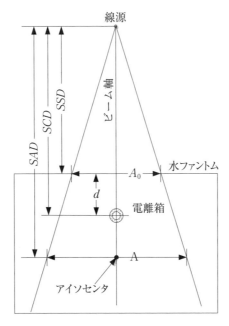

図 7.2　線量計測での幾何学的条件

ネルギーによる変化も小さい。これらから，放射線治療のエネルギー範囲において等価な放射線特性をもつ水が軟部組織の代用として使用されることが理解できる。また，水吸収線量 $D_水$ を正しく評価することによって，同じ放射線場に組織を置き換えた場合の吸収線量 $D_{物質}$ も次式で算出することができる。

$$D_{物質} = D_水 \, (\mu_{en}/\rho)_{物質,水} \quad （光子の場合） \quad \cdots\cdots(7.1)$$

$$D_{物質} = D_水 \, (S_{col}/\rho)_{物質,水} \quad （荷電粒子の場合） \quad \cdots\cdots(7.2)$$

以上の理由から，ことわりのない限り放射線治療では水吸収線量を吸収線量と省略して表記する。

7.2　外部放射線治療の吸収線量計測で用いられる用語

　放射線治療では，毎回の照射の再現性を維持するため精密に位置合わせ（セットアップ）を行い，処方された吸収線量を正しく標的に投与する必要がある。このため，幾何学的条件とその点での吸収線量を表現するための用語およびその略語と記号が明確に定義されている。

（1）線源表面間距離，線源回転軸間距離，線源電離箱間距離

　図 7.2 に示す線源と水ファントムの配置において，線源からファントム表面までの距離を線源表面間距離（source to surface distance; SSD），線源から回転軸（アイソセンタ）までの距離を線源回転軸間距離（source to axis distance; SAD），線源から電離箱の基準点までの距離を線源電離箱間距離（source to chamber distance; SCD）と定義する。

（2）照射野

　図 7.3 において，照射野（field size; A_0 または A）はビーム軸に直交する特定の平面において

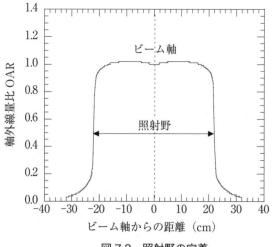

図 7.3 照射野の定義

表 7.2 線量最大深 d_{max} の参考値

線質		水中の深さ (cm)
光子線	^{60}Co γ線	0.5
	4 MV	1.0
	6 MV	1.5
	8 MV	2.0
	10 MV	2.5
	15 MV	3.0
	20 MV	4.0
	30 MV	5.0
電子線	$1 \leq \bar{E}_0 < 5$ MeV	d_{max}
	$5 \leq \bar{E}_0 < 10$ MeV	1.0
	$10 \leq \bar{E}_0 < 20$ MeV	2.0
	$20 \leq \bar{E}_0 < 30$ MeV	3.0

($\bar{E}_0$ は平均入射エネルギー)

後述の軸外線量比 OAR が 0.5 である領域のこと。線源表面間距離を一定として照射する SSD 法では表面での照射野を指し，記号 A_0 を用いる。線源回転軸間距離を一定として照射する SAD 法ではアイソセンタ位置での照射野を指し，記号 A を用いる。

(3) 基準深，線量最大深

基準深（reference depth; d_r）は目的に応じて定めるビーム軸上の特定の深さのことであり，その深さの吸収線量を基準深吸収線量（absorbed dose at reference depth; $D(d_r)$）という。陽子線，炭素線では記号として z_{ref} を用いる。一般には水吸収線量が最大となる深さ線量最大深（depth of dose maximum; d_{max}）が用いられる。線量最大深は，入射エネルギー，照射野などに依存するので，装置，エネルギーごとにユーザが決定する必要がある。**表 7.2** に光子線と電子線の線量最大深の参考値を示す。

表7.3 各線質の校正深

線質	校正深
光子線	10 g cm^{-2}
電子線	$0.6 R_{50} - 0.1 \text{ g cm}^{-2}$
陽子線	SOBPの中心
炭素線	SOBPの中心

表7.4 標準計測法12が適応される線種，エネルギー範囲，線質指標

線種	エネルギー範囲	線質指標
光子線	^{60}Co γ線～25 MV	$0.56 \leq TPR_{20,10} \leq 0.80$
電子線	3～25 MeV	$1 \text{ g cm}^{-2} \leq R_{50} \leq 10.5 \text{ g cm}^{-2}$
陽子線	50～250 MeV	$0.25 \text{ g cm}^{-2} \leq R_p \leq 25 \text{ g cm}^{-2}$
炭素線	100～450 MeV/u	$2 \text{ g cm}^{-2} \leq R_p \leq 30 \text{ g cm}^{-2}$

（$TPR_{20,10}$，R_{50} および R_p はそれぞれの線種の線質指標であり，後述する。）

(4) 校正深

校正深（calibration depth; d_c）は水吸収線量を校正する目的で指定されたビーム軸上の深さのことであり，その深さの吸収線量を校正深吸収線量（absorbed dose at calibration depth; $D(d_c)$）という。陽子線，炭素線では校正深を基準深 z_{ref} と表記する。表7.3に各線質の校正深を示す。ここで，R_{50} は水吸収線量が線量最大深での吸収線量の50％となる線量半価深，SOBPは拡大ブラッグピークである。

(5) 線量半価深

線量半価深（half value depth of absorbed dose in water; R_{50}）は水中のビーム軸上で水吸収線量が線量最大深吸収線量の50％になる深さ（g cm^{-2}）のことで，電子線の線質指標に用いられる。

(6) 電離量半価深

電離量半価深（half value depth of ionization in water; I_{50}）は水中のビーム軸上で電離量が最大値の50％になる深さ（g cm^{-2}）のことで，電子線の線量半価深の算出に用いられる。

7.3 外部放射線治療における水吸収線量の標準計測法

水吸収線量は物理量であるので，個々の治療施設で評価される水吸収線量と国際標準あるいは国家標準との間でトレーサビリティが確立されている必要がある。2012年に発行された外部放射線治療における水吸収線量の標準計測法（標準計測法12）では，表7.4に示す線質に対して水吸収線量校正定数 N_{D,w,Q_0} が与えられた電離箱線量計による計測法が提供されている。

7.3.1 水吸収線量校正定数 N_{D,w,Q_0}

一次線量標準機関である計量標準総合センターや二次線量標準機関である医療用線量標準センターでは，基準線質 Q_0 のビームで水吸収線量が D_{w,Q_0}^{std} である場にユーザの電離箱を設置し，その電位計の表示値 M_{Q_0} から次式で水吸収線量校正定数 N_{D,w,Q_0}（Gy rdg^{-1}）を決定している。

表 7.5 光子線の線質指標 $TPR_{20,10}$ 測定の基準条件

項　目	基準値あるいは基準条件
ファントム材質	水
電離箱	円筒形または平行平板形
測定深	10 g cm^{-2} および 20 g cm^{-2}
電離箱の基準点	円筒形：電離空洞の幾何学的中心
	平行平板形：電離空洞内前面の中心
電離箱の基準点の位置	円筒形，平行平板形電離箱とも測定深
SCD	100 cm
照射野 A	10 cm×10 cm

$$N_{D,w,Q_0} = \frac{D_{w,Q_0}^{std}}{M_{Q_0}} \quad \cdots \cdots (7.3)$$

すなわち第6章でも述べたように，水吸収線量校正定数 N_{D,w,Q_0} は測定が困難な電離空洞内の空気の質量 m を個々の電離箱線量計に与えるという一つの意義をもっている。

7.3.2 水吸収線量計測のフォーマリズム

線量標準機関での校正によって水吸収線量校正定数 N_{D,w,Q_0} が与えられ，治療施設の基準となる電離箱線量計をリファレンス線量計と呼ぶ。リファレンス線量計を使用して基準線質 Q_0 のビーム照射によって表示値 M_{Q_0} が得られた場合，水吸収線量 D_{w,Q_0} は次式で求めることができる。

$$D_{w,Q_0} = M_{Q_0} \, N_{D,w,Q_0} \quad \cdots \cdots (7.4)$$

一方，基準線質 Q_0 と異なる線質 Q で照射された場合，校正深に設置された電離箱線量計の表示値 M_Q から，水吸収線量 $D_{w,Q}$ は次式で求める。

$$D_{w,Q} = M_Q \, N_{D,w,Q_0} \, k_{Q,Q_0} \quad \cdots \cdots (7.5)$$

上式において測定環境が校正時と異なることに対する補正のため，次式のように補正前の電位計の表示値の平均 $\overline{M}_Q^{raw}$ に温度気圧補正係数 k_{TP}，電位計校正係数 k_{elec}，極性効果補正係数 k_{pol} およびイオン再結合補正係数 k_s を乗じて M_Q を求める必要がある。

$$M_Q = \overline{M}_Q^{raw} \, k_{TP} \, k_{elec} \, k_{pol} \, k_s \quad \cdots \cdots (7.6)$$

各補正係数については第6章に説明がある。以上が水吸収線量を評価するために標準計測法12で採用されている共通のフォーマリズムである。次から線種による計測法の詳細の違いを説明していく。

7.3.3 光子線の水吸収線量計測

（1）線質指標 $TPR_{20,10}$

光子線の線質指標として組織ファントム比 $TPR_{20,10}$ を用いる。表7.5 に $TPR_{20,10}$ 測定の基準条件を示す。$TPR_{20,10}$ は図7.4 に示すように SCD=100 cm，照射野 A=10 cm×10 cm における水ファントムの深さ $d = 20 \text{ g cm}^{-2}$ と 10 g cm^{-2} での吸収線量 D の比として次式で定義されている。

$$TPR_{20,10} = \frac{D(d = 20 \text{ g cm}^{-2}, A = 10 \text{ cm} \times 10 \text{ cm})}{D(d = 10 \text{ g cm}^{-2}, A = 10 \text{ cm} \times 10 \text{ cm})} \quad \cdots \cdots (7.7)$$

ここで，吸収線量 D の比は電位計の表示値 M の比と置き換えることができる。

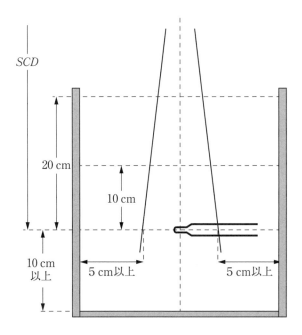

図7.4 光子線の線質指標 $TPR_{20,10}$ および校正深水吸収線量計測の幾何学的配置

表7.6 光子線の水吸収線量計測の基準条件

項　　目	基準値あるいは基準条件
ファントム材質	水
電離箱	ファーマ形
校正深 d_c	10 g cm^{-2}
電離箱の基準点の位置	電離空洞の幾何学的中心
SCD	100 cm
照射野 A	10 cm×10 cm

(2) 校正深吸収線量，線量最大深吸収線量

表7.6に光子線の水吸収線量計測の基準条件を示す。水ファントムの校正深 $d_c=10$ g cm^{-2} の位置にファーマ形のリファレンス線量計の電離空洞の中心を一致させ，$SCD=100$ cm，照射野 $A=10$ cm×10 cm の条件で複数回の照射を行い，電位計の表示値の平均 $\overline{M}_Q^{raw}$ を得る。電離箱の形式と線質指標 $TPR_{20,10}$ から線質変換係数 k_{Q,Q_0} を読み取り，式 (7.5) により校正深水吸収線量 $D(d_c, A)$ を算出する。一般的に光子線では線量最大深 d_{max} を基準深として治療装置のモニタ線量計の応答を調整している。したがって，照射野 $A=10$ cm×10 cm，校正深 $d_c=10$ g cm^{-2} での組織最大線量比 $TMR(d_c, A)$ から次式により線量最大深水吸収線量 $D(d_{max}, A)$ を求める。

$$D(d_{max}, A) = \frac{D(d_c, A)}{TMR(d_c, A)} \quad \cdots\cdots\cdots\cdots\cdots\cdots\cdots (7.8)$$

さらに，照射時のモニタ設定値 N(MU) と $D(d_{max}, A)$ から MU 当たりの水吸収線量 D_{MU}(Gy

表 7.7 電子線の線質指標 R_{50} 測定の基準条件

項　目	基準値または基準条件
ファントム材質	水 ($R_{50} \geq 4\,\mathrm{g\,cm^{-2}}$)
	水または固体ファントム ($R_{50} < 4\,\mathrm{g\,cm^{-2}}$)
電離箱	平行平板形または円筒形 ($R_{50} \geq 4\,\mathrm{g\,cm^{-2}}$)
	平行平板形 ($R_{50} < 4\,\mathrm{g\,cm^{-2}}$)
電離箱の基準点	平行平板形：電離空洞内前面の中心
	円筒形：電離空洞の幾何学的中心から $0.5\,r_{\mathrm{cyl}}$ 線源側
SCD	100 cm
照射野 A_0	10 cm×10 cm 以上 ($R_{50} \leq 7\,\mathrm{g\,cm^{-2}}$)
	20 cm×20 cm 以上 ($R_{50} > 7\,\mathrm{g\,cm^{-2}}$)

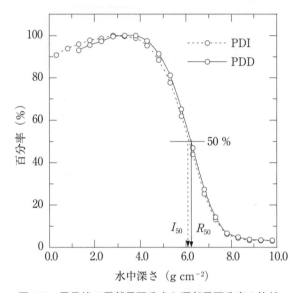

図 7.5　電子線の電離量百分率と深部量百分率の比較

MU^{-1}) を次式で算出して, モニタ線量計の管理を行う.

$$DMU = \frac{D(d_{\max}, A)}{N} \quad \cdots\cdots(7.9)$$

7.3.4　電子線の水吸収線量計測

（1）線質指標 R_{50}

　電子線では線質指標として線量半価深 R_{50} を用いる. **表 7.7** に R_{50} 測定の基準条件を示す. 電離箱はすべてのエネルギー範囲で平行平板形, $R_{50} \geq 4\,\mathrm{g\,cm^{-2}}$ では円筒形を使用することができる. いずれの電離箱でも基準点は変位法により決定する. $SSD = 100\,\mathrm{cm}$, 照射野 A_0 は $R_{50} \leq 7\,\mathrm{g\,cm^{-2}}$ では 10 cm×10 cm 以上, $R_{50} > 7\,\mathrm{g\,cm^{-2}}$ では 20 cm×20 cm 以上が推奨されている.

　図 7.5 に示すように, 水中の深さによる電離電荷の変化, 深部電離量百分率（PDI）をプロッ

表7.8 電子線の水吸収線量計測の基準条件

項　目	基準値あるいは基準条件
ファントム材質	水（$R_{50} \geq 4 \text{ g cm}^{-2}$）
	水または固体ファントム（$R_{50} < 4 \text{ g cm}^{-2}$）
電離箱	平行平板形またはファーマ形（$R_{50} \geq 4 \text{ g cm}^{-2}$）
	平行平板形（$R_{50} < 4 \text{ g cm}^{-2}$）
校正深 d_c	$0.6 R_{50} - 0.1 \text{ g cm}^{-2}$
電離箱の基準点	平行平板形：電離空洞内前面の中心
	ファーマ形：電離空洞の幾何学的中心から $0.5 r_{cyl}$ 線源側
SSD	100 cm
照射野 A_0	10 cm×10 cm
	（または出力係数の基準とする照射野）

トする。電子線では後述するように PDI と深部量百分率 PDD が一致しないので，PDI が最大値の50 % の深さ，電離量半価深 I_{50}（g cm^{-2}）から次式によって線量半価深 R_{50}（g cm^{-2}）を決定する。

$$R_{50} = 1.029 I_{50} - 0.06 \text{ g cm}^{-2} \ (I_{50} \leq 10 \text{ g cm}^{-2}) \quad \cdots\cdots(7.10)$$

$$R_{50} = 1.059 I_{50} - 0.37 \text{ g cm}^{-2} \ (I_{50} \leq 10 \text{ g cm}^{-2}) \quad \cdots\cdots(7.11)$$

（2）校正深吸収線量，線量最大深吸収線量

表7.8に電子線の水吸収線量計測の基準条件を示す。電離箱が平行平板形ならば電離空洞内前面の中心，電離空洞の半径 r_{cyl} のファーマ形ならば幾何学的中心から $0.5 r_{cyl}$ 線源側の点を校正深 $d_c = 0.6 R_{50} - 0.1 \text{ g cm}^{-2}$ に一致させ，$SCD = 100 \text{ cm}$，照射野 $A = 10 \text{ cm} \times 10 \text{ cm}$ の条件で複数回の照射を行い，電位計の表示値の平均 $\overline{M}_Q^{raw}$ を得る。電離箱の形式と R_{50} から線質変換係数 k_{Q,Q_0} を読み取り，式（7.5）により校正深水吸収線量 $D(d_c, A_0)$ を算出する。一般に電子線では線量最大深 d_{max} を基準深とするので，照射野 $A = 10 \text{ cm} \times 10 \text{ cm}$，校正深 d_c での深部量百分率 $PDD(d_c, A_0)$ から次式により線量最大深水吸収線量 $D(d_{max}, A_0)$ を算出する。

$$D(d_{max}, A_0) = \frac{100 \ D(d_c, A_0)}{PDD(d_c, A_0)} \quad \cdots\cdots(7.12)$$

7.3.5 陽子線および炭素線の水吸収線量計測

（1）線質指標

陽子線では線質指標として測定深から実用飛程 R_p までの距離，残余飛程 R_{res} を用いる。表7.9に R_{res} 測定の基準条件を示す。電離箱の基準点は円筒形では電離空洞の幾何学的中心，平行平板形では電離空洞内前面の中心とする。炭素線には線質指標の指定はない。

（2）基準深水吸収線量

表7.10に陽子線および炭素線の水吸収線量計測の基準条件を示す。陽子線および炭素線では電離箱の基準点をSOBPの中心に一致させて測定を行う。陽子線では電離箱の形式と R_{res} から，炭素線では電離箱の形式から線質変換係数 k_{Q,Q_0} を読み取り，式（7.5）により基準深水吸収線量 $D(z_{ref}, A_0)$ を算出する。

表 7.9　陽子線の線質指標 R_res 測定の基準条件

項　目	基準値または基準条件
ファントム材質	水
電離箱	円筒形または平行平板形
電離箱の基準点	円筒形：電離空洞の幾何学的中心
	平行平板形：電離空洞内前面の中心
SSD	治療で使用する距離
照射野 A_0	10 cm×10 cm

表 7.10　陽子線および炭素線の水吸収線量計測の基準条件

項　目	基準値または基準条件	
	陽子線	炭素線
ファントム材質	水	水
電離箱	円筒形，平行平板形（$R_\mathrm{res} \geq 0.5$ g cm^{-2}） 平行平板形（$R_\mathrm{res} \geq 0.5$ g cm^{-2}）	円筒形，平行平板形（SOBP 幅 ≥ 2 g cm^{-2}） 平行平板形（SOBP 幅 < 2 g cm^{-2}）
基準深 z_ref	SOBP の中心	SOBP の中心
電離箱の基準点	円筒形：電離空洞の幾何学的中心 平行平板形：電離空洞内前面の中心	円筒形：幾何学的中心から 0.75 r_cyl 線源側 平行平板形：電離空洞内前面の中心
SSD	治療で使用する距離	治療で使用する距離
照射野（A_0）	10 cm×10 cm または出力係数の基準とする照射野	10 cm×10 cm

7.4　出力係数，コリメータ散乱係数，ファントム散乱係数

　水吸収線量の計測は基準照射野 10 cm×10 cm だけで行われるので，照射野による吸収線量の変化は出力係数（output factor; OPF）とよばれる相対値として測定する．基準深での OPF は照射野 A=10 cm×10 cm での基準点吸収線量 $D(d_\mathrm{r}, A$=10 cm×10 cm$)$ に対する任意照射野 A での基準点吸収線量 $D(d_\mathrm{r}, A)$ の比として，次式で定義されている．

$$OPF_\mathrm{r}(A) = \frac{D(d_\mathrm{r}, A)}{D(d_\mathrm{r}, A = 10\ \mathrm{cm} \times 10\ \mathrm{cm})} \quad\quad\quad\quad\quad (7.13)$$

上式の照射野 A は，SSD 法の場合には表面での照射野 A_0 で置き換える．測定には円筒形または平行平板形の電離箱を使用し，その電離空洞の大きさは測定する最小の照射野より十分に小さいものを選択する必要がある．

　光子線での照射野による吸収線量の変化は，一次コリメータ，フラットニングフィルタ等からの散乱線量が変化することによるコリメータ散乱係数 S_c と，ファントム内で発生する散乱線量が変化することによるファントム散乱係数 S_p とに分離して取り扱うことがある．この場合，OPF を全散乱係数（total scatter correction factor; $S_\mathrm{c,p}$）と呼ぶことがあり，S_c と S_p との間には次の関係がある．

$$S_\mathrm{c,p}(A) = S_\mathrm{c}(A) S_\mathrm{p}(A) \quad\quad\quad\quad\quad (7.14)$$

S_c は基準照射野 A=10 cm×10 cm での吸収線量 $D_\mathrm{mini}(A$=10 cm×10 cm$)$ に対する任意照射野 A での吸収線量 $D_\mathrm{mini}(A)$ の比として次式で定義されていて，図 7.6 に示すミニファントムを使用して測定する．

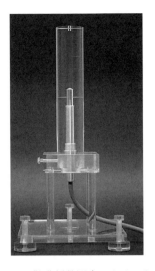

図7.6　コリメータ散乱係数測定のためのミニファントム

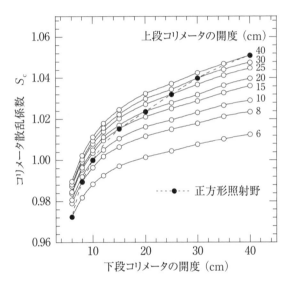

図7.7　上段を固定し下段コリメータを変化させた場合の矩形照射野のS_cの一例

$$S_c(A) = \frac{D_{\mathrm{mini}}(A)}{D_{\mathrm{mini}}(A=10\ \mathrm{cm}\times 10\ \mathrm{cm})} \quad \cdots\cdots(7.15)$$

電子リニアックでは上下2段に分かれたモノブロックコリメータで照射野を設定するため，同じ照射面積でも上段と下段の開度を交換した場合にコリメータ散乱係数が変化する collimator exchange 効果（コリメータ反転効果と呼ぶことがある）が生じることがある．このため，上段あるいは下段を固定し，他のコリメータ開度を変化させて矩形照射野のS_cを求めておく必要がある．**図7.7**に上段を固定し下段コリメータを変化させた場合の矩形照射野のS_cの一例を示す．

一方，ファントム散乱係数S_pは直接測定することが困難なので，次の計算によって決定している．

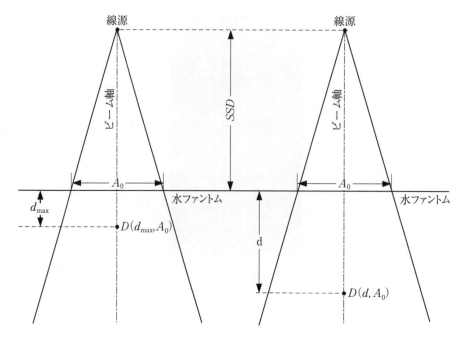

図7.8　PDD測定の幾何学的配置

$$S_\mathrm{p}(A) = \frac{S_\mathrm{c,p}(A)}{S_\mathrm{c}(A)} \quad \cdots\cdots\cdots\cdots\cdots\cdots\cdots\cdots\cdots\cdots\cdots\cdots (7.16)$$

7.5　深部線量

　放射線治療の標的である腫瘍の深さ，大きさは症例ごとに異なる。したがって，深さによる線量の変化を照射野毎にあらかじめ測定して治療計画装置に登録しておく必要がある。これ以降説明する深部量百分率，組織空中線量比，組織最大線量比，軸外線量比は，電離箱線量計をビーム軸方向（深さ方向）あるいはビーム軸と直交する方向（横方向）に走査させて測定することから総称してスキャニングデータと呼ばれることがある。

7.5.1　深部量百分率

　深部量百分率（percentage depth dose; PDD）は SSD 一定の条件での深さ方向の線量の相対的な変化を百分率で表す。図7.8に示すように，表面での照射野が A_0，線量最大深吸収線量が $D(d_\mathrm{max}, A_0)$，ビーム軸上の任意の深さ d での吸収線量が $D(d, A_0)$ であるとき，その点の深部量百分率 $PDD(d, A_0)$ は次式で求められる。

$$PDD(d, A_0) = \frac{100\ D(d, A_0)}{D(d_\mathrm{max}, A_0)} \quad \cdots\cdots\cdots\cdots\cdots\cdots\cdots\cdots\cdots (7.17)$$

　PDD の変化が緩やかな場合は円筒形，光子線のビルドアップ領域や電子線などのように PDD の

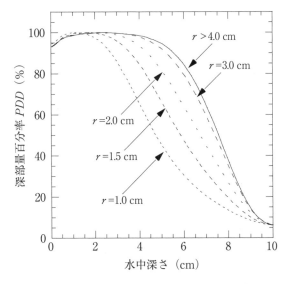

図7.9 円形照射野の半径 r による PDD の変化の一例（18 MeV 電子線）

変化が急峻な場合は平行平板形の電離箱で測定することが推奨される。

光子線では上式の線量 D の項を電位計の表示値 M に置き換えることができるが，電子線では深さによってエネルギーが変化するため，図7.5 に示すように PDI と PDD は一致しない。このため，測定中に k_{TP}, k_{pol}, k_s, k_{elec} が変化しない，平行平板形電離箱を使用するなら P_{wall}, P_{cav}, P_{dis}, P_{cel} の変化は無視できるとして，式（7.5 および 6.29）から式（7.17）を次式のように置き換えて，電子線の PDD を算出することができる。

$$PDD(d, A_0) = 100 \frac{\left[M_{raw}\left(\frac{\overline{L}}{\rho}\right)_{w, air}\right]_d}{\left[M_{raw}\left(\frac{\overline{L}}{\rho}\right)_{w, air}\right]_{d_{max}}} \quad \cdots\cdots(7.18)$$

このとき，線質指標 R_{50} の電子線に対する水中深さ d での $(\overline{L}/\rho)_{w, air}$ は，次の近似式で求められる。

$$\left(\frac{\overline{L}}{\rho}\right)_{w, air}(R_{50}, d) = \frac{a_0 + a_1 x + a_2 x^2 + a_3 y}{1 + a_4 x + a_5 x^2 + a_6 x^3 + a_7 y} \quad \cdots\cdots(7.19)$$

（ただし，$1\,cm \leqq R_{50} \leqq 19\,cm$, $0.2 \leqq d/R_{50} \leqq 1.2$）

ここで，$x = \log_e R_{50}$, $y = d/R_{50}$, また，回帰式の各係数は，

$a_0 = 1.0752$ $a_1 = -0.50867$ $a_2 = 0.088670$ $a_3 = -0.08402$
$a_4 = -0.42806$ $a_5 = 0.064627$ $a_6 = 0.003085$ $a_7 = -0.12460$

光子線では大きいエネルギー，大きい照射野，大きい SSD ほど線量最大深を越えた深さでの PDD が大きい値となる。図7.9 に 18 MeV 電子線について円形照射野の半径 r による PDD の変化の一例を示す。電子線ではエネルギー，照射野（アプリケータ）によって線量最大深の位置，範囲および PDD が変化する。

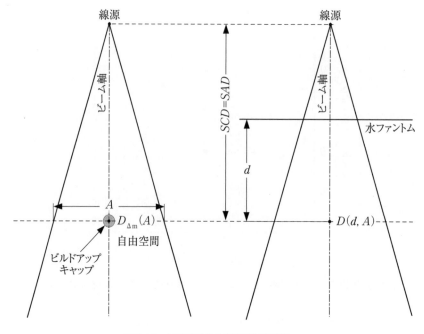

図7.10 TAR測定の幾何学的配置

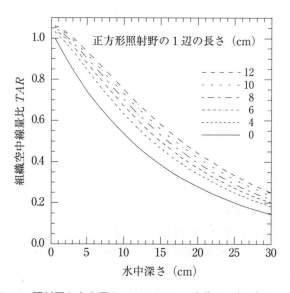

図7.11 照射野と水中深さによるTARの変化の一例（^{60}Coγ線）

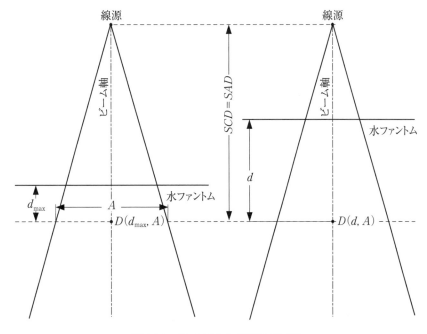

図7.12 TMR測定の幾何学的配置

7.5.2 組織空中線量比

組織空中線量比(tissue-air ratio; TAR)は図7.10に示すように,SCDをSADに一致させ水の深さを変化させた場合の相対的な線量変化を表す。ビーム軸上の深さd,その深さでの照射野がAの$TAR(d, A)$は空中組織吸収線量$D_{\Delta m}$に対する吸収線量$D(d, A)$の比として次式で定義されている。

$$TAR(d, A) = \frac{D(d, A)}{D_{\Delta m}(A)} \quad \cdots\cdots\cdots\cdots\cdots\cdots\cdots\cdots\cdots\cdots (7.20)$$

ここで,空中組織吸収線量(in-air tissue absorbed dose; $D_{\Delta m}$)は自由空間内に置かれた荷電粒子平衡がちょうど成立する質量Δmの組織の中心の吸収線量である。実際にはビルドアップキャップを装着して測定する。TARは^{60}Coγ線や数MV以下の光子線に使用される。

図7.11に^{60}Coγ線での照射野と水中深さによるTARの変化の一例を示す。照射野が大きくなるほど散乱線量が増加することから,同じ深さで比較すると大きなTARとなることが示されている。この散乱線量の照射野および深さによる変化を表すため散乱係数(scatter factor; SF)が次式で定義されている。

$$SF(A) = \frac{TAR(d_{max}, A)}{TAR(d_{max}, A=0)} = TAR(d_{max}, A) \quad \cdots\cdots\cdots\cdots\cdots\cdots (7.21)$$

7.5.3 組織最大線量比

適用できるエネルギーが制限されているTARに対して,組織最大線量比(tissue-maximum ratio; TMR)は広いエネルギー範囲の光子線で利用できる深部線量である。図7.12に示すように,

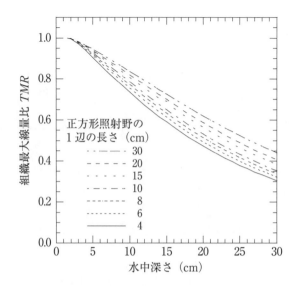

図7.13 照射野による TMR の変化の一例（6 MV X 線）

SCD を SAD に一致させた幾何学的条件で，線量最大深に対するビーム軸上の深さ d での線量変化を次式で表す．

$$TMR(d, A) = \frac{D(d, A)}{D(d_{\max}, A)} \quad \cdots\cdots (7.22)$$

次式で定義される組織ファントム線量比（tissue-phantom ratio; TPR）も SCD 一定で測定される深部線量として広いエネルギー範囲の光子線で利用される．

$$TPR(d, A) = \frac{D(d, A)}{D(d_{\mathrm{r}}, A)} \quad \cdots\cdots (7.23)$$

TPR の基準深 d_{r} は任意であるが，d_{r} を線量最大深 $d_{\max}$ とした場合が組織最大線量比 TMR である．

図7.13 に照射野と水中深さによる TMR の変化を 6 MV X 線を例として示す．同じ深さで比較すると照射野が大きいほど TMR は大きな値となることが示されている．また，線量最大深 $d_{\max}$ を越えた深さでは TMR はほぼ指数関数的に減少していることから，照射野 A での実効的な線減弱係数を $\mu(A)$ とすると TMR は次式のように近似できる．

$$TMR(d, A) = \exp\{-\mu(A)(d - d_{\max})\} \quad \cdots\cdots (7.24)$$

7.5.4 光子線の深部量百分率，組織空中線量比，組織最大線量比の関係

SSD 一定で測定される光子線の深部量百分率 $PDD(d, A_0)$ は，光子フルエンスの指数関数的な減少，距離の2乗に逆比例することによる減少，そして深いほど照射野が拡大することによる散乱線量の増加などから，次式で表すことができる．

$$PDD(d, A_0) = 100 \, \exp\{-\mu(A)(d - d_{\max})\} \left(\frac{SSD + d_{\max}}{SSD + d}\right)^2 \frac{S_{\mathrm{p}}(A)}{S_{\mathrm{p}}(A_{\max})} \quad \cdots (7.25)$$

上式の指数関数の項は測定による TMR で置き換えられることから，PDD と TMR は次式のよう

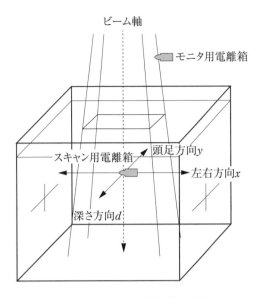

図 7.14　OAR 測定の幾何学的配置

な関係となる。

$$PDD(d, A_0) = 100 \; TMR(d, A) \left(\frac{SSD + d_{\max}}{SSD + d}\right)^2 \frac{S_p(A)}{S_p(A_{\max})} \quad \cdots\cdots (7.26)$$

このことから，測定による PDD から次式により TMR を計算で求めることもできる。

$$TMR(d, A) = \frac{PPD(d, A_0)}{100} \left(\frac{SSD + d}{SSD + d_{\max}}\right)^2 \frac{S_p(A_{\max})}{S_p(A)} \quad \cdots\cdots (7.27)$$

ここで，照射野 A_0，$A_{\max}$ および A には次の関係がある。

$$A_{\max} = A_0 \left(\frac{SSD + d_{\max}}{SSD}\right)^2 \quad \cdots\cdots (7.28)$$

$$A = A_0 \left(\frac{SSD + d}{SSD}\right)^2 \quad \cdots\cdots (7.29)$$

次に TMR と TAR の違いは，基準となるのが線量最大深吸収線量，または空中組織吸収線量のいずれであるかだけなので，両者の関係は式（7.22）から次式で表すことができる。

$$TMR(d, A) = TAR(d, A) = \frac{D_{\Delta m}(A)}{D(d_{\max}, A)} = \frac{TAR(d, A)}{TAR(d_{\max}, A)} = \frac{TAR(d, A)}{SF(A)} \quad \cdots\cdots (7.30)$$

7.6　軸外線量比

軸外線量比（off-axis ratio; OAR）はビーム軸に直交する平面上の吸収線量の変化を表す量である。照射野 A，深さ d におけるビーム軸 (x_0, y_0) に対する任意の点 (x, y) の $OAR(A, x, y, d)$ は次式で定義する。

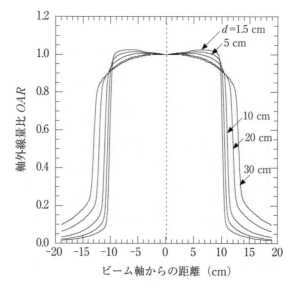

図 7.15　深さによる OAR の変化の一例（6 MV X 線，照射野 20 cm×20 cm）

$$OAR(A, x, y, d) = \frac{D(A, x, y, d)}{D(A, x_0, y_0, d)} \quad\cdots\cdots\cdots\cdots\cdots(7.31)$$

　図 7.14 に OAR 測定の幾何学的配置を示す。OAR の測定では，水ファントムの各軸が水平および鉛直方向と一致するよう設置台を調整し，かつビーム軸が水面に対して垂直に入射するようガントリ角度を調整する。測定中の線量率の変化を補正するため照射野の隅にモニタ用電離箱を設置する。スキャン用として半影部分でも十分な空間分解能が得られるような小さい電離空洞の電離箱，あるいは半導体検出器を選択し，照射ごとに複数の深さで水平方向にスキャンさせると，図 7.15 に示すような OAR が得られる。

7.7　等線量曲線

　深部量百分率 PDD でビーム軸上の深さによる線量変化，軸外線量比 OAR でビーム軸に直交する平面上の線量変化を評価することができた。この 2 つの量を乗じることで水中での 2 次元あるいは 3 次元の線量分布が得られ，等しい吸収線量の点を結んで等線量曲線（isodose curve）を描くと図 7.16 に示すように 2 次元線量分布として観察することができるようになる。

　水ファントムを使用した線量分布の測定は時間を要するため治療装置導入時や定期的な QA で行われる程度である。日常的には固体ファントムにフィルムを挟んで密着させて照射するフィルム法で 2 次元線量分布測定が行われることが多い。フィルム法ではハロゲン化銀の還元作用を利用したラジオグラフィックフィルム（radiographic film; RGF），またはモノマーの破断・重合作用でのポリマー化による染色を利用したラジオクロミックフィルム（radiochromic film; RCF）が使用される。

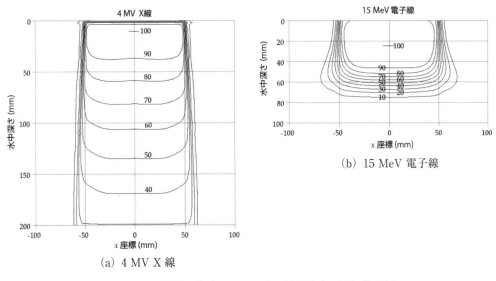

(a) 4 MV X線

図7.16 等線量曲線による2次元線量分布の可視化の例

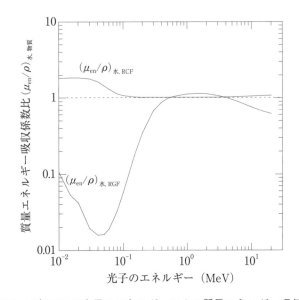

図7.17 RGFおよびRCFの光子のエネルギーによる質量エネルギー吸収係数比の変化

フィルム法を実施する場合，事前に既知の吸収線量で照射した場合の写真濃度を測定して濃度—線量変換テーブルを作成する．次に測定対象にフィルムを設置し，照射後得られた濃度分布に対してテーブルを利用して濃度—線量変換を行い吸収線量分布を得る．図7.17に光子のエネルギーによる質量エネルギー吸収係数比の変化をRGFとRCFとで比較して示す．原子番号が大きいハロゲン化銀を使用するRGFは低エネルギー光子に対して高い応答を示すためエネルギー依存性が大きく，光子のエネルギースペクトルが変化するような場合には一つの変換テーブルだけでは正し

い水吸収線量の分布を測定できないことがある。これに対してエネルギー依存性が小さく，明室での取り扱いができ現像処理が不要なことから近年 RCF が利用されることが多い。

近年ではポリマーゲル線量計と MRI による3次元線量分布測定も行われている。ポリマーゲル線量計は水溶液中のモノマーが放射線照射によってラジカル重合反応することを利用した化学線量計の一種である。溶媒である水 80% – 90%（重量比）と，メタクリル酸またはアクリルアミドなどのモノマー 3% – 5%，ゼラチンなどのゲル化剤 3% – 10% が主成分であり，水等価な放射線特性を示す。吸収線量とスピン–スピン緩和時間 T_2 の逆数である緩和速度 R_2 との関係から，MRI を利用して3次元線量分布を得ることができる。

7.8 固体ファントム

固体ファントムは非防浸性の放射線検出器を使用できること，検出器設置が容易で設置精度が高いこと，任意形状に加工できて取り扱いが容易であることから QA や線量検証などで頻繁に使用されている。

放射線治療で使用される光子線と物質の相互作用はコンプトン散乱が主であるので深さ（cm）による吸収線量の変化を測定する場合は，単位体積当りの電子数，すなわち電子密度に深部量は依存する。原子番号 Z_i，原子量 A_i の元素で構成され，それぞれの原子の重量比が w_i である場合，密度 ρ(g cm^{-3}) のファントムの ρ_e 電子密度(cm^{-3}) は次式で算出できる。

$$\rho_e = \rho \sum \frac{N_A \, w_i \, Z_i}{A_i} \quad \cdots\cdots\cdots (7.32)$$

ここで，N_A はアボガドロ定数 $N_A = 6.022 \times 10^{23}$ mol^{-1} である。一方，光電吸収に対しても水との等価性が求められることがあり，実効原子番号 Z_{eff} は式（6.5 および 6.6）で算出して等価性を判断する。電子線に対する物質の平均原子番号 $\bar{Z}$ は次式のように定義されている。

$$\bar{Z} = \frac{\sum (w_i \, Z_i^2 / A_i)}{\sum (w_i \, Z_i / A_i)} \quad \cdots\cdots\cdots (7.33)$$

表 7.11 に水と代表的な固体ファントムの元素組成と基本的物理特性を示す。密度は製造ロット間で異なることが多いので，所有するファントムについてはあらかじめ測定した値を使用する必要がある。水との等価性を比較するため，図 7.18 に固体ファントムの（a）光子に対する質量減弱係数比および（b）電子に対する質量衝突阻止能比を示す。

標準計測法 12 では線質指標 $R_{50} < 4.0$ g cm^{-2}（$E_0 < 10$ MeV）である電子線の水吸収線量計測で水等価固体ファントムの使用を許容している。この場合，固体ファントム中の深さ d_{pl} から水等価深さ d_w(g cm^{-2}) への変換には深さスケーリング係数 c_{pl} を用いて次式で算出する。

$$d_w = d_{pl} \, c_{pl} \quad \cdots\cdots\cdots (7.34)$$

また，固体ファントム中の電離箱線量計の指示値 $M_{raw,\,pl}$ はフルエンススケーリング係数 h_{pl} を用いて次式によって水中の指示値 M_{raw} に変換する必要がある。

$$M_{raw} = M_{raw,\,pl} \, h_{pl} \quad \cdots\cdots\cdots (7.35)$$

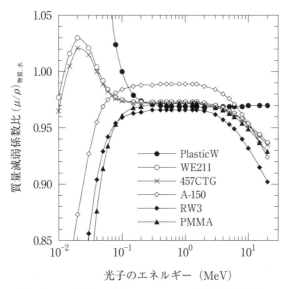

(a) 光子に対する固体ファントムの質量減弱係数比

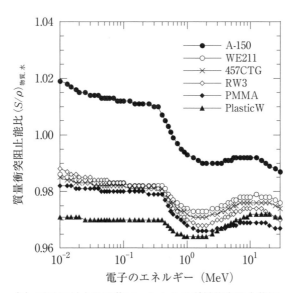

(b) 電子に対する固体ファントムの質量衝突阻止能比

図7.18 固体ファントムの水等価性の比較

表 7.11　水および固体ファントムの元素組成と基本的物理特性

		水	Solid W 457CTG	Plastic W high energy	Tough W WE211	RW3	PMMA
元素組成（重量比）	H	0.1119	0.0809	0.0779	0.0821	0.0759	0.0805
	C		0.6722	0.5982	0.6633	0.9041	0.5998
	N		0.0240	0.0178	0.0221		
	O	0.8881	0.1984	0.2357	0.2065	0.0080	0.3196
	Cl		0.0013	0.0023	0.0040		
	Ca		0.0232	0.0676	0.0220		
	Ti					0.0120	
ρ(g cm^{-3})		0.998	1.043	1.030	1.017	1.045	1.190
ρ_e(×10^{23} cm^{-3})		3.335	3.388	3.335	3.307	3.376	3.865
$(\rho_e)_{pl,w}$		1.000	1.016	1.000	0.992	1.012	1.159
Z_{eff}(光子線)		7.51	7.93	9.77	7.95	7.13	6.56
$\bar{Z}$(電子線)		6.60	5.96	6.64	5.97	5.48	5.85
c_{pl}(電子線)		-	0.949	0.970	0.953		0.941
h_{pl}(電子線)		-	1.011	0.998	1.019	1.022	1.009

第8章　放射線防護関連機器による測定

　放射線取扱施設内で作業する放射線業務従事者あるいはその施設内およびその周辺環境の放射線量，放射性物質による汚染の状況等をモニタリングすることは，個人，施設の安全管理上重要である。放射線防護のために行われるモニタリングは個人被曝モニタリングと環境放射線モニタリングに大別される。

　個人被曝モニタリングには，体外被曝線量測定と体内被曝線量測定とがあるが，前者は外部放射線による被曝，後者は体内に摂取された放射性核種からの放射線による被曝の評価である。環境放射線モニタリングは空間線量率測定，空気中 RI 濃度測定，水中 RI 濃度測定，そして表面汚染 RI 密度測定がある。空間線量率測定は X 線装置，密封線源，非密封線源，放射線発生装置のいずれの使用施設でも行われるが，他の3測定は非密封 RI 使用施設が対象となる。

8.1　モニタリング用検出器

　放射線モニタリングに使用される検出器は利用している放射線の種類，線質，線源強度等によっておのずと異なってくる。すなわち，測定対象に適した放射線検出器を選択使用することが必要である。そのため，正しい結果が得られるよう検出器が具備する特性をある程度把握しておく必要がある。放射線防護関連測定機器の多くは JIS による規格が制定されており，その規格に基づいて製造されているが，その内容の主な項目をまとめると，
　① 測定放射線の種類，適用範囲
　② 感度，エネルギー特性，方向特性
　③ 放射線量，放射線量率の測定範囲
　④ 各測定レンジでの誤差，測定精度
　⑤ 測定環境条件（温度，湿度等）の許容範囲
　⑥ 構造
となる。

8.2　個人被曝線量の測定

8.2.1　外部被曝線量測定
　外部放射線による個人被曝被曝線量測定器は個人がそれぞれ着用して使用するもので種々あるが，**表8.1**に現在利用されている個人モニタの種類，その検出・測定法などを示す。
　(1) フィルムバッジ

表 8.1 個人被曝線量モニタの種類

モニタ名	検出器部	測定方式	線量測定範囲	備　考
フィルムバッジ	バッジフィルム	現像フィルムの濃度計による測定	0.1〜100mSv	着用後結果を得るまでに時間がかかる。
直読式ポケット線量計	電離箱 半導体	充電器使用，内蔵電位計による放電量測定 p-n 接合半導体によるパルス測定に基づく。	0〜1mSv 〜2mSv 〜5mSv	着用中，随時直読できる。
OSL 線量計	酸化アルミニウム	光刺激ルミネセンスによる蛍光測定	0.1mSv〜10Sv (γ(X)線，β線) 0.01mSv〜10Sv (γ(X)線のみ)	繰り返し測定可能。フェーディングが小さい。
蛍光ガラス線量計	蛍光ガラス素子 (銀活性リン酸塩ガラス)	励起紫外線による蛍光量測定 (オレンジ色の蛍光)	0.1mSv〜10Sv (γ(X)線，β線) 0.01mSv〜10Sv (γ(X)線のみ)	繰り返し測定可能。フェーディングが小さい。
熱ルミネセンス線量計	TLD 素子	加熱による蛍光量測定	100μSv〜10^3Sv (LiF) 1μSv〜10^2Sv (CaSO$_4$)	アニーリングにより再使用できる。フェーディングがある。
個人警報線量計（アラームメータ）	電離箱 GM 計数管 半導体	電離電流の測定 パルス測定に基づく 〃	0〜2mSv 0〜3mSv 0〜10mSv 10〜1Sv	あらかじめ設定した線量（または線量率）値に達すると警報を発する。
固体飛跡検出器	絶縁性固体	重荷電粒子の固体中の損傷をエッチング	熱中性子から10MeV 速中性子	可視的記録が可能。エネルギー依存性・フェーディングがフィルムに比べ小さい。

　放射線による写真乳剤の感光作用を利用してそのフィルム黒化度から被曝放射線量および線質を推定するもので，古くから現在まで広く使用されてきた個人モニタである。長所として小形・軽量・堅牢で比較的安価であり，長期間（半月〜1か月程度）の積算線量の測定，記録を長期間保存できるなど挙げられるが，現像して結果を得るまでに時間がかかる，測定に幾つかの補正が必要，方向依存性・潜像退行があるなどの短所もある。また，最近はフィルムの現像・定着・水洗で生ずる廃液が，環境汚染を持たらすことにもなることから利用頻度は激減している。
　フィルムバッジの規格は JIS で決められており，次の 3 種がある。
　①X 線用［実効または光子エネルギー 20〜80keV の X(γ)線］
　②γ 線および硬 X 線用［実効または光子エネルギー 0.3〜3MeV の X(γ)線］
　③広範囲用［実効または光子エネルギー 20keV〜3MeV の X(γ)線，熱中性子，最大エネルギー 0.5〜3MeV の β 線］
　バッジケースの外形寸法は $(36〜45) \times (50〜55) \times (5〜8)$mm^3 程度であるが，広範囲用では $58 \times 20 \times 10$mm^3 とやや小さい形状もある。そして，複数放射線の分離測定，エネルギーの判別，線質依存性の改善等を図るため，ケースにはプラスチック，Al，Cu，Cd，Pb，Sn＋Pb，Cd＋Pb 等の材質のうち，数種のフィルタが組み込まれている。例えば，20keV 以上の X(γ)線と β 線の分離測定は薄いプラスチックの使用により可能であり，また，熱中性子との分離測定では Cd と Sn を使用すればよい。熱中性子は写真乳剤中の Ag を放射化して β 線を放出するので，フィルタなしでも

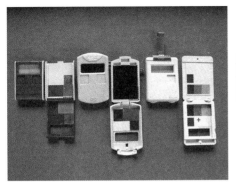
図8.1　各種フィルムバッジの外観

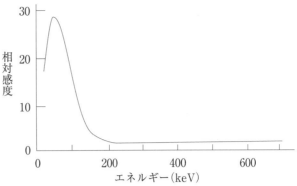
図8.2　写真フィルムのエネルギー特性

γ線による感度の約 40％ を有する。しかし，Cd は熱中性子捕獲断面積が大きく（約 2500b），(n, γ) 反応により γ 線が放出されるため，Cd フィルタの使用は熱中性子感度を高める。Sn の熱中性子捕獲断面積は小さく（約 650mb），一方，原子番号は Cd(48) に近い 50 であり，X(γ) 線に対する効果はほぼ同じと見なせるので，Cd と Sn の各フィルタ部のフィルム濃度差が熱中性子に相当する。エネルギーの判別には β 線の場合，厚さの異なるプラスチックを 2～3 種使用，X(γ) 線の場合は Al，Cu，Pb の組み合わせ使用による各吸収減弱を利用する。さらに，金属フィルタの使用は線質依存性の改善にも役立つ。**図 8.1** は各種フィルムバッジの外観を示したものである。

バッジ用フィルムは高感度と低感度の複数乳剤を組み合わせて使用し，低～高の広い線量域の測定が可能である。X 線用は低・高の 2 枚，広範囲用，その他では低・中・高感度用（1：10：100）の 3 枚のフィルムを包装材でパックしたもの，また，1 枚のフィルムの前・後面に，それぞれ低・高感度乳剤を塗布したフィルムも使われている。フィルムのエネルギー特性は**図 8.2** に示す写真乳剤と同じで，40～50keV 付近に高感度のピークが，そして 200keV 以上ではほぼ一定の感度が見られる。したがって，X 線用フィルムバッジの場合は最も大きい感度差を示すエネルギー領域で使用するため，線質補正が必要になる。γ 線および硬 X 線用フィルムバッジの場合はほとんど感度差のないエネルギー領域のため，線質補正はほとんど問題にならない。広範囲用フィルムバッジの場合は X(γ) 線，熱中性子線，β 線により個人が体外から受ける H_{1cm}，$H_{70\mu m}$ の測定が含まれており，当然補正を要する。等価線量の評価には基礎資料として，①線量特性，②フィルムバッジ，③線量算出式，④潜像退行特性，⑤方向特性，の準備が必要である。

その他のフィルムバッジとして，JIS では屋内環境用［実効または光子エネルギー 20keV～3MeV の X(γ) 線および熱中性子］と高速中性子用［エネルギー 0.5～15MeV の範囲］がある。前者は広範囲用フィルムバッジと類似しているが，適用が H_{1cm} の測定に限られる。後者は原子核乳剤，フィルム素材，包装材中などで高速中性子との弾性散乱により生ずる反跳陽子が，乳剤中に作る飛跡（トラック）を顕微鏡で計数して線量を算出する個人線量計である。使用するフィルムはプラスチックベース（セルローストリアセテート厚さ約 200μm）に原子核乳剤（厚さ 30μm 程度）を塗布したもので，NTA フィルム（コダック社製）が広く使われている。

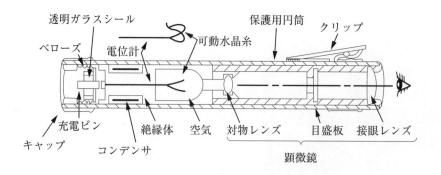

図8.3 直読式ポケット線量計の構造

(2) 直読式ポケット線量計

実効（または光子）エネルギー 30keV～3MeV の X(γ) 線の被曝で H_{1cm} を測定する個人モニタである。小形の電離箱を有する積算形の線量測定器が古くから使用されてきたが，現在は半導体を利用した線量計が多く用いられている。前者はあらかじめ電離箱に電荷を与えて（充電して）おく。放射線が照射されると，その生成電荷（イオン対）によって充電電荷の一部が中和される。この消失電荷量を測定して積算線量を求める。空洞電離箱は一種の空気コンデンサに相当するので，この種の電離箱をコンデンサ形電離箱ともいう。被曝線量の測定には高感度電離箱が望ましいが，それには電離体積が大きく，静電容量を小さくする必要がある（後述［性能］①参照）。ポケット電離箱（PC 形）とポケット線量計（PD 形）の 2 種があり，PC 形は電離箱と電位計が独立しているが，PD 形は電離箱内に電位計を内蔵しており，使用中被曝線量を随時直読できるようになっている。現在利用されているポケット線量計はほとんどが PD 形である。JIS では X(γ) 線用直読式ポケット線量計として規定されているが，これには後者の半導体ポケット線量計も含まれている。

(a) **電離箱式ポケット線量計**：**図8.3** に小形電離箱を有する直読式ポケット線量計の構造を示すが，外形は直径 1.3cm×長さ 10cm 程度で，電離体積約 1ml の電離箱内に電位計を設け，これを高絶縁体で保持している。電位計には直径 3μmϕ 程度の白金メッキ水晶糸が，また，電離箱壁材はポリスチレンなどの空気等価物質が使われ，内側に導電性グラファイトが塗布されている。外側はAl，黄銅等の低原子番号の薄肉管で覆ってある。線量計の一端には透明ベローズで支えられた充電用端子があり，他端はスケール上の指針を読取るために，接眼レンズが付いている。PD 形線量計は電位計を内蔵しているので,線量を直読できるが,充電器（荷電器ともいう）を必要とする（**図8.4**）。

また，充電器の回路構成を**図8.5**に示すが，25～250V の範囲で充電電圧を可変できる。測定線量域は 0～2mSv（または 0～5mSv）程度である。

［性　能］①感度：コンデンサ電離箱の感度は，一般に 1R(258μC/kg) の X 線照射により生ずる電圧降下(V) で表される。いま，電離体積 v(cm^3)，静電容量 C(F) の電離箱に x(R) 照射したとき生ずるイオン対による電荷量 Q(C) は，

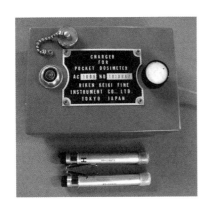
(a) ポケット線量計および荷電器

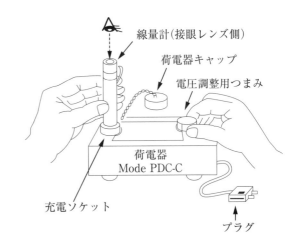
(b) ポケット線量計の荷電

図8.4 直読式ポケット線量計用荷電器

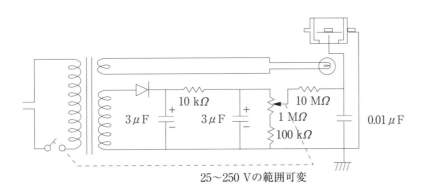

図8.5 荷電器の回路構成

$$Q = \frac{v \times x}{3 \times 10^9} \quad (C) \quad \cdots\cdots\cdots (8.1)$$

であり，$V = Q/C$ より，

$$V = \frac{v \times x}{3 \times 10^9} \times \frac{1}{C} \quad (V) \quad \cdots\cdots\cdots (8.2)$$

となる。感度は $S = V/x$ より，

$$S = \frac{v}{3 \times 10^9} \times \frac{1}{C} \quad (V/R) \quad \cdots\cdots\cdots (8.3)$$

となる。上式から感度 S は電離体積 v に比例し，静電容量 C に逆比例することがわかる。したがって，v が大きく，C の小さい電離箱ほど高感度である。

②エネルギー特性：電離箱の線質依存性は他の線量測定器に比べると小さいが，それでも高感度を

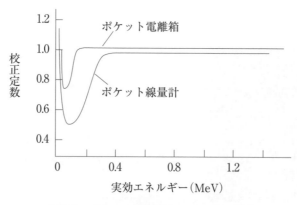

図8.6 ポケット線量計のエネルギー特性

示す領域が40～60keV付近にある。**図8.6**にポケット線量計の光子エネルギーと校正定数（＝真値/測定値）の関係を示すが，エネルギー特性は比較的よい。実効エネルギーまたは光子エネルギーは30keV～3MeVの範囲であるが，W形（30keV～）とN形（80keV～）の2種類に分けられ，許容範囲はそれぞれ±30%となっている。低エネルギー領域で高感度を示す原因は，電離箱壁材，電極材質等の実効原子番号が空気の実効原子番号に比べると高いため，光電効果による影響が強く現れるからである。

③自然積算特性：充電したポケット線量計は放射線照射による放電以外に，自然放電がある。これは絶縁体の電気的絶縁性の劣化，絶縁体表面等に付着したゴミ，湿気などによるリークで起こるため，少なくとも電極端子周辺は常に清潔，乾燥に注意を払う必要がある。JISでは8時間についての自然放電がW形で2%以下，N形で1%以下と規定している。

④方向特性：ポケット線量計は万年筆形のため，軸方向での感度依存性は見られるが，軸と直角方向の依存性は小さく，装着方向を通常の頭足方向に一致させて使用すれば問題はない。JISでは放射線の入射方向による指示値の変化の許容範囲は，線量計中心軸と直角方向の入射（100%）に対し±30%と規定している。**図8.7**に光子エネルギー60keVおよび^{60}Coによる方向特性を示す。

[使用上の留意点] ①機械的振動や衝撃を与えないこと。電位計を内蔵しているので，取扱いには注意が必要である。②電極端子，絶縁部分等に触れないこと。手指が触れたりすると，ゴミ，油等が付着して自然放電の原因となる。③自然放電の量を調べ，読み値から差引く。個々の線量計で性能に差があるので，あらかじめ測定しておく必要がある。正常なものでも数10μSvに相当する漏れは認められるが，中には1週間程度経過してもほとんど自然放電を認めない安定した線量計もある。④使用しないときは乾燥器（デシケータ）に保管すること。できれば低温,低湿の場所を選ぶ。また，絶縁物の電荷吸収を避けるため，充電した状態で保管した方がよい。⑤線量指示値の読取りは水平位置で行うこと。⑥高湿度（相対湿度95%以上）の場所での使用は避けること。⑦実験等で高線量率のX線を照射した場合，イオン再結合により指示値の減少をきたすことがあるので注意する必要がある。

　以上はX(γ)線用直読式ポケット線量計についてであるが，この他に，中性子線用直読式ポケット線量計もある。直径14.2mm×長さ114.3mmの大きさで，充電電圧最大200Vで使用する。これ

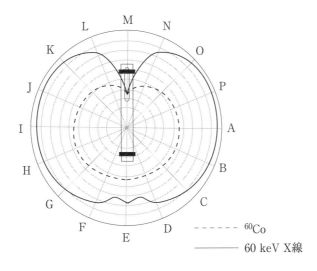

図8.7　直読式ポケット線量計の方向特性

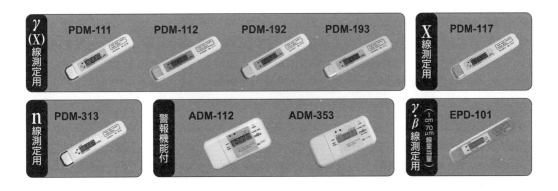

図8.8　半導体式ポケット線量計の外観（アロカ社製）

にも2形あって，ひとつは高速中性子線とγ線に感じる組織等価線量計［μGy単位］，他は熱中性子線量計［μSv単位］である。前者は高速中性子線とγ線の両方に感じるので高速中性子線の1次線量のみを求めるときは，別のγ線用（中性子線には不感）の線量計［μGy単位］と併用して，両者の読み値の差を求める必要がある。いずれも直読式であるが，最小目盛区分および測定範囲はそれぞれ前者が100μGy，0〜2mGy，後者が50μSv，0〜1.2mSvであり，また，校正精度はγ線に対し±10%，中性子線に対し±20%である。なお，これらポケット線量計の利用頻度は少なくなっている。

(b)　半導体ポケット線量計：主としてX(γ)線用で，検出器にp-n接合形のSi半導体が使われている。図8.8は市販の半導体ポケット線量計外観である。外形寸法：約30(W)×145(H)×12(D)mm^3，測定エネルギー範囲：20keV〜3MeV，線量計のタイプにより測定線量範囲：0.01〜100

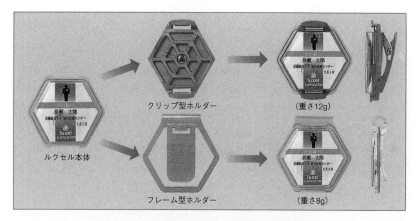

図8.9 OSL線量計の外観（長瀬ランダウア社）

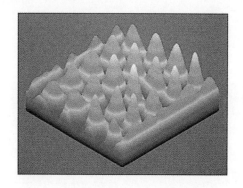

図8.10 OSL線量計での放射線入射情報画像（長瀬ランダウア社）

μSv, 0.001～10mSv, 0.01～1000mSv 等, 電源：コイン形リチウム電池（CR2450）を使用, 総重量：約50gと軽量になっている。現在はシリコン半導体検出器のポケット線量計が最も多く利用されている。

（3）OSL 線量計

最近，個人被曝線量計として供給されている線量計で，光刺激ルミネセンス現象を利用しているのがOSL（optically stimulated luminescence）線量計（**図8.9**）である。

発光原理はTLDとよく似ているが,通常の熱刺激では開放されない。TLDに比べ深いエネルギー準位の捕獲中心に捕獲された電子を利用しているのが大きな特徴である。また，光刺激によって開放される電子は全体のごく一部のため，繰り返し測定が可能である。

現在，ルミネセンス物質には酸化アルミニウムを使用しており，線量計素子としてシート状に成形加工した酸化アルミニウムに金属フィルタを被せ，固有エネルギー依存性を補正したものが使われている。また,複数の放射線混在場での分離測定も可能である。さらに,格子状イメージングフィルタ直下の信号の大きさを測定することで，放射線の入射方向などが認識できる（**図8.10**）。形状は体幹部用と手指装着用の他，固体飛跡検出器との組み合わせで熱中性子から速中性子まで測定

できるタイプもある。
［特徴］①繰り返し測定が可能，ただし，ごくわずかの測定値の減少がある，②高感度である，③フェーディングがほとんどない，④X(γ)線およびβ線の混在場でも，それらを分離測定して線量評価できる，⑤フィルムバッジに比べ，測定・結果の評価に要する日数が短い，⑥イメージングフィルタの画像情報から得られる放射線の入射状況などがわかる，⑦温度・湿度の影響を受けない，などがある。
［線量特性］線量測定範囲はX(γ)線およびβ線とも0.1mSv～10Sv程度である。ただし，蛍光ガラス線量計と同様，線量計の感度は高く，作業状況の確認など低線量域での情報が得られた場合は，X(γ)線で0.01mSv程度から測定可能とされている。また，繰り返し測定が可能なため，読取り装置の条件を変更すれば高線量域での測定も可能となる。
［エネルギー特性］種々の金属フィルタ直下の酸化アルミニウム素子の発光を組み合わせることにより，20keV～1MeV程度のX(γ)線エネルギーに依存しない応答特性を有する。
［方向特性］線量計前面中心に対し上下・左右各60°以内の範囲内で±20%以内である。
［使用上の注意］化学的に安定で，温度・湿度の影響を受けない検出素子が使われるため，フィルムバッジに比べ特別な注意を払う必要はない。ただ，感度の高い積算形線量計のため，着用しないときはバックグラウンド補正用の線量計と同一箇所に保管する必要がある。

（4）蛍光ガラス線量計(FGD)

　ガラス素子を放射線照射し，その後光刺激（紫外線）を与えると赤橙色の蛍光を発する。この現象をラジオホトルミネセンス（RPL：radiophotoluminescence）というが，この蛍光量が放射線量に比例することから，線量計として利用されている。放射線照射によりガラス中で蛍光中心が形成されるが，この蛍光中心を紫外線で励起するとすぐに蛍光を発し，元の蛍光中心のエネルギー準位に戻る。TLDやOSL線量計と異なる点は読み取り操作による蛍光中心の消滅がないため，紫外線励起により繰り返し測定できることである。
　銀活性リン酸塩ガラスが一般に使用されているので，線量計として利用するにはエネルギー特性を改善する必要があり，フィルムバッジと同じように複数のフィルタを組み合わせて使用している。測定放射線の種類に対応したフィルタの選択により，X線用，γ(X)線・β線の広範囲用とがあるが，中性子線用の場合は固体飛跡検出器と併用したものがある（図8.11）。その他，局所被曝モニタ用には指リング形のガラス線量計もあり，これらは民間による測定サービスが実施されている。
　蛍光ガラス線量計は検出器素子が小さく，測定できる最低線量域も100μSv（改良された装置では約1μSv）程度は確保されており，個人被曝モニタとして十分使用できる。古くは素子の洗浄その他の取扱い上の煩雑さから，熱ルミネセンス線量計ほどには利用されなかったが，測定手技の改良によりその煩雑さも解消され，使い勝手のよい装置に変身している。高線量域は10Sv程度でも測定可能で，フィルムバッジに比べかなり広い範囲の線量測定ができる。照射したガラス素子は比較的安定で，読み取りを多数回繰り返し行っても安定した結果が得られる。蛍光ガラス線量計は相当長期間の個人被曝線量を1つのガラス素子だけで積算測定することができるので，個人被曝管理に適したモニタともいえる。照射を受けたガラス素子が持つ線量情報を除去するには，加熱処理をすればよく再使用できる。JISでは蛍光ガラス線量計測装置として用途に応じ，個人モニタリング

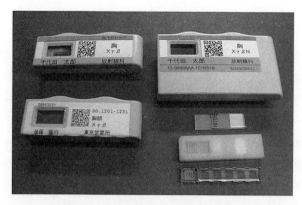

図8.11　各種蛍光ガラス線量計の外観
右：中性子広範囲用，ピットプレート，ガラスホルダー，ガラスガード
左：X線用

用と環境モニタリング用に分けて規定している。

(5) 熱ルミネセンス線量計(TLD)

TLDは前記の蛍光ガラス線量計と同じように，検出器素子が小さく，高感度TLD素子（例えば$CaSO_4(Tm)$）を選べば$1\mu Sv$〜200mSvと広い線量域の測定が可能である。ただ，高感度TLD素子は一般に実効原子番号が高く，低エネルギー領域（10〜100keV）での応答が優れているため，補償用フィルタを付加してエネルギー特性の改善を図っている。TLD素子は蛍光ガラス素子と異なり，照射したTLD素子の線量読み取りは加熱して行われる。そして，一度加熱するとTLD素子が持つ線量情報は逓減されるため，再度使用する場合は加熱（アニーリング）を十分行い，その情報を完全に消去する必要がある。1つのTLD素子を繰り返し使用できるので，一定期間着用後の個人被曝線量測定に適している。TLD素子は退行現象（フェーディング）があるため，長期間着用する場合は読取り値の経時変化に対する補正が必要になる。JISでは前記（4）と同様に，熱ルミネセンス線量計測装置として個人モニタリング用と環境モニタリング用に分けて規定している。検出下限は個人モニタリング用で0.1mSv以下，環境モニタリング用で0.03mSv（またはmGy）以下となっている。

(6) 個人警報線量計(アラームメータ)

JISではX線およびγ線用個人警報線量計として規定されており，実効エネルギーまたは光子エネルギー30keV〜3MeVのX(γ)線によって個人が体外から受けるH_{1cm}を測定する線量計に，アラーム（警報）機能を付加して，特に事故時，緊急時等異常被曝の可能性が高い作業，被曝線量を制限する作業などの場合に，個人被曝モニタとして使用される。胸ポケットに収まる程度の大きさ（重量約80〜100g）で，最近はシリコン半導体検出器を使用した線量計がほとんどで，小形GM計数管，電離箱を使用したものは影を潜めている。線量指示部，警報設定部，警報器部，電源部などが一体となって構成されている。適応エネルギー範囲はX(γ)線の場合40〜60keVから6MeV程度，中性子線の場合0.025eVから15MeV程度である。線量指示部は検出器出力を増幅し，線量測定結果は液晶によりディジタル表示される。警報設定部では線量レベル（0.01mSv〜1Sv）あるいは線

量率レベル（0.1mSv/h～1Sv/h）をあらかじめ設定しておくと，警報レベルと比較して測定線量が超えていれば警報が発生する。警報音量は小警報音量（55～65dB）用，大警報音量（100dB以上）用および両者の併用に分けられるが，線量（率）の大小に応じて警報音は変調音を発する。電源部は乾電池あるいはアルカリボタン電池が使用されている。

　アラームメータを着用して放射線作業を行う場合，あらかじめ放射線レベルを設定しておけばアラームが出るまで作業を続行できるため，作業能率の向上に連なる。

(7) 固体飛跡検出器

　α 線，核分裂片等の重荷電粒子線が絶縁性固体中（ポリカーボネート，セルロイド，CR-39 プラスチック等のフィルム）を通過し，その通路付近のフィルムにある大きさ以上のエネルギーが付与されると，そのフィルムは放射線損傷を受ける。この損傷を眼で観察できる形にするため，損傷部を化学的に腐食（エッチング）させ，光学顕微鏡で拡大して放射線の飛跡を調べるものである。中性子線の場合は非荷電粒子のため，核反応を利用して重荷電粒子を放出させるフィルムと絶縁性固体を組み合わせて使用する。核反応に使用されるフィルムをラジエータ（またはコンバータ）というが，高速中性子測定の場合にはラジエータとして1mm厚程度のポリエチレンフィルムが使用される。

［特徴］長所として，①エネルギー依存性は高速中性子用原子核乾板より小さく，潜像退行も少ない。②中性子線とX(γ)線等が混在する放射線場でも，X(γ)線に対しては不感のため，中性子線だけの測定ができる。③測定フィルムが記録として保存されること。④機械的に堅牢で取扱いが簡単である。短所は，①測定結果を得るまでに少し時間がかかる点である。②重粒子線（陽子線等）と中性子線の混在場では中性子線量を過大評価する恐れがある。

8. 2. 2 内部被曝線量測定

　非密封RI取扱い施設内で作業中，RIを体内に取り込んだりすると体内被曝が起こる。この体内被曝線量を測定するには，体内に摂取したRIの核種，放射能，分布状態等を知る必要がある。そのため，行われている方法に体外計測法（または全身計測法）とバイオアッセイ法がある。前者は体内から放出される放射線を測定するので，α 線，β 線のように体内で吸収される核種の測定には適さない。すなわち，γ 線放出核種が対象となるので，全身計測装置であるホールボディカウンタ（ヒューマンカウンタともいう）が使用される。低レベル（数10kBq以下）のホールボディカウンタは鉄室（厚さ20cm，鉛内張り3mm程度）内に大形のシンチレーション検出器［NaI(Tl) シンチレータ，プラスチックシンチレータ等］を1個あるいは複数個設けたもので，γ 線スペクトルの測定により体内に存在する核種および放射能が分析できる。また，体内分布が測定できる（例えばスキャニング）方式のものでは，ある程度の局所被曝線量評価も可能になる。最近は鉄室を使用しない簡易形ホールボディカウンタのシャドーシールド形がよく利用されている。

　後者は人体からの排泄物（糞，尿，呼気，唾液等）を採取し，これらの試料を濃縮・灰化するなど測定できる形に調製する必要がある。放射線の種類に応じて測定器を選択すればよく，α 線，β 線，γ 線のいずれかを放出する核種でも測定できる。しかし，得られた測定結果から体内被曝線量を推定するには多くの問題点があり，精度のよい分析は難しい。

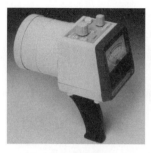 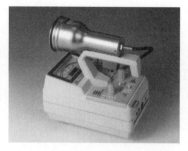 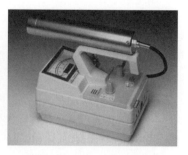

(a) 電離箱式　　　　　(b) GM計数管式　　　　(c) シンチレーション式

図8.12　各種サーベイメータの外観

8.3　環境放射線の測定

8.3.1　空間線量率測定

作業環境内，その管理区域境界，あるいは放射線施設周辺の環境放射線をモニタリングするために，空間線量率が測定される。X(γ)線の測定に使用する測定器は携帯用のサーベイメータとして，電離箱式サーベイメータ，GM計数管式サーベイメータ，シンチレーション式サーベイメータ，そして利用頻度は少ないが半導体式サーベイメータがある。図8.12に主なサーベイメータの外観を示すが，いずれも測定値は1cm線量当量率（H_{1cm}：μSv/h単位）および（または）計数率（cpm：counts per miniute）表示になっている。従来から使用されてきた照射線量（R単位）に代わって1cm線量当量（H_{1cm}：Sv単位）を用いることになり，自由空間中の空気吸収線量が1Gyである場合の線量当量（等価線量）として，10keV〜10MeVのX(γ)線についてH_{1cm}，$H_{70\mu m}$の値がSv単位で与えられている（表8.2）。荷電粒子平衡が成立するとき，照射線量X(C/kg)は空気吸収線量D(Gy)[$=X\cdot W/e$]に変換できる。いま，照射線量をX_0(R)とすると，1(R)$=2.58\times10^{-4}$(C/kg)，$W/e=33.97$(J/C)からX_0(R)$=2.58\times10^{-4}\cdot X_0$(C/kg)であり，$D(Gy)=2.58\times10^{-4}\cdot X\cdot W/e=0.00876X_0$によりR単位の照射線量から空気吸収線量$D$(Gy)が求められる。電離箱式サーベイメータはX(γ)線により生ずる電荷量を測定するので，照射線量（C/kgまたはR）の測定に適している。この測定値に1cm線量当量換算係数f_x(Sv/(C/kg))またはf_{x_0}(mSv/R)を乗ずれば，H_{1cm}が求められる。f_xまたはf_{x_0}は光子エネルギーの関数であり，エネルギー特性をこのf_xまたはf_{x_0}に対応させれば，測定値に補正を加える必要はない。GM計数管式，シンチレーション式，半導体式の各サーベイメータの場合は放射線をパルスとして計数するので，本来cpm表示であるが，空間線量率測定用として利用するにはμSv/h（またはmSv/h）単位での表示が必要となる。そのため，基準γ線源（^{60}Co, ^{137}Cs, ^{57}Co, ^{133}Ba, ^{241}Am等），あるいはX線照射装置を使用して，トレーサビリティの明確な照射線量（率）測定器による校正を行えば，H_{1cm}(mSv/h)での測定ができる。図8.13は各サーベイメータについてγ線エネルギーに対する照射線量(R)当たりの応答感度を示したもので，点線は1cm線量当量に対応したエネルギー特性である。^{137}Cs線源で校正してあるが，この曲線と電離箱式での曲線（●印）を比較すると，30keV以下では過大評価になるが，30〜600keVの範囲では過小評価となる。GM計数管式（△印），シンチレーション式（○印）では電離箱式と

表8.2 自由空間中の空気吸収線量等から等価線量への換算係数[X(γ)線]

光子エネルギー (MeV)	空気吸収線量 f_D (SvGy^{-1})		照射線量 f_X		フルエンス f_ϕ
	$H_{70\mu m}$	H_{3mm}	H_{1cm}	H_{1cm}(SvC^{-1}kg)	H_{1cm}(10^{-3}SvR^{-1})
0.010	0.930	0.271	0.01	0.338	0.087
0.015	0.974	0.686	0.271	9.15	2.36
0.020	1.02	0.917	0.601	20.3	5.23
0.030	1.19	1.19	1.09	36.8	9.49
0.040	1.38	1.42	1.43	48.3	12.5
0.050	1.52	1.59	1.63	55.0	14.2
0.060	1.58	1.67	1.74	58.7	15.2
0.080	1.59	1.66	1.73	58.4	15.1
0.10	1.55	1.60	1.65	55.7	14.4
0.15	1.42	1.46	1.49	50.3	13.0
0.20	1.34	1.36	1.38	46.6	12.0
0.30	1.28	1.30	1.31	44.2	11.4
0.40	1.24	1.25	1.26	42.5	11.0
0.50	1.21	1.22	1.21	40.8	10.5
0.60	1.19	1.20	1.19	40.2	10.4
0.80	1.18	1.18	1.16	39.2	10.1
1.0	1.16	1.16	1.14	38.5	9.93
1.5	1.15	1.14	1.13	38.1	9.84
2.0	1.14	1.13	1.13	38.1	9.84
3.0	1.13	1.13	1.12	37.8	9.75
4.0	1.13	1.12	1.11	37.5	9.67
5.0	1.12	1.12	1.11	37.5	9.67
6.0	1.11	1.11	1.10	37.1	9.58
8.0	1.11	1.10	1.09	36.8	9.49
10	1.11	1.11	1.09	36.8	9.49

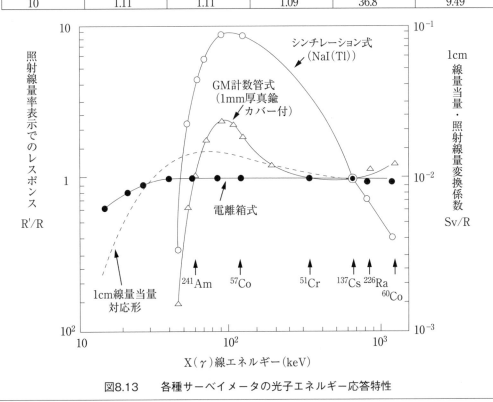

図8.13 各種サーベイメータの光子エネルギー応答特性

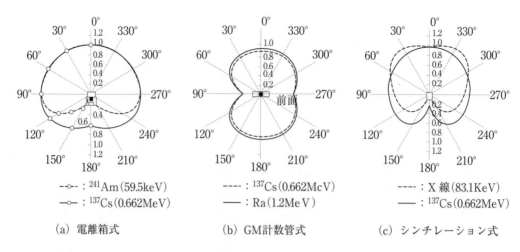

図8.14 各種サーベイメータの方向特性

逆の傾向になっている。

X(γ)線用以外ではβ線用，α線用のサーベイメータもあるが，β線・α線の飛程が短く外部被曝の観点からあまり一般的ではない。また，中性子線用のサーベイメータはX(γ)線と同様，高エネルギー（7MeV～）加速器取扱い施設等外部被曝管理には必要となる。測定に使用する測定器として可搬形中性子線サーベイメータがある。

(1) 電離箱式サーベイメータ

電離箱内に空気を封入したものが基本で，箱壁はプラスチック等空気等価物質（二次電子の飛程厚程度）で作り，電離体積500～1000ml程度の円筒形が多い。本来，X(γ)線測定用であるが，中には壁の一部（前面が多い）を薄膜にしてβ線，低エネルギー光子（30keV以下）が検出できるようにしたのもある。X(γ)線に対する感度はGM計数管式，シンチレーション式よりも劣るが，感度を上げるために空気，アルゴン等を加圧封入した特殊な形もある。線量当量率の測定範囲は機種によって異なり，1μSv/h程度から1000mSv/hと多岐にわたっている。10Sv程度の積算線量当量を測定できるようにしたものもある。電離箱による線量率は電離電流を測定して表示されるが，例えば電離体積1000cm^3（空気質量約1.2g）で線量当量率10μSv/hを測定したときの電離電流を求めると，

10μSv/h $= 10\times10^{-6}/33.97$ C・kg^{-1}・h^{-1} $= 2.944\times10^{-10}/3600$ C・g^{-1}・s^{-1} $= 0.818\times10^{-13}$ C・g^{-1}・s^{-1}

となる。空気質量1.2gとすれば，

$1.2\times0.818\times10^{-13}$ C・s^{-1} $\fallingdotseq 1\times10^{-13}$ A

となる。通常，50μA程度の感度を有するメータが使われるが，このときの線量当量率を10μSv/hとすれば，電流増幅度10^8～10^9程度の安定した増幅器が要求される。なお，電離箱式サーベイメータは一般に通気形であり，より厳密に評価する場合は気温・気圧の大気補正を必要とする。エネルギー特性は，特に100keV以下のエネルギー領域でGM計数管式，シンチレーション式に比べ良好である。感度の方向特性は電離箱の後方にメータ，回路基板等存在するため，後方からの感度低下

を認めるが，前方±90°の範囲での感度特性は非常に優れている（図8.14）。

(2) GM計数管式サーベイメータ

端窓形GM計数管の使用が一般的であり，β線に対する検出効率は大きいが，X(γ)線を測定する場合は入射窓（雲母，その他の薄い材質で構成）をAl等金属性のキャップ（約1g/cm^{2}厚）で覆い，主として管壁，キャップ等から放出される二次電子を利用している。GM計数管では放射線の種類，エネルギーの判別は難しい。X(γ)線に対する感度は劣るが，その動作機構上から電離箱式よりも低線量率X(γ)線の測定ができる。測定範囲はメータレンジにより最大目盛値（full scale）で，1μSv/h〜1mSv/h程度（一般用），10μSv/h〜200mSv/h（高線量率用）がある。高線量率用のGM計数管はガス封入のため，X(γ)線のエネルギーが高くなると検出効率を低下させる。エネルギー特性は図8.13で示すとおり，20keV以下では悪く，100keV付近で最高感度となり，これより高くなって250keV付近に至り最低感度を示している。このような特性はGM計数管の構造，材質によって変化する。感度の方向特性はGM計数管の場合，軸方向と直角方向での感度に対し，軸方向の感度に低下が見られる（図8.14b）。なお，高線量率放射線場で測定するときなど，パルス計測での時間分解能の低下による窒息現象のため，メータ指針が極端に小さい値を示すことがあるので注意が必要である。また，直線加速器，ベータトロン，マイクロトロン等パルス状放射線場におけるX線の測定では正しい線量率の指示値が得られず，1パルスの放射に対し最高1カウントの計数のみで，加速器の繰り返し周波数に近い計数率（見かけの線量率）でほぼ一定の指示値しか得られないことがある。

(3) シンチレーション式サーベイメータ

X(γ)線用にはNaI(Tl)シンチレータと光電子増倍管を組み合わせた検出器が使われるが，シンチレータの大きさは一般に円柱状で，直径2.54cmφ×高さ2.54cm程度のものが多い。X(γ)線に対する感度は，シンチレータの大きさおよびX(γ)線エネルギーなどが関係する。X(γ)線に対する検出効率は電離箱式，GM計数管式に比べて高いが，エネルギー特性は一番悪い。すなわち，エネルギー50keV以下ではシンチレータのAlカバーによる吸収，蛍光効率の低下のため感度は低下するが，150keV付近で最高感度を示す。さらにエネルギーが高くなると，感度は逆に低下する。方向特性はGM計数管式に比べ，やや良いように見受けられるが，後方部は光電子増倍管，回路基板等が存在するため，電離箱式と同様，感度は低下している（図8.14c）。なお，シンチレーション式では光電子増倍管の熱雑音，その他の低バックグラウンドを除くため，波高弁別回路によりある設定レベル以下の信号パルスは除去されている。したがって，この設定レベル（半固定）によっては50〜100keV程度の低エネルギーX(γ)線が計測されないこともあるので注意が必要である。また，エネルギー特性が劣るため，^{137}Cs等の基準線源により校正されている場合，その目盛付けに使用した線源と同一エネルギーのγ線を測定するなら問題ないが，異なるエネルギーのγ線を測定するときは指示値に校正定数を乗ずる必要がある。

(4) 半導体式サーベイメータ

X(γ)線用としては上記3種のサーベイメータが一般に多く利用されているが，それらの他に半導体式サーベイメータがある。シリコン(Si)半導体のPN接合形が利用されている。ピーク・コンプトン比が小さいため，コンプトンの計数測定により線量評価を行うようにしている。

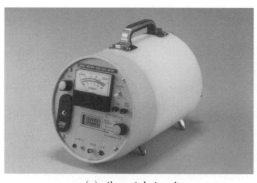 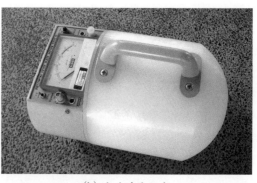

(a) サーベイメータ (b) レムカウンタ

図8.15 中性子線用サーベイメータの外観

(5) 中性子線用サーベイメータ

放射線被曝管理の目的には中性子の1cm線量当量率を測定する必要がある。このサーベイメータの特性として，①線量当量率が直読できるか，なんらかの方法で求められる，②熱中性子から高速中性子まで広範囲のエネルギーに対し，感度を有する，③中性子が存在する放射線場にはX(γ)線も必ず存在するので，X(γ)線に対する感度が低いか，弁別により除去できる，④取扱いが容易で持ち運びできる，などが挙げられる。これらの条件を満たすものとして減速形中性子線サーベイメータがある。これは熱中性子用検出器（BF_3比例計数管，^{3}He比例計数管，^{6}LiI(Eu)シンチレータ等）の周囲に水素原子を多く含むパラフィン，ポリエチレン等の減速材と一部ホウ素(B)，カドミウム(Cd)等の吸収材により覆ったもので，高速中性子は主として水素との弾性散乱により熱中性子にまで減速して検出器に入射する。減速材の厚さを選択することによりエネルギーの異なる中性子の検出感度を変化させることができる（減速材が厚いほど高速中性子に対する感度は高い）。このような中性子検出器として，①ロングカウンタ：これは10keV～数MeV程度の広い中性子エネルギーにわたってエネルギー依存性の小さい，検出感度がほぼ一定の中性子検出器で，検出できる中性子のエネルギー領域がかなり広いことからロングカウンタ（Anderson形）と呼んでいる（図3.36）。このカウンタは主として中性子フルエンス率の測定に使用される。②レムカウンタ：これは熱中性子（0.025eV）からエネルギー20MeV程度の中性子の検出感度［cps/(n·cm^{-2}·s^{-1})］をできるだけレム（シーベルト）レスポンス［(Sv/h)/(n·cm^{-2}·s^{-1})：すなわち，ICRP Pub.51での換算係数］に近い検出器にしたもので，レムカウンタという（図8.15）。レムカウンタは中性子線量当量の測定によく用いられているが，これは減速材の厚さを変える他に，減速材中に吸収材(Cd, B等)を入れて検出感度がレムレスポンス（レム応答特性）に近くなるよう設計されている。③ボナーカウンタ（多減速形スペクトロメータ）：厚さの異なる数種の球形減速材（Bonner sphere (ball)：ボナーは考案者の名前）と熱中性子検出器とを組み合わせ，エネルギー応答関数（検出感度：$R(E)$）の違いを利用して中性子フルエンス率$\phi(E)$を求め，線量当量Hを得る方法である。ボナーボール（直径8～30cm程度）の中心部には小形（直径4mmϕ×高さ4mm）の^{6}LiI(Eu)シンチレータあるいは球形^{3}He計数管等の検出器が用いられる［中性子エネルギー：0.025eV～

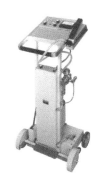
図8.16 フロアモニタの外観

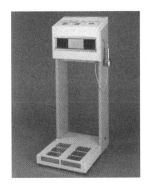
図8.17 ハンドフットクロスモニタの外観

7.6MeV]。ボナーカウンタではある程度の中性子エネルギー分布の情報が得られるので，これから求まる線量当量はレムカウンタから求まる線量当量よりも一般に精度はよい。ただし，レムカウンタの感度特性とレムレスポンスがよく一致していれば，レムカウンタの精度は高まる。④中性子サーベイメータ：市販の中性子サーベイメータはレムレスポンスに近づけてあるものは少なく，多くは計数率を求めるだけなので，線量当量を得るにはレムカウンタによる校正が必要となる。その他，速中性子用測定器として⑤Hurst形比例計数管：これは比例計数管の内壁材にポリエチレンを使用，管内にエチレンガスを封入してある。ポリエチレンからの反跳陽子による電離を測定するもので，ほぼ組織等価と見なせる。小形軽量である［中性子エネルギー：約200keV以上］。⑥ZnS(Ag)シンチレータ：ZnS(Ag)をルサイトに混ぜてモールドとしたシンチレータを使用した中性子用サーベイメータである。速中性子で生ずる反跳陽子によるシンチレーションを利用している。

8.3.2 表面汚染密度測定

実験器具，作業台，壁，床，身体等の表面に付着したRIの汚染密度を測定する目的で各種の測定器が使用される。γ線放出核種の場合は前節で示したサーベイメータを兼用できるが，β線用の検出器としてはGM計数管，ガスフロー形比例計数管，プラスチックシンチレータが，また，α線用にはガスフロー形比例計数管，ZnS(Ag)シンチレータ等が利用される。β線用，α線用は，いずれもX(γ)線に対する感度が低く，窓面積の大きい検出感度の高いものが望ましい。

(1) フロア(床)モニタ

床面の汚染を検査する専用のモニタで，図8.16に示すキャスタ付きで手押式になっている。通常，ガスフロー形比例計数管を使用しており，小型のガスボンベを搭載している。また，作業台等の表面汚染検査に手持ち式の比例計数管を併用できるようにしたものもある。

(2) ハンドフットクロスモニタ

身体，衣服等の表面汚染を検査するモニタ（図8.17）で，管理区域出入口付近に設置して作業者の手指，スリッパ底，衣服等汚染のチェックに使用される。GM計数管（端窓形，側窓形等併用）を使用したものが多い。特殊な表面モニタでは大面積プラスチックシンチレータを用いた全身表面モニタもある。

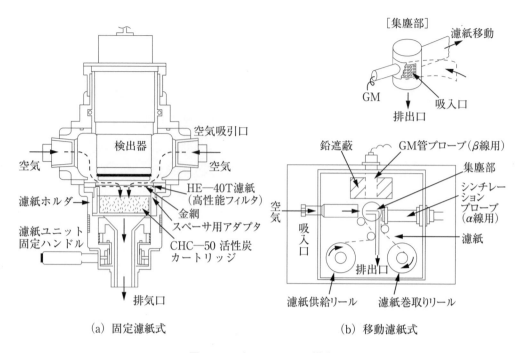

図8.18 ダストモニタの構造

8.3.3 空気中放射能濃度測定

RIによる体内被曝を防護するために，RI取扱い施設内の空気中RI濃度および排気施設の排気口から大気中へ放出する排気中RI濃度の測定が行われる。空気中に存在するRIは塵埃（ダスト）に付着しているものと，気体（ガス）状のものがあり，それぞれ測定法は異なる。ダストあるいはガスの一定体積を捕集し，その中に含まれる放射能を測定してRI濃度（Bq/cm^3）を算出する。

(1) ダストモニタ

作業環境内の塵埃を捕集する方法は幾つかあるが，最も一般的な方法は濾紙式集塵器（ダストサンプラ）の使用である。集塵器と検出器を組み合わせて一体となった測定器をダストモニタというが，これにも固定濾紙式と移動濾紙式がある。固定濾紙式（図8.18 a）は一定時間空気を吸引する間，濾紙に吸着したダストを測定してRI濃度を求めるものである。移動濾紙式（図8.18 b）はリボン状濾紙を連続（またはスポット）移動（移動速度：2.5cm/h程度）しながら測定を連続して行うものである。集塵濾紙はGM計数管，比例計数管，シンチレータ，半導体等の検出器により測定される。

(2) ガスモニタ

気体状RIは濾紙に吸着されないので，他の捕集方法により行われる。特定のガス，例えば放射性沃素の場合は活性炭（チャコール）カートリッジとNaI(Tl)シンチレータの使用，RI汚染空気を通気形電離箱に導入して連続測定する方法，また，電離箱の代わりにGM計数管あるいはシンチレーション検出器を挿入した鉛などの遮蔽容器内に，RI汚染空気を導入して測定する方法などがある。

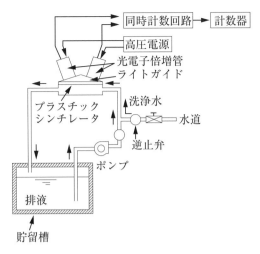

図8.19　β線用水モニタの構成例

8．3．4　水中放射能濃度測定

　RI使用施設の排水設備（流し・排水管・貯留槽・希釈槽等）からRI汚染排水を下水道に放流するときは排水中のRI濃度を測定し，濃度限度以下であることを確認する必要がある。排水中のRI濃度は通常，貯留槽（または希釈槽）内の排水を測定するが，その方法は排水試料を貯留槽から一部採水し，その一定量を濃縮あるいは蒸発乾固して，測定できる形状の試料に調製する。その試料をGM計数管，ウエル形シンチレーションカウンタ等により測定し，RI濃度（Bq/cm^3）を算出する。他の方法は（排）水モニタを使用して連続測定できるようにしたもので，**図8．19**に示すβ線水モニタ（プラスチックシンチレータ使用）とγ線水モニタ（NaI(Tl)シンチレータ使用）がある。測定方式として採水方式，浸漬方式の他，特殊な例では排水管の中間にNaI(Tl)検出器を挿入する方式がある。

参考文献

1. 旭テクノグラス株式会社，蛍光ガラス線量計システム技術資料，1999.
2. 石河寛昭：液体シンチレーション測定法．南山堂，1981.
3. 江藤秀雄・他：放射線の防護．丸善，1978.
4. 岡島俊三：医学放射線物理学．南山堂，1980.
5. 尾内能夫・他：臨床放射線アトラス［I］，放射線基礎医学I．日本出版サービス，1982.
6. 小原　毅・他：例題演習放射線工学入門．工学図書，1976.
7. 川島勝弘・他：放射線測定技術．通商産業研究社，1997.
8. 木村逸郎・他訳：放射線計測ハンドブック．日刊工業新聞社，1991.
9. 齋藤秀敏，都丸禎三，藤﨑達也．他：水代用固体ファントムによる電子線線量測定の検討．医用線量標準（7）9-16, 2002.
10. 三枝健二・他：放射線機器工学（II）．コロナ社，1991.
11. 長　哲二：放射線計測学．南山堂，1983.
12. 長瀬ランダウア株式会社，Luxel 技術資料，2000.
13. 西臺武弘：放射線医学物理学．文光堂，1991.
14. 日本アイソトープ協会編：放射線・アイソトープ　講義と実習．丸善，1992.
15. 日本医学放射線学会物理部会編：放射線治療における高エネルギー X 線および電子線の吸収線量の標準測定法．通商産業研究社，1989.
16. 日本医学物理学会編：外部放射線治療における吸収線量の標準測定法（01），通商産業研究社，2002.
17. 日本医学物理学会編：外部放射線治療における水吸収線量の標準計測法（12）．通商産業研究社，2012.
18. 日本規格協会編：JIS ハンドブック 23 放射線（能）．日本規格協会，1998.
19. 野口正安：実験と演習γ線スペクトロメトリ．日刊工業新聞社，1980.
20. 原田芳広：放射線物理の基礎．東京大学出版会，1976.
21. 三浦　功：放射線計測学．裳華房，1960.
22. 山崎文男・編：放射線取扱いの基礎知識．日刊工業新聞社，1976.
23. 湯原二郎：放射線の計測．日本エックス線技師会，1964.
24. 原子力安全技術センター編：被ばく線量の測定・評価マニュアル，2000.
25. Andreo A, Burns DT, Hohlfeld K, et al.：Absorbed dose determination in external beam radiotherapy; An international code of practice for dosimetry based on standards of absorbed dose to water. IAEA TRS-398, Vienna, 2000.
26. Baldock C,10, De Deene Y, Doran S, et al.：Polymer gel dosimetry, Phys. Med. Biol. 55, R1-R63, 2010.
27. Berger MJ, Coursey JS, Zucker MA, et al.：Stopping-power & range tables for electrons,

protons and helium ions. NIST Standard Reference Database 124, https://www.nist.gov/pml/stopping-power-range-tables-electrons-protons-and-helium-ions, 2017.

28. Boag JW, Currant J.: Current collection and ionic recombination in small cylindrical ionization chambers exposed to pulsed radiation. Br. J. Radiol. 53, 471-478, 1980.
29. Broerse JJ, Bewley DK, Goodman LJ, et al.: Neutron dosimetry for biology and medicine. ICRU Report 26, 1984.
30. Burns DT, Ding GX and Rogers DWO: R_{50} as a beam quality specifier for selecting stopping-power ratios and reference depths for electron dosimetry, Med. Phys. 23, 383-388, 1996.
31. Evans R. D.: The Atomic Nueleus（1955）より引用．
32. Hubbell JH and Seltzer SM: X-ray mass attenuation coefficients. NIST Standard Reference Database 126, https://www.nist.gov/pml/x-ray-mass-attenuation-coefficients, 2004.
33. ICRU Report 33: Radiation Quantities and Units. ICRU, Wasington, D. C., 1980.
34. ICRU Report 60: Fundamental Quantities and Units for Ionizing Radiation. ICRU, Wasington, D. C., 1980.
35. Jhons, H. E. and Cunningham, J. R.: The Physics of Radiology. 4th ed., Charles C. Tohmas Publisher Springfield, 1983.
36. Khan FM, Sewchand W, Lee J, et al.: Revision of tissue-maximum ratio and scatter-maximum ratio concepts for cobalt-60 and higher energy x-ray beams, Med. Phys 7, 230-237, 1980.
37. McKinlay AF: Thermoluminescence dosimetry. Medical physics handbook 5, Glasgow, 1981.
38. Nahum AE: Water/air mass stopping-power ratios for megavoltage photon and electron beams, Phys. Med. Biol., 24-38, 1978.
39. Seltzer SM, Bartlett DT, Burns DT, et al.: Fundamental quantities and units for ionizing radiation. ICRU Report 85, International Commission on Radiation Units and Measurement. Oxford Press, 2011.
40. White DR, Booz J, Griffith RV, et al.: Tissue substitutes in radiation dosimetry and measurement. ICRU Report 44, International Commission on Radiation Units and Measurement. Maryland, 1989.

付　表

付表1．ギリシャ文字

大文字	小文字	読み	大文字	小文字	読み
A	α	アルファ（alpha）	N	ν	ニュー（nu）
B	β	ベータ（beta）	Ξ	ξ	グサイ（xi）
Γ	γ	ガンマ（gamma）	O	o	オミクロン（omicron）
Δ	δ	デルタ（delta）	Π	π	パイ（pi）
E	ε	イプシロン（epsilon）	P	ρ	ロー（rho）
Z	ζ	ゼータ（zeta）	Σ	σ	シグマ（sigma）
H	η	イータ（eta）	T	τ	タウ（tau）
Θ	θ	シータ（theta）	Y	υ	ウプシロン（upsilon）
I	ι	イオタ（iota）	Φ	ϕ	ファイ（phi）
K	κ	カッパ（kappa）	X	χ	カイ（chi）
Λ	λ	ラムダ（lamda）	Ψ	ψ	プサイ（psi）
M	μ	ミュー（mu）	Ω	ω	オメガ（omega）

付表2．単位の接頭語

倍　数	記　号	読　み	倍　数	記　号	読　み
10^{18}	E	エクサ（exa）	10^{-1}	d	デシ（deci）
10^{15}	P	ペタ（peta）	10^{-2}	c	センチ（centi）
10^{12}	T	テラ（tera）	10^{-3}	m	ミリ（milli）
10^{9}	G	ギガ（giga）	10^{-6}	μ	マイクロ（micro）
10^{6}	M	メガ（mega）	10^{-9}	n	ナノ（nano）
10^{3}	k	キロ（kilo）	10^{-12}	p	ピコ（pico）
10^{2}	h	ヘクト（hecto）	10^{-15}	f	フェムト（femto）
10^{1}	da	デカ（deca）	10^{-18}	a	アット（atto）

付表3．主な基礎物理定数

名　称	記　号	数　値（SI単位）
アボガドロ数	N_A	6.0221367×10^{23} mol^{-1}
ファラデー定数	F	9.6485309×10^{4} C・mol^{-1}
プランク定数	h	$6.6260755 \times 10^{-34}$ J・s
ボルツマン定数	k	1.380658×10^{-23} J・K^{-1}
リュードベリ定数	R_∞	$1.097373153 \times 10^{7}$ m^{-1}
気体定数，モル気体定数	R	8.314510 J・K^{-1}・mol^{-1}
光速度（真空中）	c	$2.997924585 \times 10^{8}$ m・s^{-1}
万有引力定数	G, (f)	6.67259×10^{-11} N・m・kg^{-2}
モル体積（標準状態）	$V_{m,o}$	2.241410×10^{-2} m^3・mol^{-1}
電気素量（素電荷）	e	$1.60217733 \times 10^{-19}$ C
電子の比電荷	e/m_g	$1.75881962 \times 10^{11}$ C・kg^{-1}
電子の古典半径	r_e	$2.81794092 \times 10^{-15}$ m
電子の（静止）質量	m_e	$9.1093897 \times 10^{-31}$ kg
陽子の（静止）質量	m_p	$1.6726231 \times 10^{-27}$ kg
α粒子の（静止）質量	m_α	6.644×10^{-27} kg
中性子の（静止）質量	m_n	$1.6749286 \times 10^{-27}$ kg
原子質量単位	m_u, u	$1.6605402 \times 10^{-27}$ kg

付表4. エネルギー関連の単位・換算

	kg	u	J	MeV
1 kg =	1	6.0220×10^{26}	8.9875×10^{16}	5.6095×10^{29}
1 u =	1.6606×10^{-27}	1	1.4924×10^{-10}	9.3150×10^{2}
1 J =	1.1126×10^{-17}	6.7004×10^{9}	1	6.2415×10^{12}
1 MeV =	1.7827×10^{-30}	1.0735×10^{-3}	1.6022×10^{-13}	1

$1J = 10^7 erg$, $1cal_{15℃} = 4.1855J$, $1eV$の光子波長 $= 1.239 \mu m$

付表5. SI単位系（基本および補助単位）

単位	量	単位の名称	単位記号
基本	長さ	メートル（metre）	m
	質量	キログラム（kilogram）	kg
	時間	セコンド（second）	s
	電流	アンペア（ammpere）	A
	熱力学温度	ケルビン（kelvin）	K
	光度	カンデラ（candela）	cd
	物質量	モル（mole）	mol
補助	平面角	ラジアン（radian）	rad
	立体角	ステラジアン（stetradian）	sr

付表6. 数学公式・基本定数

$$e^{-x} = 1 - \frac{x}{1!} + \frac{x^2}{2!} - \frac{x^3}{3!} + \frac{x^4}{4!} - \cdots$$

x≪1のとき $e^{-x} \fallingdotseq 1-x$

$$\sin x = x - \frac{x^3}{3!} + \frac{x^5}{5!} - \frac{x^7}{7!} + \cdots$$

$\sin 2\theta = 2\sin\theta \cos\theta$

$\cos 2\theta = \cos^2\theta - \sin^2\theta$

$\sin^2 \frac{\theta}{2} = \frac{1-\cos\theta}{2}$

$\cos^2 \frac{\theta}{2} = \frac{1+\cos\theta}{2}$

x≪1のとき $\sin x \fallingdotseq x$

$e = 2.718282\cdots$
$e^{-0.693} = 1/2 = 0.5$
$\log_{10} e = 0.43429448\cdots$
$\log_e 10 = 0.30258509\cdots$
$\log_e 2 = 0.693\cdots$
$\log_{10} 2 = 0.30103\cdots$
$\pi = 3.14159\cdots$ $\sqrt{\pi} = 1.77245385\cdots$
$\pi^2 = 9.86960440\cdots$
$\sqrt{2} = 1.41421356$ $\sqrt{3} = 1.7320508$

付表7. 元素の周期表

族\周期	1 1A	2 2A	3 3A	4 4A	5 5A	6 6A	7 7A	8 8	9 8	10 8	11 1B	12 2B	13 3B	14 4B	15 5B	16 6B	17 7B	18 0
1	1 H 1.008 水素							非 金 属 元 素										2 He 4.003 ヘリウム
2	3 Li 6.941 リチウム	4 Be 9.012 ベリリウム		金 属 元 素			原子番号 元素記号 原子量 元素名						5 B 10.81 ホウ素	6 C 12.01 炭素	7 N 14.01 窒素	8 O 16.00 酸素	9 F 19.00 フッ素	10 Ne 20.18 ネオン
3	11 Na 22.99 ナトリウム	12 Mg 24.31 マグネシウム											13 Al 26.98 アルミニウム	14 Si 28.09 ケイ素	15 P 30.97 リン	16 S 32.07 硫黄	17 Cl 35.45 塩素	18 Ar 39.95 アルゴン
4	19 K 39.10 カリウム	20 Ca 40.08 カルシウム	21 Sc 44.96 スカンジウム	22 Ti 47.87 チタン	23 V 50.94 バナジウム	24 Cr 52.00 クロム	25 Mn 54.94 マンガン	26 Fe 55.85 鉄	27 Co 58.93 コバルト	28 Ni 58.69 ニッケル	29 Cu 63.55 銅	30 Zn 65.38 亜鉛	31 Ga 69.72 ガリウム	32 Ge 72.63 ゲルマニウム	33 As 74.92 砒素	34 Se 78.97 セレン	35 Br 79.90 臭素	36 Kr 83.80 クリプトン
5	37 Rb 85.47 ルビジウム	38 Sr 87.62 ストロンチウム	39 Y 88.91 イットリウム	40 Zr 91.22 ジルコニウム	41 Nb 92.91 ニオブ	42 Mo 95.95 モリブデン	43 Tc (99) テクネチウム	44 Ru 101.1 ルテニウム	45 Rh 102.9 ロジウム	46 Pd 106.4 パラジウム	47 Ag 107.9 銀	48 Cd 112.4 カドミウム	49 In 114.8 インジウム	50 Sn 118.7 錫	51 Sb 121.8 アンチモン	52 Te 127.6 テルル	53 I 126.9 沃素	54 Xe 131.3 キセノン
6	55 Cs 132.9 セシウム	56 Ba 137.3 バリウム	57-71 — ランタノイド元素	72 Hf 178.5 ハフニウム	73 Ta 180.9 タンタル	74 W 183.8 タングステン	75 Re 186.2 レニウム	76 Os 190.2 オスミウム	77 Ir 192.2 イリジウム	78 Pt 195.1 白金	79 Au 197.0 金	80 Hg 200.6 水銀	81 Tl 204.4 タリウム	82 Pb 207.2 鉛	83 Bi 209.0 ビスマス	84 Po (210) ポロニウム	85 At (210) アスタチン	86 Rn (222) ラドン
7	87 Fr (223) フランシウム	88 Ra (226) ラジウム	89-103 — アクチノイド元素	104 Rf (267) ラザホージウム	105 Db (268) ドブニウム	106 Sg (271) シーボーギウム	107 Bh (272) ボーリウム	108 Hs (277) ハッシウム	109 Mt (276) マイトネリウム	110 Ds (281) ダームスタチウム	111 Rg (280) レントゲニウム	112 Cn (285) コペルニシウム	113 Nh (278) ニホニウム	114 Fl (289) フレロビウム	115 Mc (289) モスコビウム	116 Lv (293) リバモリウム	117 Ts (293) テネシン	118 Og (294) オガネソン

	57	58	59	60	61	62	63	64	65	66	67	68	69	70	71
57-71 ランタノイド	La 138.9 ランタン	Ce 140.1 セリウム	Pr 140.9 プラセオジム	Nd 144.2 ネオジム	Pm (145) プロメチウム	Sm 150.4 サマリウム	Eu 152.0 ユウロピウム	Gd 157.3 ガドリニウム	Tb 158.9 テルビウム	Dy 162.5 ジスプロジウム	Ho 164.9 ホルミウム	Er 167.3 エルビウム	Tm 168.9 ツリウム	Yb 173.0 イッテルビウム	Lu 175.0 ルテチウム

	89	90	91	92	93	94	95	96	97	98	99	100	101	102	103
89-103 アクチノイド	Ac (227) アクチニウム	Th 232.0 トリウム	Pa 231.0 プロトアクチニウム	U 238.0 ウラン	Np (237) ネプツニウム	Pu (239) プルトニウム	Am (243) アメリシウム	Cm (247) キュリウム	Bk (247) バークリウム	Cf (252) カリホルニウム	Es (252) アインスタイニウム	Fm (257) フェルミウム	Md<
(258) メンデレビウム	No (259) ノーベリウム	Lr (262) ローレンシウム

和文索引

【あ】

アクセプタ　60
アニーリング　167
アニール処理　163
アラニン線量計　168
アラームメータ　208
泡箱　78
暗電流　75
アントラセン　71
イオン再結合補正係数　157
イオン再結合領域　43
イオン電離箱　46
一体校正　156
一般再結合　157
井戸（ウエル）形シンチレーションカウンタ　115
ウイルキンソン形　91
液体シンチレーションカウンタ　116
液体シンチレータ　71, 117
エスケープピーク　125
エッチピット法　83
エッチング　62, 209
エッチング処理　175
エネルギー束　6
エネルギーフルエンス　8
エネルギーフルエンス率　8
エネルギー分解能　94, 95
エネルギーラジアンス　8
円形集束形　72
オージェ電子　18
遅い電離箱　46
オートラジオグラフィ　80
温度気圧補正係数　156

【か】

ガイガー放電　54
外挿電離箱　45
外挿飛程　32
外挿法　128
回復時間　57
外部消滅法　55
外部被曝線量測定　199
外部標準線源　117, 121
外部標準法　119
界面活性剤　118
ガウス分布　99
カウンタテレスコープ　85
カウントレートメータ　92
化学線量計　81, 159
化学反応を利用した検出器　80
核反応を利用した検出器　82
核分裂電離箱　40
核分裂反応　40
下限弁別電圧　90
ガス増幅　49
ガス増幅率　49
ガスフロー形計数管　51
ガスモニタ　216
数え落とし　57
加速電子の飛程　137
活性剤　67
価電子帯　58, 66
荷電粒子平衡　142
荷電粒子放出反応　40
過渡荷電粒子平衡　143
ガード電極　145
ガードワイヤ　145
可搬形電離箱　45
カーマ　10, 148
カーマ率　11
ガリウム砒素　61
カロリメータ　149
環境放射線　210
環境放射線モニタリング　199
幾何学的効率　105
基準深　180
基準深吸収線量　180
キシレン　117
気体シンチレータ　72
気体中で1イオン対生成　9

気体の電離	43	限定線衝突阻止能	9
逆同時計数回路	90	高圧電源	94
吸収曲線	106	光子と物質との相互作用	16
吸収線量	10, 149	光子の減弱	26
吸収線量指標	12	高純度ゲルマニウム検出器	64
吸収線量指標率	13	校正	153
吸収線量率	10	校正深	181
境界領域	43	校正深吸収線量	181
極性効果	158	高速中性子	40
極性効果補正係数	158	光電陰極	72
霧箱	77	光電（吸収）ピーク	111
禁止帯	58	光電効果	16
空間線量率測定	210	光電子増倍管	72
空間電荷制限領域	43	後方散乱	28
空気カーマ	149	後方散乱ピーク	125
空気カーマ率定数	12	後方散乱補正	106
空気衝突カーマ	149	個人警報線量計	208
空中組織吸収線量	191	個人被曝モニタリング	199
空洞電離箱	45, 145	固体の電離	58
空洞補正係数	156	固体飛跡検出器	175, 209
空乏層	61, 62	固体ファントム	196
クエンチング	119	古典散乱係数	20
クライオスタット	65	コリメータ散乱係数	186
クライン・仁科の式	20	コレクタ	72
グラファイトカロリメータ	150	コンデンサ電離箱	45
グリッド付箱形	72	コンバータ	209
グリッド付パルス電離箱	47	コンプトン散乱	19
グレイ	10	コンプトン端	20, 125
クレート	88	コンプトンテール	125
クローズドエンド同軸形	64	コンプトン波長	20
蛍光X線	18		
蛍光ガラス線量計	161, 207	【さ】	
蛍光減衰時間	69	最大飛程	132
蛍光効率	69	最大飛程と最大エネルギー	134
蛍光収率	18	サイドオン形	74
蛍光波長分布	69	差動直流増幅器	45
計数管窓および空気層での吸収補正	106	サムピーク	125
計数器	91	産業技術総合研究所	144
計数効率	110	三対子生成	24
計数率計	92	散乱係数	22, 191
計数（率）特性	55	散乱断面積	22
計測の目的	3	しきいエネルギー	77, 82
計量標準総合センター	144	しきい形箔放射化検出器	39
ゲルマニウム	59	しきい値	26
原子核乾板	80	軸外線量比	193
原子減弱係数	27	自己吸収補正	108
検出効率	105	持続（連続）放電領域	44
減速材	40	実効エネルギー	128

実効原子番号	146, 196		深部量半価深	139
実効深係数	139		深部量百分率	188
実効電圧	128		スキャニングデータ	188
実用飛程	32		スケーラ	91
質量エネルギー吸収係数	9, 148		スパーク箱	79
質量エネルギー転移係数	148		正規分布	99
質量エネルギー付与(または転移)係数	9		制限質量衝突阻止能	153
質量減弱係数	8, 27		制限質量衝突阻止能比	153
質量阻止能	9, 31, 149		制動 X 線	15
時定数	94		制動放射	30
始動電圧	56		積分計測法	112
磁場による偏向	137		絶対測定	4
磁場の影響	75		セリウム線量計	160
シーベルト	12		全エネルギー(吸収)ピーク	111
シーマ	11		線エネルギー付与	9
シーマ率	11		線源回転軸間距離	179
写真フィルム	80		線減弱係数	27
シャドーシールド形	209		線源電離箱間距離	179
シャロー形電離箱	45		線源表面間距離	179
重荷電粒子と物質との相互作用	34		全散乱係数	186
自由空気電離箱	45, 144		線質変換係数	155
充塡ガス	55		線状エネルギー	10
充満帯	58, 66		線(衝突)阻止能	30, 35
出力係数	186		全身計測法	209
出力波形	56		前置増幅器	89
出力波高抑制効果	70		線量計測	141
準断熱法	151		線量最大深	180
上限弁別電圧	90		線量測定関連	10
照射線量	11, 141		線量半価深	181
照射野	179		相互作用(係数)関連	8
衝突カーマ	148		相対測定	4, 110
衝突損失	29		相対的標準偏差	101
消滅ガス	51		組織空中線量比	191
消滅放射線	25, 33		組織最大線量比	191
消滅用ガス	55		組織等価電離箱	45, 171
初期再結合	157		組織ファントム線量比	192
シリコン	59			
試料チャネル比法	119		【た】	
シングルチャネル波高分析器	90		体外計測法	209
真性半導体	59		ダイノード	72
真性半導体領域	61		タウンゼンド型電子なだれ	49
シンチレーション検出器	139		多重計数	110
シンチレーション式サーベイメータ	213		ダストモニタ	216
シンチレータ	66		弾性散乱(衝突)	38
シンチレータの効率	68		断面積	8
シンチレータの発光機構	66		チェレンコフ光	33
振動容量形増幅器	45		チェレンコフ効果	33, 76
深部等価線量指標	13		チェレンコフ放射	140

着色ガラス線量計	81
中空同軸形	64
中心電極補正係数	156
中性子サーベイメータ	215
中性子線用サーベイメータ	214
中性子と物質との相互作用	36
中性子の吸収	40
中性子の散乱	38
中性子の分類	37
中性子放出反応	40
潮解性	69
超直線性	166
直線集束形	72
直読式ポケット線量計	202
直流電離箱	45
定温度法	151
テルル化カドミウム	61, 65
電位計校正定数	156
電子減弱係数	27
電子スピン共鳴	168
電子・正孔対	61
電子線エネルギー測定	136
電子対生成	22
電子電離箱	46
電子と正孔	58
電子と物質との相互作用	27
電子なだれ	53
電子の弾性散乱	28
電子の飛程	31
電磁波のスペクトル	5
電子平衡	142
電磁放射線	4
伝導帯	58
電離性放射線（粒子）	4
電離箱	44
電離箱式サーベイメータ	212
電離箱領域	43
電離量半価深	139, 181
電離・励起	29
等価線量	12
等価線量指標	13
等価線量指標率	13
等価線量率	12
統計変動	97
動作原理	53
動作電圧	56
同軸形	64
同時計数回路	117
同時計数法	121
等線量曲線	194
特性 X 線	15, 18
ドナー	60
トライアルカリ	74
トルエン	117
トレーサビリティ	153

【な】

内部消滅法	55
内部被曝線量測定	209
内部標準法	119
二次荷電粒子検出法	82
熱中性子	37
熱中性子用検出器	214
熱量計	86, 149
熱ルミネセンス	164
熱ルミネセンス線量計	164, 208
濃度—線量変換テーブル	195

【は】

バイアス電源	94
バイアルカリ	74
バイオアッセイ法	209
箔の放射化	40
波高弁別器	90
ハースト形比例計数管	86
波長シフタ	72, 118
速い電離箱	46
パルス電離箱	46
ハーレイ法	132, 134
ハロゲン分子気体	55
バーン	8
半価層	126
半値幅	61, 95
半導体検出器	59, 122, 126, 136
半導体検出器の種類・特徴	61
半導体式サーベイメータ	213
半導体ポケット線量計	205
ハンドフットクロスモニタ	215
光パイプ	75
光（ひかり）核反応	25, 137
ピーク・トータル比	114
飛跡を利用した検出器	77
非弾性散乱（衝突）	38
飛程	34
比電離	36
比（付与）エネルギー	10

微分計測法	111
ヒューマンカウンタ	209
標準器	144
標準計測法 12	181
標準偏差	100
表層部等価線量指標	13
表面障壁形検出器	62
ビルドアップ	161
比例計数管	48
比例計数管の計数特性	51
比例計数管の構造	50
比例計数管の出力特性	51
比例計数(管)領域	43
比例増幅器	89
ファラデーカップ	169
ファントム散乱係数	186
フィルムバッジ	199
フィルム法	194
フェザー法	132
フェーディング	167
深さスケーリング係数	196
不感時間	57
付与エネルギー	10
プラスチックシンチレータ	72
ブラッグ曲線	36
ブラッグ・グレイの空洞理論	152
ブラッグピーク	36
プラトー	56
プラトー傾斜	56
フリッシュ電離箱	48
フルエンススケーリング係数	196
プレーナ形	64
プレヒート	162
フロア(床)モニタ	215
分解時間	57
分解時間による補正	109
分極	33
分散	100
平均原子番号	196
平均制限質量衝突阻止能比	153
平衡厚	146
平行平板形自由空気電離箱	144
壁補正係数	155
ヘッドオン形	75
ベーテ	29
ベーテの理論式	35
ベネチアンブラインド形	72
変位補正係数	156
変動係数	101
ポアソンの分布	98
ボイル・シャルルの法則	156
崩壊定数	12
放射エネルギー	6
放射化法	82
放射カーマ	148
放射線化学収率(収量)	9
放射線のエネルギー	6
放射線の種類	5
放射線の量と単位	7
放射線場の測定関連	6
放射線防護関連	12
放射損失	30
放射長	30
放射能	12
放射能関連	12
放電開始電圧	55
放電箱	79
飽和後方散乱係数	108
捕獲γ線	40
捕獲断面積	40
捕獲反応	40
保護電極	145
保護電線	145
補正法	128
細い線束法	127
細いビーム	27
ボナーカウンタ	214
ポリカーボネート	209
ポリマーゲル線量計	196
ボルツマン定数	38
ホールボディカウンタ	209

【ま】

マリネリビーカ	115
マルチチャネル波高分析器	90
マンガンバス法	84
水カロリメータ	149
水吸収線量校正定数	181
密度効果	30, 35
ミニバイアル	117
無機結晶シンチレータ	69
無機シンチレータ	66
モジュール	88

【や】

有機結晶シンチレータ	70

有機シンチレータ……………………………… 67
有機の多原子分子気体………………………… 55
有機溶媒………………………………………… 117
沃化第2水銀…………………………………… 61
陽電子（β^+）……………………………… 33

【ら】

ラジエータ……………………………… 175, 209
ラジオグラフィックフィルム…………… 194
ラジオクロミックフィルム……………… 194
ラジオフォトルミネセンス中心………… 160
ラック……………………………………… 88
リチウムドリフト形検出器……………… 63
リファレンス線量計……………………… 182
硫化カドミウム（CdS）検出器………… 59
粒子数……………………………………… 6
（粒子）束………………………………… 6
（粒子）フルエンス……………………… 7
（粒子）フルエンス率…………………… 8
粒子放射線………………………………… 4
粒子ラジアンス…………………………… 8
臨界エネルギー…………………………… 31
燐光………………………………………… 67
レムカウンタ……………………………… 214
レムレスポンス…………………………… 214
レントゲン………………………………… 11
ロングカウンタ…………………… 84, 214

欧文索引

【数字・ギリシャ文字】

1/10 値幅 ·· 95
2 線源法 ·· 109
2 点電圧法 ··· 157
^{3}He (n, p) ^{3}H 反応 ································· 174
^{6}Li (n, α) ^{3}H 反応 ································· 174
^{10}B (n, α) ^{7}Li 反応 ································ 174
α 線エネルギーの測定 ······················· 135
α プラトー ·· 51
β-γ 同時計数法 ································ 121
β 線（電子）エネルギーの測定 ········ 129
β 線のエネルギースペクトル測定 ····· 129
β 線の吸収曲線 ································ 130
β 線の最大エネルギー ······················ 132
γ (X) 線エネルギーの測定 ·················· 124
γ 線スペクトル ································ 124
δ 線 ·· 5

【A】

Absorbed dose ······························ 10, 149
Absorbed dose index ························· 12
Absorbed dose index rate ·················· 13
Absorbed dose rate ···························· 10
activator ·· 67
Activity ·· 12
ADC ·· 91
add one ··· 91
Air kerma rate constant ····················· 12
AIST ·· 144
Alanine dosimeter ···························· 168
Anderson 形 ···································· 214
annihilation radiation ················· 25, 33
anticoincidence circuit ······················· 88
Auger electron ··································· 18

【B】

background count-rate ····················· 109
Bethe ······································ 29, 30, 35
BGO ··· 70, 112
bias ·· 94

Boag の方法 ···································· 158
Bonner sphere（ball）······················ 214
Bragg・Gray ···································· 151
Bragg curve ······································· 36
Breit-Wigner ····································· 40

【C】

calibration ······································· 153
calorimeter ······························· 86, 149
CAMAC ·· 88
capture gamma ray ···························· 40
cavity chamber ································ 145
CdTe ··· 65
Cema ·· 11
Cema rate ·· 11
Cerenkov ·· 33
Cerenkov effect ································· 33
channel width ···································· 90
charged particle equilibrium（CPE）··· 142
coincidence circuit ···························· 88
Compton edge ··························· 20, 125
Compton scattering ··························· 19
Compton tail ··································· 125
Coon ··· 48
count rate meter ································ 88
counts per second ···························· 105
cpm ·· 210
CR-39 ··· 209
crate ·· 88
critical energy ··································· 31
Cross section ······································ 8

【D】

dark current ······································ 75
dead time ·· 57
Decay constant ·································· 12
decays per second ··························· 105
Deep equivalent dose index ·············· 13
DMPOPOP ···························· 72, 73, 118
Dosimetry ································· 6, 141

【E】

electron equilibrium ········· 142
electron volt ················ 6
emitter-follower ············ 89
Energy fluence ·············· 8
Energy fluence rate ········· 8
Energy flux ················· 6
Energy imparted ············ 10
Energy radiance ············· 8
Equivalent dose ············ 12
Equivalent dose index ······ 13
Equivalent dose index rate ·· 13
Equivalent dose rate ······· 12
ESC ···················· 119, 120
ESCR ·················· 119, 120
Evans R.D. ················· 17
Exposure ··············· 11, 141
Exposure rate ·············· 11
external standard channel ratio ········ 120
external standard counts ········ 120

【F】

Farady cup ················ 169
FCD ······················· 127
Feather analyzer ··········· 132
Feather method ············ 132
FFD ······················· 127
FGD ······················· 207
figure of merit ············· 69
free air chamber ·········· 144
Fricke & Morse ············· 81
Fricke dosimeter ············ 81
Frisch grid chamber ········ 48
FWHM ····················· 95
FWTM ····················· 95

【G】

Gauss ····················· 99
Geiger-Mueller counter ····· 53
Glendenin ················· 134
GM 計数管 ················· 53
GM 計数管式サーベイメータ ······ 213
GM 計数管の寿命 ··········· 55
GM 計数管の種類 ··········· 58
GM 計数（管）領域 ········· 44

【H】

Hanson & Mckibben ········ 84

Harley method ············· 132
Heitler ····················· 30
high voltage supplier ······· 88
Hornyak botton ············ 85
Hurst ····················· 86
Hurst 形比例計数管 ········ 215
HVL ······················ 128

【I】

ICRP ····················· 214
ICRU Report ··············· 6
ICRU 球 ··················· 13
integral discriminator ······· 90
Interaction coefficient ······· 6
intrinsic germanium ········ 64
intrinsic region ············ 63

【J】

Jaffe プロット ············· 157
JCSS 認定 ················ 153

【K】

Kerma ···················· 10
Kerma rate ················ 11
kinetic energy released per mass (kerma) ······················· 148

【L】

Langsdorf ················· 78
Lineal energy ·············· 10
linear amplifier ············ 88
Linear energy transfer ······ 9
LLD ······················ 90
long counter ··············· 84

【M】

Mass attenuation coefficient ······ 8
Mass energy absorption coefficient ······ 9
Mass energy transfer coefficient ······ 9
Mass stopping power ······· 9
Maxwell-Boltzmann ········ 38
MCA ······················ 90
Mean energy expended ····· 9

【N】

NaI (Tl) シンチレーションカウンタ ··· 112
narrow beam ·············· 27
negative electron affinity ··· 74

NIM	88
NMIJ	144
N形半導体	60

【O】

OPアンプ	45
OSL	206
OSL線量計	206

【P】

Pair production	22
Particle fluence	7
(Particle) fluence rate	8
Particle flux	6
Particle number	6
Particle radiance	8
Photoelectric effect	16
photon	4
Photo nuclear reaction	25
plateau	56
p-n接合形検出器	62
Poisson	98
POPOP	72, 73, 118
PPO	72, 73, 118
preamplifier	88
PRガス	51
p-terphenyl	72
pulse height discriminator	88
P形半導体	60

【Q】

quench gas	51, 55
Qガス	51

【R】

rack	88
Radiant energy	6
radiation	4
Radiation chemical yield	9
Radioactivity	6
Radiometory	6
radiophoto luminescence (RPL)	160
radiophotomuminescent glass dosimeter (RGD)	161
range	34
recovery time	57
resolving time	57
restricted linear electronic stopping power	9
restricted mass collision stopping power	153
rise time to pulse height converter	88
RPL	207
Rutherford	66

【S】

SCA	90
scaler	89
Shallow equivalent dose index	13
single channel pulse height analyser	88
Specific energy (imparted)	10
Specific ionization	36
stopping power	35

【T】

threshold energy	77
timer	89
TLD	21
Townsend electron avalanche	49
transient charged particle equilibrium (TCPE)	143
Triplet production	24
TVL	128

【U】

ULD	90

【V】

Van Heerden	58

【W】

wave length shifter	72
Wilkinson	91
Wilsonの霧箱	77

【X】

X線エネルギー測定	140
X線の線質	126

【Z】

ZnS (Ag) シンチレータ	215
Zworykin	66

改訂2版　放射線基礎計測学

価格はカバーに表示してあります

2001 年 4 月 2 日　第一版　第 1 刷　発行
2008 年 1 月 16 日　改訂第一版　第 1 刷　発行
2019 年 11 月 22 日　改訂第二版　第 1 刷　発行

著　者　　三枝　健二／入船　寅二／福士　政広
　　　　　齋藤　秀敏／中谷　儀一郎　ⓒ

発行人　　古屋敷　信一
発行所　　株式会社 医療科学社
　　　　　〒 113-0033　東京文京区本郷 3 - 11 - 9
　　　　　TEL 03（3818）9821　FAX 03（3818）9371
　　　　　ホームページ　http://www.iryokagaku.co.jp
　　　　　郵便振替　00170-7-656570

ISBN978-4-86003-115-2　　　　　（乱丁・落丁はお取り替えいたします）

本書の複製権・翻訳権・上映権・譲渡権・公衆送信権（送信可能化権を含む）は（株）医療科学社が保有します。

JCOPY ＜出版者著作権管理機構 委託出版物＞

本書の無断複製は著作権法上での例外を除き，禁じられています。複製される場合は，そのつど事前に出版者著作権管理機構（電話 03-5244-5088，FAX 03-5244-5089，e-mail: info@jcopy.or.jp）の許諾を得てください。